AF286823

Möge dies Büchlein uns zum einen die Kraft schenken,
Dinge, die nicht veränderbar sind in unserem Denken,
mit einem Lächeln zu akzeptieren.

Möge es uns aber andererseits Freude und Zuversicht geben,
unsere Gottesgaben auf eine Weise auszuleben
die allen Wesen zum Glück gereicht.

Inhaltsverzeichnis

„Reiki leben – weit mehr als Handauflegen – **Aspekte & Lebensregeln"**

Dieses Arbeitsbuch hat zwei Cover. Auf der Vorderseite ist meine Lieblings-
linde in Szene gesetzt, die ganz nah an meinem Wohn- und Wirkort steht und
ausdrückt, wie unglaublich zuhause ich mich im Harz und in der Natur fühle.
– Es ist für mich ein Kraftort, den ich nicht einmal bereisen muss. Selbst, wenn
ich mich hindenke, besser gesagt, hinfühle, spüre ich die unglaubliche Magie,
die von diesem Ort ausgeht – schau dir das Cover bitte nochmal an! 😊
Bäume sind für mich zum Inbegriff von „Reiki im Alltag leben" geworden.

Schau, wie sich die Linde trotz widrigster Bedingungen fest verwurzelt hat,
wie aufrecht sie steht, wie sie grünt und gesund in den Himmel wächst.
Ist das nicht ein wunderbarer Vergleich zu Reiki? Reiki hilft mir, nicht nur in
stürmischen Zeiten gut verwurzelt zu sein und täglich zum Licht zu streben.
Reiki hilft mir, „verliebt in die verrückte Welt zu bleiben", wie Hermann Hesse
es abschließend in seinem grandiosen Gedicht der gestutzten Eiche anführte.
Der Baum, wie auch Reiki, sind mir Sinnbild dafür, regelmäßig alte Lasten
loszulassen, das dunkle Laub abzuwerfen, um wieder frisch zu grünen.
Bäume sind wahre Generatoren für Lebensenergie und immer für dich da.
Ich möchte, wie sie, reiner Kanal für Reiki sein, um gut für die Welt zu wirken.

Das Cover der Rückseite zeigt ein Bild, das meine Muse und Weggefährtin
Manuela zuletzt malte. Es ist mir Ausdruck dafür, wie wunderbar es ist, einen
Menschen an seiner Seite in allen Farben und Facetten erblühen zu sehen –
ich betrachte es als ein Geschenk, auf diese Weise miteinander zu wachsen!
Ich glaube, Reiki möchte genau das: „Reiki ist vielmehr als Handauflegen."
Natürlich geht es bei Reiki um **Heilung**, der erste Aspekt, doch Heilung
geschieht nie ohne inneres Wachstum. „Heile den Geist und du heilst den
Körper", sagte Paracelsus, verweisend auf die **Persönlichkeitsentwicklung**,
den zweiten Aspekt von Reiki. Das wir uns an- und miteinander veredeln
können, hat jeder Reiki-Praktizierende schon einmal gespürt. Das, was Reiki
zwischen Menschen macht, wie es uns eint, so dass wir beinahe fühlen,
dass wir einander Brüder und Schwestern sind, schafft der Aspekt des
mystischen Ordens. - „Reiki zu leben" gelingt, so Don Alexander, durch das
Kultivieren der Lebensregeln. Beherzigst du das, ist Reiki mehr als eine
Technik zum entspannt Gesundwerden, es wird zur **Spirituellen Disziplin!**

Die Deutsche Nationalbibliothek verzeichnet diese Publikation; detaillierte bibliografische Daten sind über dnb.d-nb.de abrufbar.

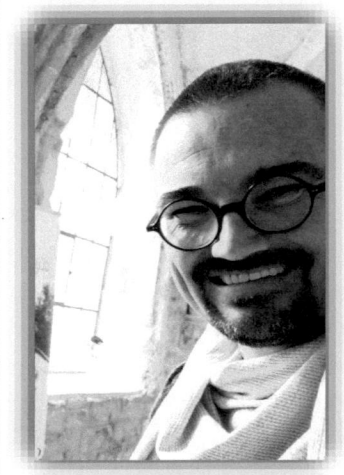

Carsten Kiehne gehört seit vielen Jahren zu den renommiertesten Kennern der Harzer Sagenwelt. Als Autor und Herausgeber vieler Bücher wie „Zauberpflanzen – heilig & heilsam", „Kräutersagen", „Sagenhaftes Glück", „Die beste Arznei ist die Liebe – Paracelsus" & „Bäume – heilig & heilsam" sowie TV-Auftritten im ZDF & im MDR, ist er überregional bekannt. Als Reiki-Meister/ Lehrer & Meditationslehrer gibt er Workshops zu den Themen Initiation, Zauberpflanzen, Waldbaden, Glück, Kraftorte, Jahreszeitenrituale, Runen, Meditation & selbstredend zu unserem wunderbaren Reiki.

(Dipl.SozPäd., Psychotherapeut HP, Autor, Sagen- & Märchenerzähler, Reiki- & Meditationslehrer, Lehrer für Mentale Fitness > www.reiki-im-harz.de)

Impressum

Texte:	© Copyright by Carsten Kiehne
Fotos:	© Copyright by Carsten Kiehne
Veröffentlichung:	April 2025
ISBN	978-3- 7693-0581-4
Druck:	Libri Plureos GmbH, Friedensallee 273, 22763 Hamburg
Verlag:	BoD · Books on Demand GmbH, Überseering 33, 22297 Hamburg, bod@bod.de

Vorwort von Don Alexander[1]

L ieber Leser, du hältst das
Versprechen einer reichen und
lohnenden Erfahrung in deinen
Händen. Zutiefst persönlich und doch
universell in Tiefe, Höhe und Breite
zugleich. Öffne einfach dein Herz und
die Schätze, Seiten, Worte in diesem
Buch werden dich auf eine tiefe und
transformative Reise mitnehmen.

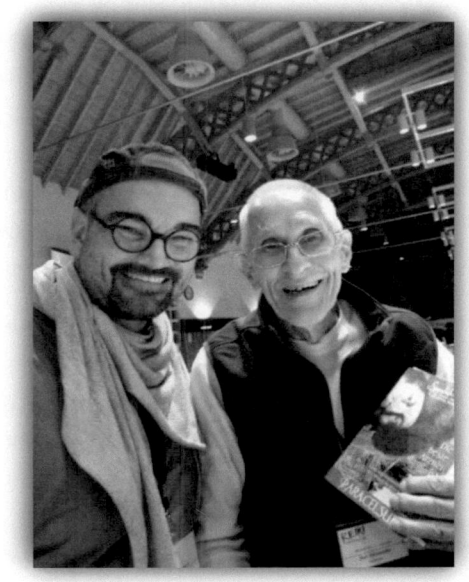

Reiki ist nicht, wie allgemein angenommen, einfach eine exotische Heilpraxis, sondern ein kraftvoller Führer
zu den Wundern des Lebens selbst.

Carsten Kiehne ist ein meisterhafter Geschichtenerzähler und inspirierender Lehrer des
wundervollen Weges von Reiki, dem „Geist des Lebens".
Dieses Buch ist eine Schatzkammer sowohl erhebender Praktiken als auch fesselnder
Geschichten, die dir das Herz von Reiki erschließen und dir den Zugang zu einem magischen
Alltag voll von Kraft, Gesundheit und Liebe eröffnen können.

Lieber Leser, erlaube dir, ein bereitwilliger Gefangener der sich entfaltenden Wunder
deines Herzens zu sein, während du spielerisch jede Seite des Buches und damit dich selbst
erkundest. Diese Kunde lasse dann in die Welt hinaus-klingen, dass immer mehr Menschen
verstehen, was es meint, Reiki zu leben.

Dein Don Alexander   02.02.2025

---

[1] Das wundervolle Foto von Don und mir entstand auf dem magischen Reiki-
Festival 2024 in Gersfeld; eine mich unglaublich berührende Zen-Geschichte,
die Don auf dem Treffen erzählte, habe ich Teil dieses Buches werden lassen

Einleitung

S eit vielen Jahren rumort es in mir, ein eigenes Buch über die Lebensregeln und die 4 Aspekte des Reiki zu schreiben. Was mich abhielt war,
dass es bereits ein großartiges Buch zum Thema gibt: „Die Reiki-
Lebensregeln" (von Frank Doerr, den ich auf der Reiki-Convention kennen
und schätzen gelernt habe) mit dem Wissen und der Weisheit vieler
international bekannter Reiki-Größen. Viele davon durfte ich nach und nach
kennenlernen, viele bewundere ich, sie sind mir zum Vorbild geworden.
Manche nenne ich gar heute meine Freunde.

Ich bin nun seit beinahe 2 Jahrzehnten in Reiki zuhause und stelle immer
wieder verblüfft fest, dass selbst Reikianer sich nicht gänzlich einig sind, was
Reiki ist und wie man es praktiziert. Es gibt heute hunderte Wege und Reiki-
Stile, was ich großartig finde. Zu meiner Verwunderung scheint ein Großteil
der Reikianer die Kunst bloß zu nutzen, um Reiki-Anwendungen zu geben
und körperliche Leiden zu mildern bzw. zu heilen. Die anderen Aspekte von
Reiki, wie der mystische Orden, die spirituelle Disziplin und die Persönlichkeitsentwicklung bleiben oftmals auf der Strecke. Viele Reiki-Praktizierende
haben noch nie etwas davon gehört. Viele kennen weder das Reiki-Symbol,
noch wissen sie, wie man damit und den anderen Zeichen arbeitet. Selbst die
Reiki-Meditationen oder das Reiki-Gebet vernachlässigen sie, auf Kosten der
Handpositionen. Viele haben selbst die Lebensregeln vergessen, was
verständlich ist, denn sie haben nie gelernt, damit energetisch zu arbeiten.
Selbst die Reiki-Legende Usui Senseis verfrachten sie in das Reich der
Märchen, ohne die Hintergründe zu erforschen und die einzelnen Stationen
auf ihr eigenes Leben anzuwenden. Was bleibt aber dann noch von Reiki?
Wer, wie ich, schon länger Reiki praktiziert und das Aufkommen und sich
Verwandeln von Reiki mitverfolgt hat, weiß dass manche Reiki-Stile erst
entstanden sind, weil die Begründer zutiefst miteinander verstritten sind. Reiki
und Streit scheint so gar nicht zusammen zu passen, oder? Für mich passt
es großartig, wenn wir nicht in den alten Themen unseres noch viel älteren
Egos hängenbleiben, sondern das Aufkommende als Teil des miteinander
auszuheilenden Prozesses verstehen. Hier könnten die Reiki-Aspekte von
Persönlichkeitsentwicklung und mystischem Orden zum Tragen kommen.

Neben meinem Reikileben, bin ich u.a. Diplomsozialpädagoge und Mediator. Aus diesen Professionen heraus, ist es für mich unverständlich, weshalb man die Chance auf Wachstum, was eine Herausforderung/ ein Streit stets ist, nicht annimmt und angeht. Habe ich einen Konflikt im Außen, darf ich nach dem Resonanzgesetz einmal genauer schauen, welche alten Konflikte ich im Inneren trage. Hier gilt es, meine Reikihände aufzulegen, Reiki und ggf. Tränen fließen zu lassen und in Frieden mit mir selbst zu gehen. Der Konflikt im Außen klärt sich danach oft von ganz allein. Takata sagte – und ich möchte mich selbst gerne daran erinnern: „Es ist ganz einfach – Reiki ist einfach!" Bitte um Reiki bitte, lass deine Reikihände glühen. Lege sie dort auf, wo sie benötigt werden, wo sie hinwollen! – Reiki ist für mich also nichts, was ich bloß morgens mache, um aus dem Quark zu kommen oder wozu ich mich einmal im Monat mit anderen treffe. Reiki kann mir ein alltäglicher Wegbegleiter sein und mein Leben, das was mir begegnet, ist Spiegel davon, wo und wie Reiki wirken will.

„Manchmal wirkt es nicht", höre ich ab und an und im Reiki-Magazin gibt es die Rubrik des Interviews, kennst du die? Da werden Reiki-Meister gefragt, seit wann sie Reiki praktizieren, was ihr schönstes Reiki-Erlebnis ist und, was auch schon einmal nicht mit Reiki geklappt hat. Wenn etwas nicht klappt, liegt das m.E. oft daran, dass Reiki eben nicht nur den Knieschmerz wegzaubern will, nicht nur an die Symptome geht, sondern die Ursachen behandeln soll. Wir bitten im Reiki-Gebet ja, um „Gesundsein auf allen Ebenen". Wie soll aber bitte Reiki wirken, wenn wir uns weiterhin mit „Lebensmitteln" vergiften oder unseren Schweinehund nicht Gassi führen und immer dicker werden?

Mein Sozialpädagogik-Studium finanzierte ich mir durch die Tätigkeit als Fitnesstrainer, weshalb ich weiß: Ein guter Trainer würde niemals einen Trainingsplan ohne Anamnese schreiben. Er prüft, was es braucht, dass der Klient sein Ziel erreicht, und entwickelt einen individuellen Trainingsplan. Der Klient trainiert regelmäßig eine gewisse Dauer mit einem intensiven Reiz. Erfolge werden regelmäßig evaluiert und der Trainingsplan ggf. angepasst. Das habe ich von Reikianern noch nie gehört. Da meinen wir, wir würden bei einem chronischen Knieschmerz, die Reikihände auflegen und dann müsste das Symptom nach einer Behandlung weg sein. Wenn nicht, hat Reiki nicht funktioniert. Aber so ist es nicht. Es heißt bloß: „So funktioniert es nicht!"

Ein Reikianer sollte sich m.E. an dieser Stelle fragen: „Was kann ich verändern, damit mein „Reiki-Training" Früchte trägt?" Wenn ich Gesundsein auf allen Ebenen erbitte, muss ich meinen Teil dazu beitragen, dass mein Körper – der Tempel meiner Seele – auf allen Ebenen heil wird, oder nicht? Was sind denn die Säulen, also die Ebenen von Gesundheit? Verstehst du, was ich meine? Das ist doch wichtig zu wissen! – Habe ich Knieschmerzen rührt das vielleicht von meinem hohen Gewicht her. Ich kann mir dann noch so viel Reiki auf die Knie geben, lebe ich aber weiter, wie bisher, bleibt halt auch die erwünschte Wirkung aus, obwohl Reiki wirkt. Ich muss auf allen Ebenen in Bewegung kommen. Natürlich kann ich mit Hilfe eines Reiki-Meisters (durch Reiki an sich, Meditation und gute Gespräche) erforschen, was die Ursache meines Übergewichts ist, dann weiß ich zumindest, woran es hapert. Bleibt aber der nächste Schritt, die Veränderung meiner Gewohnheiten aus, bleibt es eben auch beim Adipositas, und darum auch bei meinem Knieschmerz. – Stell dir einmal vor, dein Auto funktioniert nicht. Bringst du es in die Werkstatt, reicht es nicht, dass der Mechaniker feststellt: „Es ist der Keilriemen!" – das Ding muss auch geflickt/ ausgetauscht werden. Es braucht ein gezieltes Tun, in unserem Fall sogar nicht nur einen Arzt, der ein „Ding" einfach austauscht/ der deine äußeren Wunden versorgt. „Nur der innere Arzt, lässt dich wahrlich gesunden", betont der Wunderheiler Paracelsus, der heute noch als berühmtester Arzt Europas gilt!

Was ich meine: Reiki macht die Arbeit nicht für dich. Reiki hilft dir nur, das Notwendige selbst in die Hand zu nehmen! – Seit Jahren experimentiere ich mit zahlreichen Übungen, die uns helfen, „den inneren Arzt" zu wecken, Techniken aus unterschiedlichen psychologischen Schulen[2], Praktiken verschiedener Geisteshaltungen[3] und Meditationen, die genau das wollen: dich handlungskompetenter für den „verhaltensoriginellen" Alltag zu machen, dich zu stärken und dein Reiki zu intensiveren. Alle Techniken sind in diesem Buch zusammengetragen, in der Hoffnung, sie mögen dich unterstützen, Reiki zu leben!

---

[2] z.B. dem „Freien Aussoziieren" von Freuds Psychoanalyse, Techniken der Verhaltenstherapie und des NLP, Perls Gestalttherapie, der Gesprächs-psychotherapie nach Rogers, dem Familienstellen nach Hellinger etc.
[3] z.B. der christlichen Mystik, dem edlen achtfachen Pfad des Buddhismus

In einer Morgenmeditation kam mir plötzlich der Gedanke „schreib doch mal Don Alexander an, vielleicht hat er ja Lust, für das Buch ein Vorwort zu schreiben, schließlich kenne ich keinen Reiki-Meister/Lehrer (neben meinem eigenen Reikilehrer und Professor Dierk Trempler), der besser geeignet wäre. Für mich ist Don der Inbegriff davon, durch seine tiefsinnige, lebensfrohe Art, durch jedes Lächeln, den Humor, der seine unzähligen Vorträge durchdringt, ein Vorwort zu meinem Buch „Reiki leben" zu schreiben. Ich schreibe ihn also an, worauf nach wenigen Minuten Don antwortet: *Es wäre mir eine Ehre, dafür ein Vorwort zu schreiben!"*

Genau das ist es, was mich an Don vom ersten Tag an faszinierte, dem wir alle m.E. nacheifern dürfen: er verkörpert gelebte Wertschätzung. Schon bei unserem ersten Treffen, stand ich vor diesem (für mich als 1,92 m großer Hüne) kleinen Mann, der doch eine unglaubliche Größe ausstrahlte. Ich war damals richtig aufgeregt ihn live zu sehen, denn schließlich war er eine internationale Reiki-Größe, der von sich selbst sagt, er sei nur ein Reiki-Meister mit einem kleinen „m"! In seine eigentliche Größe hineinzuwachsen wäre nach ihm das Wichtigste unseres kurzen Daseins hier auf Erden. In einem Vortrag auf dem Reiki-Festival 2024 sah er auf die Uhr und sagte: „Oh, die Zeit vergeht so schnell in Deutschland!" – Man kann diesen einfachen Satz so verstehen, dass seine Vortragszeit beendet war, aber auch so, dass wir hart an uns arbeiten dürfen und sollten, unsere Lebenszeit ist begrenzt. Wir sollen strebsam „Reiki leben", aber nicht verbissen an uns arbeiten. Unsere Praxis darf Spaß machen, wir dürfen nicht nur im Keller lachen. „Wenn ich morgens im Spiegel mein Gesicht sehe und es mir nicht gefällt", zitierte Don, „hilft's nicht, den Spiegel abzuhängen und auszutauschen. Ich muss zuerst lächeln, dann lächelt mein Spiegelbild [die Welt] zurück. […] Was ist das größte Problem in meinem Leben? Don ist das größte Problem in Don's Leben – kein Don mehr da – kein Problem!" – Viele Probleme, die wir tragen, haben wir, weil wir unser Ego zu ernst nehmen und meinen, wir wären so kaputt. Vieles aber haben wir von unseren Ahnen geerbt. Reiki zielt darauf ab, das Geerbte ganz leicht zu lösen, zum Punkt 0 zurückzukehren, uns zum Umkreieren zu ermutigen, uns zu Gott zurückzubringen. Das gelingt uns nicht kämpfend, sondern liebend. - *„Nenne bitte 3 erstaunliche Gründe, weshalb dein Buch dies bewirkt und aufschlussreicher ist und es mehr Spaß zu lesen macht, als alle anderen zu diesem wichtigen Thema?", fragte Don!*

Warum ist dies Buch etwas Besonderes/ vielleicht bisher nie Dagewesenes?

„Nun, lieber Don, ich bin erschrocken, wie viele Reiki-Lehrer Reiki nur als „Heilkunst" verstehen, ohne selbst gesund zu sein oder ohne zu hinterfragen, dass ihre jahrelange Reikipraxis scheinbar nicht den gewünschten Erfolg bringt. Ich glaube, dass Reiki zu einseitig verstanden wird. Für mich ist der Aspekt, Reiki als Heilkunst zu betrachten und vornehmlich körperliche Leiden zu behandeln, nur ein winziger Ausschnitt von dem, was Reiki kann. – Reiki hat mein Leben komplett verwandelt, ist für mich zu einer Quelle der Spiritualität geworden, eine Quelle, die mein Sein an der Wurzel verändert hat. Meine Persönlichkeit hat sich entwickelt, mein Herz hat sich geöffnet, meine Liebe hat sich entfaltet, weniger aber aus der Ganzkörperbehandlung heraus, sondern mehr aus dem Leben der Lebensregeln, aus der täglichen Meditation und Selbstreflexion. Reiki ist für mich eine Lebensphilosophie geworden und ich staune so oft, dass andere Reikilehrer das ganz anders, teils viel verbissener sehen. Wenn ich von A nach B gehe, fließt Reiki durch meine Füße in den Boden. Wenn ich esse und trinke, belebt Reiki meine Nahrung. Wenn ich atme, tanke ich mich auf. Wenn ich mit dir spreche und lächle oder dich umarme, fließt Reiki von Herz zu Herz und flüstert dir zu: „Du bist mein Bruder und ich bin der Deine und wir beide sind Eins!"

Die Reiki-Philosophie bringt mich immer wieder aus der Unruhe meines Herzens und meines Geistes zurück ins Hier und Jetzt, öffnet mich vor den Wirren des Seins, durchdringt mich wunderbar. Ich fühle mich geliebt und liebe ... ob ich nun eine Reikianwendung gebe, oder dir diese Zeilen schreibe, ob ich nur für mich atme oder der Welt helfe, sich zu transformieren. In meinem Buch habe ich über hundert Übungen zusammengesammelt, die mir auf meinem Weg maßgeblich geholfen haben. Auch sind in dem Werk heilsame und kraftvolle Geschichten verschriftlicht, die mir schon beim Lesen ins Herzen flüstern, warum es so bedeutsam ist, Reiki nicht nur zu „machen", sondern zu leben ... in jedem Moment unseres Seins ... und „Gerade heute"!

Ich freue mich von Herzen, wenn dieses Büchlein und die darin zusammen getragenen Anregungen uns unterstützen, Reiki aufleben und Teil unseres Alltags werden zu lassen. Gassho, euer Carsten ... und in den Worten Don's: *„Du you need a Pinkelpause"* oder wollen wir uns auf den Weg machen? ☺

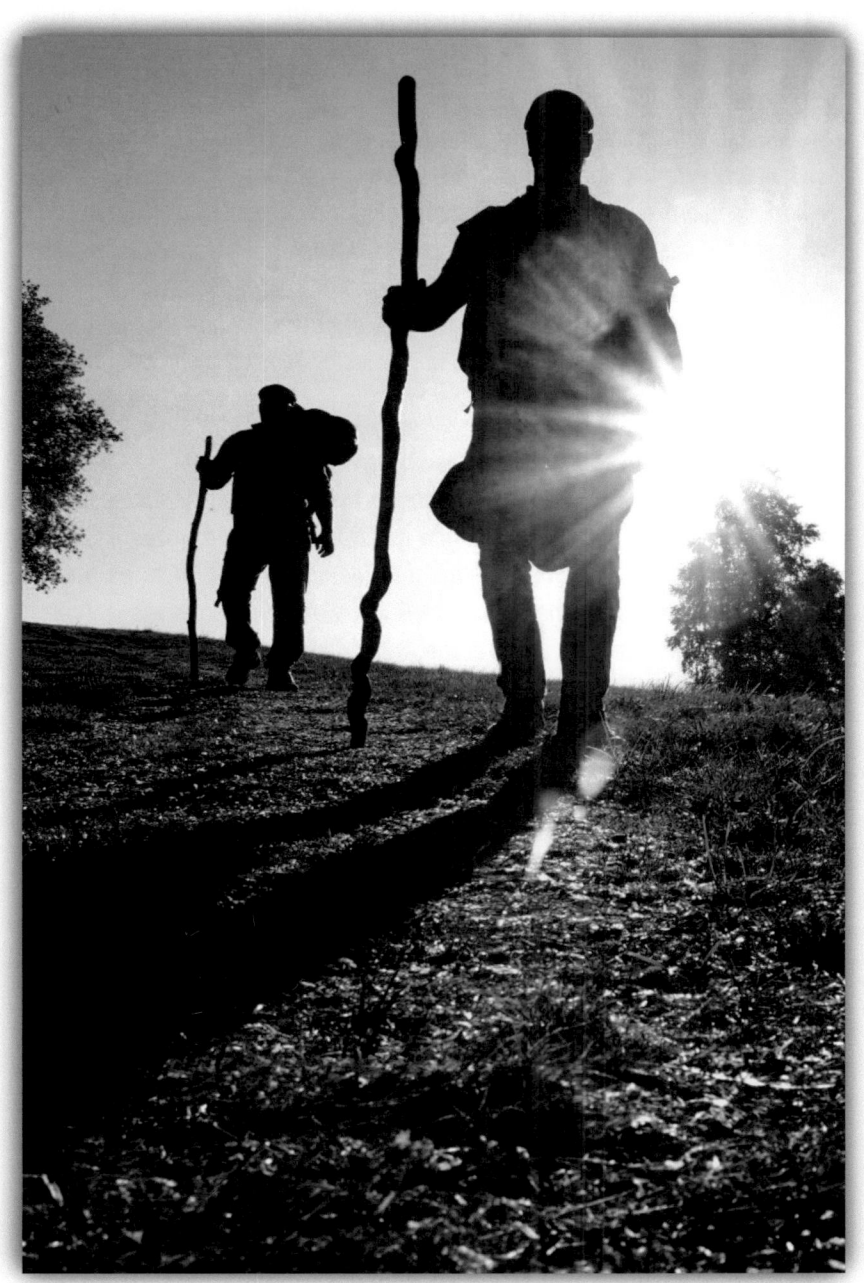

Die Geschichte davon, wie alles begann

Es war einmal ein Mann, der schon Lehrer war, obschon er längst nicht ausgelernt hatte, obschon noch brennende Fragen seinen Geist malträtierten. Und auch sein Herz war in Unruhe, denn wie sollte er seinen Schülern etwas verständlich machen, was er selbst nicht verstand? Wie hat es Jesus einst vollbracht zu heilen? Wie konnte Gottes Sohn seine Wunder wirken? Und, wie meinte er das, wenn er sagte: „Das, was ich kann, das könnt ihr auch und viel mehr …!" – „Ja, aber wie genau?", fragten seine Schüler und das fragte er sich auch, und wusste, dass es wahr war, und der innere Forscher war wachgerufen und hielt ihn wach, bei allem, was er tat.

Der Ruf in ihm war so stark, dass er nicht weghören konnte, es hätte die Ohren zum Sausen und Ziepen gebracht und seinen Kopf platzen lassen. Er musste dem Ruf folgen, das Geheime ergründen, koste es, was es wolle, seinen Beruf, seine Freundschaften …! Er verstand wohl, dass es heißen konnte, dass er viel aufgeben muss, vielleicht viel verlor, doch wie viel mehr könnte gewonnen werden, wenn er die Antwort auf die Frage, „wie man Heilung schenkt", ergründet?! Ist der, der heilen kann, nicht auch selbst gesund, hat er nicht Leben und Sterben in der Hand? Und der, der alles Glück in seiner eigenen Hand hat, ist der nicht unendlich reich, wohnt der nicht in Gott? „Ist die Reise nach der Suche, wie Heilung aus uns selbst gelingt, eine Reise nach Gott?" – Unzählige weitere Fragen marterten ihn, doch irgendwo ganz tief in ihm, glimmte ein Funken Gewissheit, dass er am Ende Weisheit fände, weshalb er auf Reisen ging. Notfalls würde er die ganze Welt durchkämmen!

Die weite Welt aber und keine einzige heilige Schrift darin, und weder die Weisen noch die Narren, gaben Antwort auf die Frage aller Fragen. So saß er nach Jahren vergeblichen Mühens enttäuscht wieder zuhause bei seinem Freund, der ein Abt eines Klosters war, einer kluger Mann, der auch keinen Rat wusste, außer: „Vielleicht findest du die Antwort, wenn du 21 Tage lang auf eine Reise ins Reich der größten Mysterien gehst?!" – „Wo soll das sein?", fragte Mikao Usui, obwohl er ahnte, was ihm schwante. „Gehe nicht fort, sondern komme an. Nutze die Zeit dieser Initiation, um in dich selbst hineinzugehen, ganz in dir zu versinken und aus dir den Schatz zu heben!"

So erklomm er den Kurama Yama, den heiligsten aller Berge und schwor sich, nicht eher zurückzukommen, als dass er nicht die große Antwort hätte. Er saß Tag um Tag doch nichts geschah. Langeweile kam und ging, wechselte in Sorgen, ob er es denn schaffen könne, was in Selbstzweifeln mündete: „Bin ich gut genug und der Richtige, so etwas ergründen zu wollen? Habe ich mich in eine fixe Idee verrannt?" Bald kam Schmerz vom langen, stillen Sitzen, und Hunger, ein unsäglicher Hunger und am Ende ein gewaltiger Groll. Usui ärgerte sich über sich selbst, war in mancher Stunde nichts als blanker Zorn. So vergingen die Tage, doch von einer Antwort, geschweige denn von Weisheit, die er zu erringen suchte, war er scheinbar weiter entfernt, als jemals zuvor. Usui klatschte in die Hände und sprach in flammender Wut – wie es einem Samurai geziemt: „Ergründe ich das tiefe Wissen nicht, will ich nicht wieder zu den Menschen zurückkehren. Lieber will ich an Ort und Stelle tot umfallen, als mit der Schande von Niederlage und Ratlosigkeit zu leben!"

Kaum aber hatte er das gesagt, den letzten Trumpf gegeben, ging die Sonne des 21.sten Tages auf. So also sollte seine Reise enden – hier würde er sterben und wahrlich, wie er weinte und aufgab, da starb etwas in ihm. Sein altes Ego starb, das fiel wie eine bleiche Schlangenhaut von ihm ab, verbrannte in den ersten Strahlen des neuen Tages und aus der warmen Asche, wuchs etwas hervor und war doch gleichsam immer schon da: seine Seele. Die räkelte sich in seinen Leib hinein, machte sich erstmals hübsch groß und schillerte so schön, wie die Sonne auf. Da saß Usui und weinte, vor Rührung, im Begreifen aller großen Geheimnisse des Kosmos. Eine solche Dankbarkeit flutete jede seiner Zellen, dass er ertrank in der Liebe des Einen, dessen Kraft er nun in seinen Händen spürte. Er atmete tief und genussvoll ein, so als hätte er sich noch nie an der frischen Bergluft ergötzt, denn so war es auch: auf diese Weise hatte er noch nie geatmet, nie Prana in jede Pore dringen, sich nie in- & auswendig von Lebenskraft küssen lassen. Nachdem er eine Weile so gesessen und geatmet hatte, geweint und gelacht, staunte und liebte, beschloss er hinabzugehen, zu seinem Freund dem Abt. Doch das Gehen fiel ihm noch schwer. Er stolperte, fiel und schlug hart auf. Doch der Schmerz zerfloss, wie er kam und selbst seine Blutung, nur kurz mit den Händen berührt, versiegte mit einem Atemzug. – Der Abt sah es gleich, dass etwas anders war. Er erkannte es im Funkeln der Augen Usui Senseis – so war die Kunst des Reiki geboren!

Geburt deines magischen Wirkens

S eit 2007 praktiziere ich nun bereits Reiki und bin immer wieder total verblüfft, wie einfach und doch zugleich zutiefst komplex das Ganze ist. Anfangs setzte ich Reiki als Technik ein, um meine Grundenergie anzuheben/ mich aufzutanken, ausgeglichen und effizient meinem komplexen Alltag nachzugehen – ich studierte Soziale Arbeit, hatte gleichzeitig zwei Fernstudiengänge zu absolvieren, arbeitete nebenbei als Fitnesstrainer, um mir das Leben während des Studiums zu finanzieren; war zusätzlich frisch gebackener zweifacher Papa und Ehemann. Später verstand ich immer mehr (und lerne noch heute dazu), inwieweit Reiki, Religion und Lebensphilosophie zugleich sein kann. Die Lebensregeln und die Aspekte sind hierfür ein guter Ansatz, doch diese Grundpfeiler haben die wenigsten Reikianer präsent.

„Lebensregeln? Ja, da war doch mal etwas, das wir im ersten Grad gelernt haben!" oder *„Wir rezitieren sie einmal im Monat bei unserem Reikitreffen!"* – Für Viele sind sie erstaunlicherweise nur fades Beiwerk und spielen im Alltag so gar keine Rolle, obschon gerade sie es ermöglichen würden, dem Alltag spirituelle Tiefe zu verleihen. Paul Mitchell, bei dem ich 2013 an einem wunderbaren Reiki-Lebensregel-Workshop teilnehmen durfte, sagte:

„Die Reiki-Praxis besteht eigentlich nur aus 2 wesentlichen Teilen: 1. Deinen Händen, mit denen du aktiv wirst und dich selbst oder andere mit Reiki beschenkst. Und 2.: die Lebensregeln, die dich aktiv dabei unterstützen, dein Leben Stück für Stück zu verwandeln. Steter Tropfen höhlt den Stein. Sie können beeinflussen, was wir denken, fühlen, glauben, wie wir uns verhalten und wohin wir unsere Energie fließen lassen. Takata Sensei lehrte mich, dass sie uns oftmals erst in Verbindung mit Reiki bringen. >Lass Reiki dich lehren. Lass es zu!<, sagte sie oft!"

„Die Lebensregeln sind Fenster zur Persönlichkeit. Sie dienen meiner persönlichen Entwicklung und sind damit mein Kommunikationsmittel zur Seele."

Viele haben kleinere Anliegen oder größere Ziele mit Reiki, wobei sich manch einer wundert, dass er trotz der Heilkunst nicht erreicht, was er anstrebt. Leider zweifelt so mancher dann an Reiki generell und vergisst dabei völlig, dass eine halbstündige Reiki-Behandlung am Tag eben teilweise nicht gänzlich ausgleicht, was die restlichen 23,5 Stunden des Alltags geschieht. Das großartige Reiki-Magazin fragt langjährige Reiki-Meister mit jeder Ausgabe: „Hat mit Reiki schon mal etwas nicht funktioniert?" und ich frage, woher wollen wir wissen, was für unsere Seele funktonell ist?

Jemand, der sich totarbeiten würde, weil er verlernt hat, sich auszuruhen, ist mit einem Burnout nicht bestraft, sondern beschenkt. Die Seele zwingt ihn über den Körper Ausgleich zu wahren. Es würde keinen Sinn machen, wenn Reiki die Burnoutsymptome repariert, da sie doch wichtig zum Erhalt des Gesamtsystems sind. Krankheiten haben immer einen Gewinn, einen Nutzen, sonst wären sie nicht da! Bevor wir nicht den **Krankheitsgewinn** verstehen, nutzt Reiki höchstens etwas zum Wohlgefühl und zur Entspannung, lindert akut Schmerzen oder mindert Groll und Ängste, was an sich großartig ist. Langfristig aber – schaue ich mir nicht den Urgrund bzw. das Thema der Krankheit an – bewirkt die bloße Reiki-Behandlung oftmals höchstens eine Symptomverschiebung. An dieser Stelle kommen die Lebensregeln und die Aspekte ins Spiel. Sie sind m.E. ein Schlüssel zum Erfolg des Wirkens und Seins mit Reiki!

Bitte denke dich noch einmal kurz in die eben erzählte Reiki-Legende hinein: Usui Sensei hatte gerade Reiki nach einer dreiwöchigen Meditations- und Fastenzeit auf dem heiligen Berg, dem Kurama Yama, erhalten bzw. erfahren und wollte dies nun den Menschen nahebringen. Nach kurzer Zeit des Lehrens, wunderte er sich, dass viele seiner Schüler – die sich ja nun mit der Kunst des Reiki eigentlich selbst helfen konnten – wieder und wieder kamen, um sich behandeln zu lassen/ die in ihrer Opfermentalität scheinbar gefangen steckten. Er fand heraus, dass ein Großteil der Menschen es viel einfacher fand, sich helfen zu lassen, anstatt sich selbst zu helfen. Letzteres könnte nach Usui geschehen, indem man krankmachende Gewohnheiten ändere, leidvolle Emotionen loslasse, Störgedanken korrigiere, somit das Schicksal wieder selbst in die Hand nähme. Das aber verlange einen vehementen **Gesundheitswillen**!

Schon der Wunderheiler Paracelsus betonte im 16. Jahrhundert, dass wir bedenken sollten, welche Kraft dem Willen beim Gesundwerden zugrunde liegt. Erst wenn der Gesundheitswille größer als der Krankheitsgewinn ist, kann die Waagschale Richtung Heilung kippen. Dies aber bedeutet unter Umständen eine harte Arbeit an unserem Karma und einer beständigen Persönlichkeitsentwicklung, wobei wir wieder die Lebensregeln und Aspekte anschneiden. Lass uns in Selbstreflexion gehen, und ergründen, weshalb wir mit den jeweiligen Themen konfrontiert sind; lass uns gemeinsam lernen und wachsen …

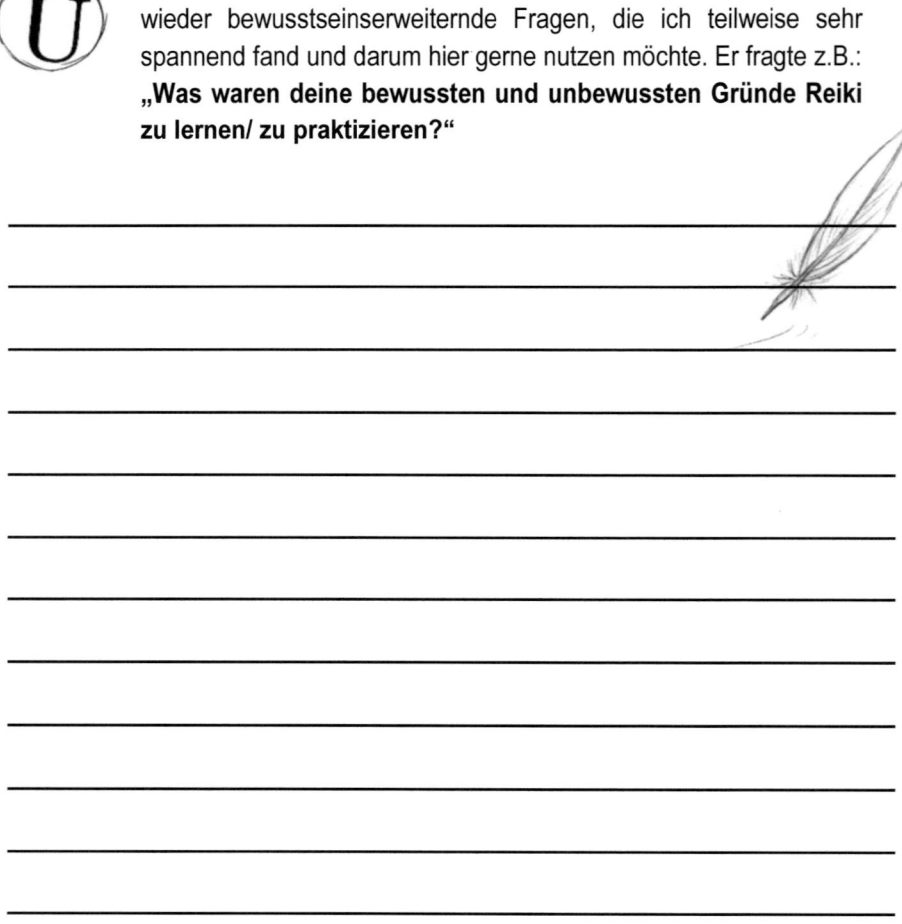

Während des Lebensregel-Seminars stellte Paul Mitchell immer wieder bewusstseinserweiternde Fragen, die ich teilweise sehr spannend fand und darum hier gerne nutzen möchte. Er fragte z.B.: **„Was waren deine bewussten und unbewussten Gründe Reiki zu lernen/ zu praktizieren?"**

_____

_____

_____

_____

_____

_____

_____

_____

_____

Paul Mitchel sagte, dass er sich dies einst selbst fragte, worauf er antwortete:

„Meine bewussten Gründe waren anderen helfen und etwas Besonderes sein zu wollen. Mein unbewusster Grund war, dass ich selbst Heilung benötigte. Warum praktiziere ich noch? Beides ist noch immer nötig. Das Besondersseinwollen hab' ich mittlerweile besser unter Kontrolle! Brauchen wir Heilung? Sicherlich! Aber wer heilt, der Doktor? Sicherlich nicht! Wir selbst sind es und wir haben eine Praxis – Reiki – die diesen Prozess unterstützt/ beschleunigt. Als ich mit Reiki begann, hatte ich eine Vorstellung davon, was Heilung ist. Diese Idee hat sich bis zum heutigen Tag gewandelt und wandelt sich noch immer. Wer sagt, das z.B. eine Lähmung nach einem Unfall nicht notwendig ist, um Heilung in einem größeren Zusammenhang (Karma, früheres Leben) zu bewirken? Manchmal dauert Heilung 1-2 Behandlungen, manchmal das ganze Leben. Takata sagte stets: >Reiki geht an die Wurzeln des Problems.< Wobei uns Reiki kein Bild vorgibt, wohin die persönliche Entwicklung eines Menschen geht. Das entscheidet jeder für sich bzw. muss es aus dem eigenen Erfahrungsschatz für sich selbst herausfinden!"

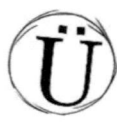

Partnerübung: Komm mit einem anderen Reikianer zusammen, wobei der eine den nachfolgenden Satzanfang spricht, dir dabei in die Augen schaut und du den Satz beendest. Praktiziere jede Übung 5 Minuten und wechselt euch danach ab. (Natürlich kannst du die Übung auch alleine machen, sie hat zu zweit aber eine höhere Intensität.)

1.   **Vor Reiki, war ich jemand der ...**

_____

_____

_____

_____

_____

2.   **Jetzt bin ich jemand, der ...**

_____

_____

_____

_____

_____

Als quasi kleine **Hausaufgabe** für die nächsten Tage, kann du jeweils etwas Zeit mit diesen beiden Menschen verbringen. Sieh dir dein Erleben aus dem Aspekt des persönlichen Wachstums an! Hierbei wirst du reflektieren, was der endgültige Zweck von Reiki ist. Paul antwortete: *„So wie ich es zur Zeit sehe, unterstützt die Praxis die vollkommene Entfaltung des Menschseins, die Entblätterung meiner Seele! Reiki lehrt uns leben, lehrt uns Menschlichkeit – es beginnt mit Heilung und endet mit Heilung – ein fortwährender Prozess!"*

Ein Prozess, der sich nach Paul an dem Paradoxon stößt, dass wir einerseits nach Einssein trachten (was Hingabe erfordert, mich ins große Ganze/ Göttliche fallenzulassen, was mit Selbstaufgabe einhergeht) und dem Wunsch nach Individualität/ Selbstwerdung (wichtig, besonders, einzigartig zu sein). Unser Leben ist in permanenter kreativer Spannung. Don Alexander sagt: „Nur im Gefühl der Liebe, gibt's kein Paradoxon, weil es keine Trennung gibt!"

Um diese Liebe zu mehren, enthält das Buch sicher 100 wertvolle Übungen und Reflektionsaufgaben. Es geht aber nicht darum, sie alle möglichst schnell abzuhaken. Du musst nicht einmal jede Übung durchführen. Manche Übung wird dich sehr ansprechen, die praktiziere, einmal, zweimal, viele Male und vielleicht ist sie es auch wert, sie dein ganzes Leben lang zu wiederholen. Manche Technik wird dich abstoßen, in dir wird sich einiges dagegen wehren. Du musst sie nicht durchführen, erkenne nur, dass gerade darum in ihr vermutlich der größte Schatz für Selbsterkenntnis und Wachstum liegt. ☺ Aus manchen Techniken wirst du eine solche Kraft und aus einigen Fragen eine gewaltige Erkenntnis schöpfen, dass andere Teile nicht mehr nötig sind. Alle Übungen sind, wie unsere Reiki-Symbole auch, nur unterschiedliche Fenster, durch die du ins Haus deiner Seele blicken kannst. Im besten Falle führt dich alles zum Wachsen, zum Strahlen, zum Erwachen und dazu, eine Verkörperung, lebendiger wahrer Liebe und gesund auf allen Ebenen zu sein. Das wir um „Gesundsein auf allen Ebenen" bitten, ist Teil des Reiki-Gebetes, dass viele nur so beiläufig vor sich hinmurmeln. Was bedeutet das eigentlich, wenn wir es als Zielzustand erbitten? Was ist mein Bild vom vollkommenen Wohlsein? Wie weit bin ich davon entfernt, also: wie geht es gerade jetzt?

Übung: Lass uns doch einmal einen Ist-Stand machen – hier und jetzt:

Wie gesund fühlst du dich momentan physisch, örtlich (wie wohl fühlst du dich dort, wo du gerade bist), mental-geistig, emotional, sozial, finanziell, kulturell-religiös? (Schätze es für dich mit den Schulnoten von 1 (sehr gut/ perfekt) bis 6 (sehr schlecht/ katastrophal) ein.) Wie ging es dir vor 3 oder 5 Jahren, besser oder schlechter? Wie soll es dir in 1 bis 5 Jahren gehen (die Wünsche); wo würdest du dich gerne sehen? (Ich glaube, diese Fragen stellen wir uns viel zu selten und nehmen uns daraufhin freilich auch kaum die Zeit, die Themen zu reflektieren!)

Abfrage der Lebensbereiche	Vor 5 Jahren	Letztes Jahr	Heute	Nächstes Jahr	In 5 Jahren
Körperliches Wohlbefinden (Gesundheit)					
Geistiges Wohlbefinden (Stresslevel)					
Emotionale Stabilität					
Soziale Einge-bundenheit (Familie)					
Partnerschaft					
Soziale Einge-bundenheit (Freunde)					
Finanzielle Freiheit (Einkommen)					
Berufliche Zufriedenheit (Berufung leben)					
Einen Ausgleich/ ein Hobby					
Beheimatet sein (Zuhause haben)					
…					

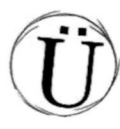

Eher kreativ unterwegs? Dann probiere folgende Technik: Zeichne dein Lebensrad – einen Kreis mit 8 Speichen. Es entstehen 8 Lebensbereiche, gib den Wichtigsten Namen, wie Gesundheit, Freunde, Partnerschaft, Umfeld, Karriere/ Berufung, Geld, Freizeit, Wachstum/ spirituelle Entwicklung, Wohlbefinden, Kreativität. Skaliere jeden Bereich mit den Schulnoten 1-6, wobei die beste Note ganz außen liegt, die schlechteste in der Mitte. Male jeden der Bereiche mit der für dich passenden Farbe bis zu der Zahl aus, wie es sich richtig anfühlt. Ist dein Lebensrad in guter Balance? Wo holpert es? Um welchen Bereich solltest du dich am dringendsten kümmern, damit du mit diesem Rad gut unterwegs sein kannst?

Dein Lebensrad …

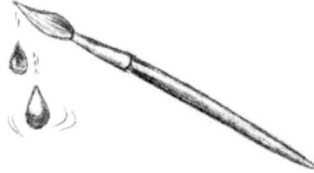

Übung: „Gesundheit auf allen Ebenen" meint für mich, dass sich mit Reiki – lebe ich es wahrhaftig – in allen Lebensbereichen mit regelmäßiger und steter Praxis eine Wandlung/ Verbesserung eintritt. Inwieweit war meine bisherige Reiki-Praxis hier hilfreich? – **Welche sind deine wichtigsten Lebensbereiche, an denen du etwas verändern/ etwas verbessern wollen würdest und mit Reiki ansetzt? Wie merkst du, dass du deine Ziele erreicht hast?**

Mein drittwichtigster Lebensbereich:

_____

_____

_____

Was erhoffe ich mir mit Reiki/ was würde ich mir wünschen:

_____

_____

_____

Was habe ich bisher mit Reiki getan, um mein Ziel zu erreichen:

_____

_____

_____

Was hat bisher gut funktioniert, was noch nicht?

_____

_____

_____

Mein zweitwichtigster Lebensbereich:

_____

_____

_____

_____

Was erhoffe ich mir mit Reiki/ was würde ich mir wünschen:

_____

_____

_____

_____

Was habe ich bisher mit Reiki getan, um mein Ziel zu erreichen:

_____

_____

_____

_____

Was hat bisher gut funktioniert, was noch nicht?

_____

_____

_____

_____

Mein allerwichtigster Lebensbereich:

_____

_____

_____

_____

Was erhoffe ich mir mit Reiki/ was würde ich mir wünschen:

_____

_____

_____

_____

Was habe ich bisher mit Reiki getan, um mein Ziel zu erreichen:

_____

_____

_____

_____

Was hat bisher gut funktioniert, was noch nicht?

_____

_____

_____

_____

E in weiser Erzähler, der im ganzen Land für seine Geschichten, Lehren und Meditationen bekannt war, wurde einmal in einen kleinen Ort gerufen. Die Menschen dort waren schon ganz neugierig auf die großen Weisheiten des Meisters. Wie er allein schon den Raum betrat war magisch, er leuchtete förmlich und machte alles und jedes Herz im Raum heller, ohne bisher ein einziges Wort gesagt zu haben. So stieg er auf die Bühne, lächelte allen die Sonne ins Herz und fragte: „Wisst ihr denn bereits etwas über das Thema, über das ich heute sprechen möchte?" – „Natürlich", kam es aus der Menge und sofort schnellten die Hände hoch und jeden im Raum drängte etwas, dazu zu sagen, so dass nach einigen Redeschwallen, sich der Meister wieder zu Wort meldete und freundlich sagte: „Sehr schön, wenn ihr so viel wisst, kann ich wieder gehen." Mit einer Verbeugung ging er von der Bühne und verließ lächelnd den Raum. Fast erstarrt blickte ihm die Menge nach. – Bald beschlossen sie, ihn wieder einzuladen und er würde sicher die gleiche Frage stellen, doch man würde es anders anzustellen wissen. Wie der Weise also wieder kam, wieder die Bühne und den Raum erleuchtete, wieder seine Frage stellte, da riefen alle wie aus einem Munde: „Nein, Meister, wir wissen nichts, gar nichts." – Da schaute er traurig und sagte: „Nun, meine Lieben, wenn ihr gar nichts darüber wisst, ist es vollkommen sinnlos überhaupt darüber zu reden!" Mit diesen Worten ging er einfach, schon wieder.

Du kannst dir vorstellen, dass man nun immer neugieriger auf die Lehren des großen Erzählers war und ihn wieder einlud. Diesmal aber sollte die Hälfte der Anwesenden auf die Frage „Ja" antworten und die andere Hälfte „Nein", so würde man den großen Meister schon austricksen können, da war man sich sicher! So stand also der Weise auf der Bühne, hörte hier die Leute „Nein" rufen und sie dort „Ja" sagen, woraufhin er sprach: „Nun, dann sollen die von euch, die wissen haben, jene lehren, die unwissend sind … und es bedarf mich nicht" … und ging. – Beim nächsten Mal wollen wir alle still sein und gar nichts sagen", beschlossen die Leute und wirklich: Wie der Meister ein viertes Mal auf der Bühne stand und seine Frage fragte, schwieg alles, war hellwach, bereit die Lehre zu empfangen. Man hätte eine Stecknadel fallen und aufschlagen hören können. In diese Stille hinein, begann der Weise zu sprechen und die Menschen lauschten mit ihren Herzen und trugen reichen Samen nach Hause!

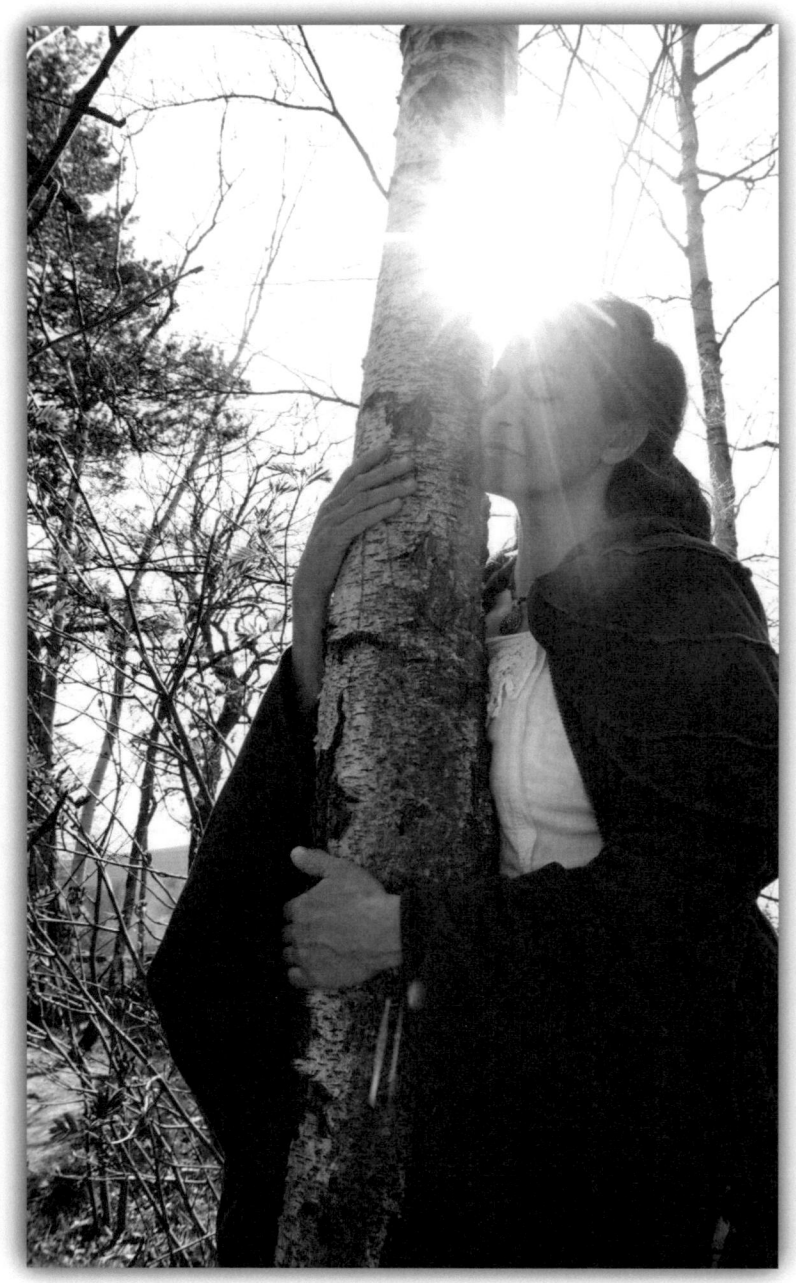

Die 4 Aspekte des Reiki

„Jede größere spirituelle Praxis bzw. Religion hat 4 Aspekte, hier: die Heilpraxis, den Mystischen Orden, Persönliche Entwicklung und die Spirituelle Disziplin - auch Reiki hat all diese 4 Bereiche und sollte darum vielseitiger betrachtet werden!" (Paul Mitchell)

Teil 1: Die Heilpraxis - „Heilung auf allen Ebenen des Seins"

I ch schmunzle immer, dass Menschen bei Reiki immer nur ans „Handauflegen" denken. Natürlich ist die Heilpraxis ein wichtiger, vielleicht sogar der wichtigste Aspekt dieser alten Kunst, doch es ist eben nur einer von vielen. Wohlgemerkt sollte es bei Reiki auch nicht schlichtweg darum gehen, die Symptome einer Krankheit zu behandeln/ zu beseitigen[4]. Ich kenne unzählige Reiki-Meister, die sich seit Jahren selbst behandeln, im besten Wissen und Gewissen, die aber die Symptome ihres Krankseins einfach nicht in den Griff bekommen, ganz gleich wie viel Gutes sie ihrem Körper mit Reiki auch schenkten. – So wie ich Reiki kennenlernen durfte, will es uns darin unterstützen, den Dingen auf den tiefen Urgrund zu gehen. Wir wollen die oftmals psychosomatisch begründete Ursachen[5] finden und ausheilen, denn **„zuerst muss der Geist heilen, damit auch der Körper gesunden kann"** – dies postulierte niemand Geringeres als der Wunderheiler Paracelsus, der berühmteste Arzt Europas des 16. Jahrhunderts.

---

[4] Wenn wir mit Reiki bloß Symptome behandeln, kommt es oft zu einer sogenannten Symptomverschiebung. Das Dilemma taucht also ab und ist bald an einer anderen Stelle wahrnehmbar.

[5] Vergleiche hierzu z.B. die Bücher von Rüdiger Dahlke „Krankheit als Weg" oder „Krankheit als Sprachrohr der Seele"

Lass uns ein **Beispiel** ansehen, nehmen wir z.B. massiven Ärger. Menschen, die sich viel, intensiv und ausdauernd über dies und das ärgern, und Menschen, die sich „ärgern wollen", finden immer einen Grund – leiden oftmals unter chronischem Bluthochdruck, woraus oftmals Magenschleimhautentzündungen und Nierenleiden erwachsen. Natürlich kannst und solltest du diese Bereiche im akuten Fall mit Reiki beschenken. Damit ist aber die Wurzel des Übels nicht behoben. Du wirst dein ganzes Leben die Nieren versorgen müssen oder aber du setzt daran an, dass du dich weniger ärgerst. Hier schneiden wir freilich notwendigerweise den Aspekt der Persönlichkeitsentwicklung an, logisch oder?

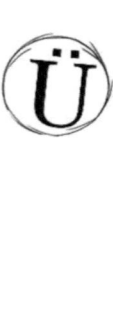 **Übung Symptomsprache: Nimm dir also bitte deinen allerwichtigsten Lebensbereich: Wofür steht das Symptom???** Hierbei ist es völlig unerheblich, ob dein Symptom „Kopfschmerzen", Geldknappheit, Höhenangst oder cholerische Wutanfälle sind. Einmal angenommen, Körper und Geist wären Sprachrohr deiner Seele, was würde sie dir zuraunen? Was wäre das grundlegende Thema? Was würde dich der Tempel deines Selbst gerne wissen lassen?

Noch ein Beispiel: Ich litt als Jugendlicher sehr massiv unter Zahnschmerzen und Hexenschuss im Bereich meiner Lendenwirbelsäule. Ersteres könnte man ohne Weiteres auf meinen massiven Zuckerkonsum schieben oder eine mangelnde Zahnhygiene. Zweiteres wäre vielleicht allein durch mein schnelles Wachstum begründbar. Als ich meine Symptome jedoch bei Dahlke nachschlug, fühlte ich mich irgendwie durchleuchtet. Ich fragte mich, woher der Typ mich kennt: Zahnschmerz resultiert, wie ich heute weiß, durchaus darauf, dass man sich nicht durchbeißen will, keinen Biss hat. Die Lendenwirbelsäule schmerzt oft, wenn man kein gutes „Standing" hat, oder Probleme damit, seinen Mann zu stehen, aufrecht für sich einzustehen. Das es in der Schule Mobbingprobleme gab, ich mich nicht leiden konnte und mich stets und ständig unterbuttern ließ, muss ich wohl nicht extra erwähnen, oder?! Seitdem ich an mir selbst arbeite, sind beide Symptome völlig verschwunden!

Du wirst verblüfft sein, **wie klar & deutlich „Symptome" mit dir sprechen,** wenn du erst gelernt hast, ihnen zuzuhören bzw. ihnen deine Aufmerksamkeit zu schenken, denn genau dafür sind sie da. Wenn du deinen Körper durch irgendeine krankmachende Angewohnheit aus dem Gleichgewicht bringst, wird dein System bestrebt sein, diese Balance wieder herzustellen, notfalls in dem Pause-Knopf deines Körpers, der sich nicht selten wie ein Totalausfall anfühlt. Schenkst du beispielsweise deiner Traurigkeit keine Aufmerksamkeit, wird nicht selten Kopfschmerz daraus. Betäubst du ihn mittels Medikation, folgt oft Migräne. „Wer nicht hören will, muss fühlen", weiß der Volksmund, was meint, dass es hilfreicher wäre, schon die leisesten Symptome zu bemerken, damit unser Körper nicht gezwungen ist, uns anzubrüllen! 😊

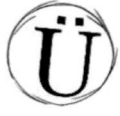 **Übung Symptomsprache II:** Der erste Teil der Übung bezieht sich vornehmlich aufs Denken: Du solltest darüber nachdenken, wofür das Symptom steht. **Jetzt geht es ums Nachfühlen.** Folgende Technik[6]: Stell dir vor, deine Krankheit wäre dein Reiki-Großmeister. Setze sie in Gedanken auf ein Meditationskissen, das dir gegenüberliegt.

---

[6] Aus der Gestalttherapie von Fritz Perls und der Aufstellungsarbeit von Bert Hellinger abgeleitet!

Dein Symptom liegt dort, du sitzt ohne Symptom hier. Leg's mal kurz Beiseite. Jetzt wechsele von Kissen zu Kissen, fühle dich ganz und gar in dein isoliertes Symptom (deinen weisen Meister) und dann in dein problemloses Sein ein und lass ein Zwiegespräch entstehen! Was sind deine Erkenntnisse daraus?

_____

_____

_____

_____

Kümmern wir uns als nächstes um den **Krankheitsgewinn**, den Vorteil deiner aktuellen Herausforderung. Du meinst vielleicht, da gäbe es keinen, aber vergackeiere dich nicht. Jede Krankheit hat einen Gewinn, ob wir uns dessen bewusst sind oder nicht. Manche Kinder, gerade die von überaus beschäftigten Eltern, werden oftmals krank, damit sie ungeteilte Aufmerksamkeit bekommen. Manchmal wird man krank, um eine ungeliebte Aufgabe nicht machen zu können, eine Ausrede zu haben. Für viele Menschen ist Krankheit – auch wenn's sich bescheuert anhört und fürwahr bescheuert ist – ein Statusobjekt: Man bekommt Wertschätzung, Mitleid, steht im Mittelpunkt …!

Übung: Was ist es bei dir? Was ist der Vorteil deines derzeitigen Problems? Was ersparst du dir dadurch? Welchen Gewinn hast du zunächst?

_____

_____

_____

_____

_____

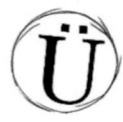

Übung Symptomsprache III: Nachdem du dein Symptom eben auf dem Kissen abgelegt/ dich von ihm bewusst getrennt hast, bitte ich dich jetzt um etwas ganz Mutiges und Ehrenwertes.

Nimm dein Symptom wieder an dich, aber nicht als irgendetwas Lästiges. Denn genau das ist das Problem mit dem Kranksein: Krankheit ist eigentlich etwas, dass uns wieder ins Gleichgewicht, in unsere natürliche Homöosthase, bringen soll. Wir aber wollen sie nicht haben. Natürlich nicht: sie ist uns unangenehm, oft schmerzlich, verhindert uns bei dem, was zu tun ist. In Wirklichkeit behindern wir uns aber selbst. Wir verhindern natürliche Prozesse, durch Schmerzmittel, durch Gifte, die wir uns zuführen, durch negative Kognitionen und Emotionen, dadurch, dass wir alte Themen einfach nicht loslassen. Wir selbst stehen uns also oft im Weg, blockieren die natürlichen Selbstheilungskräfte unseres Seins, spalten uns davon ab. Takata sagte: „Wir sollen ein reiner Kanal sein und Reiki nicht im Weg stehen!" Aber was ist Reiki? Für mich ist Reiki gelebte Liebe! Nicht mehr, auf keinen Fall weniger!

Übung: Bitte nimm dein abgelegtes Symptom an deine Brust, wie ein kleines Kind. Spürst du, wie ungeliebt es sich fühlt? Atme dein Symptom wieder ganz in dich ein, nimm es in dich auf, aber nicht wie zuvor, in Ablehnung oder Widerstreben. Öffne dich ganz der Erfahrung deines Körpers, gib dich hin. Lege dir selbst deine Reiki-Hände auf und lasse die wunderbare Heilkraft in alles Ungeliebte fließen. Paracelsus sagt: **„Die beste Arznei ist die Liebe!"** – So bitte ab heute nicht mehr darum, dein Leiden loszuwerden, sondern jede Facette davon lieben zu lernen. Komm in Frieden damit. Akzeptiere auch gerne, wie ungeschickt du bis hierhin mit deinem Tempel der Seele umgegangen bist. Vielleicht wusstest du es nicht besser, vielleicht hast du es über den Schmerz vergessen?! Sage deinem Leib, der Sprachrohr deiner Seele ist, dass es dir leid tut. „Es tut mir leid, so leid!" – Bitte ihn um Verzeihung … „Bitte verzeih mir!" (und meine es ernst)! Danke ihm, dass er trotz allem, so viel für dich tut, auf so vielen Ebenen. Danke ihm und fühle nach, was er für eine großartige Arbeit für dich tut, so lange schon und sicher noch viele Jahre. Danke ihm von Herzen[7]. Sage deinem Körper gerne und zeige es ihm durch das Geschenk von Reiki, wie sehr du ihn liebst! ☺

---

[7] Spätestens hier wirst du die Eckpfeiler der hawaiianischen Vergebungsmeditation Hooponopono erkannt haben. Wir werden später noch einmal auf sie zurückkommen!

Du warst so mutig, diese Übung auszuprobieren?
Meine Hochachtung! 😊 Wie geht es dir?

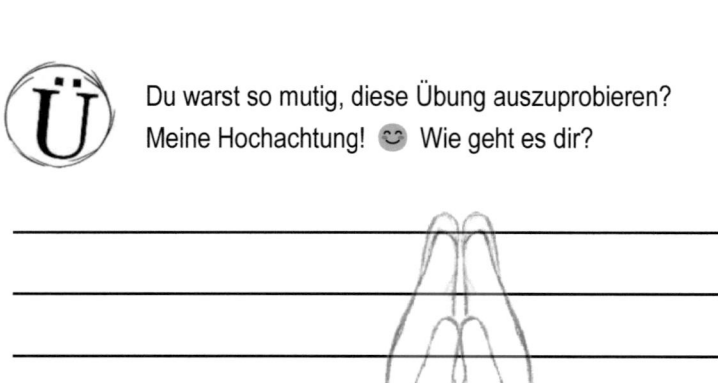

Diese Forschungsarbeit an deinem Sein, darfst und solltest du freilich nicht nur mit deinem „Haupt- oder Lieblingssymptcm" machen, sondern mit jedem Lebensbereich, indem du dir Linderung/ Veränderung/ Stärkung wünschst!

Wichtig: Reikianer sind bei allem Forschungsgeist keine Ärzte, Mediziner - beachte dies bitte! Die Reiki-Anwendung ersetzt keine ärztliche Behandlung! Reiki kann die Behandlung jedoch vielseitig unterstützen, beschleunigen und bei alledem z.B. schmerzlindernd wirken! Bei einer Reiki-Anwendung geht es im Allgemeinen um das Stärken des Immunsystems und das Fördern der Selbstheilungskräfte, schon alleine dadurch, dass ich mich für eine Anwendung einfach einmal aus dem Alltag rausnehme, mich besinne und mich beim Handauflegen tief entspanne. Das Verarbeiten der in der Anwendung aufsteigenden Bilder, Gefühle und Gedanken bzw. das Ausdeuten der Träume, hat mir schon zigmal in Punkto Selbstreflexion und Persönlichkeitsentwicklung gedient und mir spannende Einsichten beschert. Eine meiner größten Erkenntnisse und ein absolutes Aha-Erlebnis war mein „zufälliges Stolpern" über das Modell der Salutogenese[8].

Während der Schulmedizin dem Modell der Pathogenese anhängt, also fragt, was den Menschen krank gemacht hat (und da es zigtausend diagnostizierbare Krankheiten gibt, existieren Millionen von Antworten), will die Salutogenese wissen, was den Menschen gesund macht bzw. ihn trotz widrigster Faktoren gesund bleiben lässt. Der israelisch-amerikanische Medizinsoziologe Aaron Antonovsky fand bei einer Untersuchung von KZ-Häftlingen heraus, dass einige der Frauen trotz widrigster Erfahrungen (heftige Entbehrungen (wie Hunger und Durst), unsagbarer Kälte, fehlender medizinischer Versorgung, körperlicher Folter und Misshandlungen) entgegen allen Erwartungen gesund geblieben sind. Wie konnte das sein? Was war ihr Geheimrezept dafür, nicht nur zu überleben, sondern obendrein sogar aus dem Leid persönlich zu wachsen?! Was also sind die Säulen der Gesundheit?

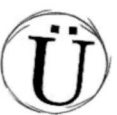 **Übung: Was glaubst du, welche Faktoren dich gesund bleiben lassen?** Sammle deine Ideen auf der folgenden Seite:

---

[8] Buchempfehlung: „Salutogenese – Zur Entmystifizierung der Gesundheit" (Aaron Antonovsky)

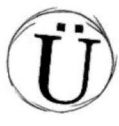

Übung Superkräfte: Kennst du Menschen, die scheinbar irgendwelche Superkräfte haben, weil sie sich von nichts unterkriegen lassen, ganz gleich was geschieht; Menschen, die wie kleine Stehaufmännchen sind?! **Was macht ihre Superkraft aus, was macht sie so widerstandsfähig?** Kannst du das entschlüsseln? Wenn nicht interviewe sie gern einmal! ☺

Übung Superkräfte II: Vielleicht hast du ja selbst einmal eine heftige Herausforderung erlebt und sie erstaunlich gut überstanden? **Auf welche wundersame Weise hast du durchgehalten und bist vielleicht (im Nachhinein betrachtet) sogar an ihr gewachsen?**

1.1. Säulen der Gesundheit (nach dem Modell der Salutogenese)

F ragt man einen Laien, weiß der sofort einige Säulen aufzuzählen, da das zum Allgemeinwissen gehört, sich gesundzuhalten. An vielen Säulen arbeiten wir mehr oder weniger bereits selbst, um unsere Leistungsfähigkeit im Alltag zu erhalten; andere Aspekte aber vernachlässigen wir:

1. **Ernährung:** Es ist längst kein Geheimnis mehr, dass eine ausgewogene, gesunde Ernährung, die auf Zucker, Alkohol und andere Gifte weitgehend verzichtet, zu einem gesunden Lebensstil gehört. Fasten und die darauffolgende Entgiftung, wäre ein Heilmittel erster Güte, wusste bereits Paracelsus. Der Wunderheiler sagte zugleich, dass die Dosis von allem das Gift mache und meinte damit auch durchaus normale Lebensmittel: „Bis 20 esse man soviel man kann, bis 30 soviel du musst, darüber so wenig, wie du kannst!" –

   Als Reikianer haben wir hier die wunderbare Möglichkeit, all das, was wir zu uns nehmen, zuvor mit Reiki zu energetisieren, zu besprechen. Die kräftigende und heilsame Wirkung solcher Gebete, gilt heute als wissenschaftlich anerkannt. – Behandeln wir uns selbst nach dem Essen, fördert das die Verdauung und den Stoffwechsel.

2. **Entspannung & Erholung:** In unserer schnelllebigen Gesellschaft und den Millionen Eindrücken, die täglich auf uns einprasseln und unser Stressniveaus nach oben schrauben, ist's essentiell, öfter am Tag einfach für einige Minuten innezuhalten, bewusst, tief ein- und auszuatmen und unseren Geist in Ruhe und Stille zu sammeln. „Der Mensch erkrankt, weil er nie zur Ruhe kommt", mahnt Paracelsus streng und fügt hinzu: „ertrinke nicht in deinem Tagwerk!" Ob wir dabei eine Atemübung oder Autogenes Training praktizieren, Progressive Muskelentspannung, Feldenkrais, Taiji, Qigong oder Yoga, eine der vielen Meditationsvarianten, regelmäßig in die Sauna gehen oder oder oder … das ist dabei ganz gleich. In China sagt man: „Hast du keine Zeit, dann trinke erst einmal in Ruhe einen Tee!"

Wichtig ist, deine gewählte Entspannungsmethode regelmäßig zu praktizieren, mehrfach täglich, möglichst überall mit wenig Aufwand. Hier spielt uns Reiki wunderbar in die Karten: Hände in Gasso – Reiki fließt – es ist ganz einfach; trainierbar sowohl im Büro, als auch in der Warteschlange im Kaufhaus oder im stundenlangen Stau. Usui Sensei empfahl uns mindestens morgens und abends zu praktizieren; ich würde zudem eine Mittags-Session empfehlen, um wie Paracelsus empfiehlt „den inneren Arzt zu wecken" (um die Selbstheilungskräfte auf hohem energetischen Niveau aktiv zu halten)!

Unsere Vorfahren hatten diesbezüglich ganz klare Richtlinien, die sich unter anderem in der Tagesstrukturierung, im Brauchtum des Jahreskreises und sogar in vielen Überlieferungen/ den alten Märchen wiederfanden. Jeden Tag, sagen die Christen, müsse man beten und arbeiten. Sechs, zwölf und achtzehn Uhr, müsse alles Emsigsein ruhen, um sich in Gottes Liebe zu erneuern – die Parallelen zu Usui Senseis Empfehlungen Reiki zu praktizieren sind doch spannend, nicht? Neben diesen täglichen Zeiten sollst du „am siebenten Tag ruhen [...] um Atem zu schöpfen". Alle sechs Wochen gab es daraufhin ein Fest[9] in Gemeinschaft, das eng an den Zyklus von Werden und Vergehen auf Mutter Erde gebunden war: Lichtmess/Imbolc (02.02.), Frühlingstagundnachtgleiche/Ostara – was früher Ostern war (21.03.), Walpurgis/Beltaine – einst Beginn der lichten Zeit (30.04.), Sommersonnenwende/Litha/Johannistag (um den 21.06.), Erntebeginn oder Lughnasadh (01.08.); Herbsttagundnachtgleiche/ früher Erntedank (21.09.), Totenfest/Allerheiligen/ Allerseelen/Halloween/Samhain (31.10.) – einst Beginn der dunklen Zeit und die Wintersonnenwende/ Weihnachten/Jul (um den 21.12.). Jedes dieser Feste geht – neben der Feier der jeweiligen Zeitqualität im Hier und Jetzt – mit dem Innehalten und der Besinnung, der Reflektion des bisher Erlebten und der inneren Neuausrichtung einher. – Während dieser Feste durfte nicht gearbeitet werden – die Zeit sollte zum Ausruhen, zum Nachspüren und Träumen sein!

---

[9] Vgl. meine Bücher „Die dunkle Zeit" (Band 1) & „Die helle Zeit" (Band 2) zu den Jahresfesten, altüberlieferten Geschichten & dem Brauchtum im Harz

3. **Schlaf & Traum:** Eines der wichtigsten Arkana (also Heilmittel) wäre nach Paracelsus unser Nachtschlaf mit dem dazugehörigen Träumen. Schlafentzug gilt heute nicht umsonst als Foltermethode; frisch gebackene Eltern werden davon ein Lied zu singen wissen! ☺ Menschen, die die Fähigkeit des Träumens eingebüßt haben, werden oftmals schwerkrank, da – wie die Schlaf- und Traumforschung heute weiß – sich unser Geist beim Träumen sortiert, Eindrücke verarbeitet, Unwichtiges aussortiert, Wichtiges im Langzeitgedächtnis abspeichert, Probleme durchspielt und Lösungen sucht, sich neu vernetzt und sich manchmal Wissen/ Eindrücke aus ganz anderen Sphären zieht. Genies in allen Bereichen von Musik, bis hin zur Wissenschaft, schwören darauf, ihre bahnbrechenden Kompositionen, ihre besten Ideen und Erfindungen nachts geschenkt zu bekommen! „Die Sprache der Träume nicht zu verstehen, gleicht dem Analphabetentum", betonen sehr gesund lebende Naturvölker. Hier heißt es oft: „Ein ungedeuteter Traum ist eine vergebene Chance", deine Seele zu verstehen/ mit Gott Eins zu sein.

Mit Reiki haben wir es aus meiner Sicht in der Hand, völlig entspannt einzuschlafen, weil wir mit der Reikigabe auf die Kopfpositionen den Geist beruhigen und mit Behandlung des Herzens und des unteren Bauches die Emotionen ausgleichen. Schlafen wir dann schon ausgeglichen ein, kann der Körper seine Batterien besser aufladen und unser Geist verliert sich weniger in notwendigen Aufräumarbeiten. Somit kann er sich schneller an der großen Quelle (ganz gleich, wie du sie nennst) anzapfen. – Erwachen wir dann morgens, um uns als erstes die Reikihände aufzulegen, können wir uns viele Trauminhalte besser merken. Spüren wir uns mittels Reiki in die Traumsymbole hinein, steigt nicht selten ein Wissen um deren Bedeutung in uns auf, das uns verschlossen wäre, würden wir bloß mit unserem Verstand über oftmals verschrobene, scheinbar sinnlose Inhalte nachdenken. – Das Anschauen der eigenen Träume kann damit ein wichtiges Bindeglied zur Persönlichkeitsentwicklung und Transformation sein. Paracelsus sagt: „Am besten träumt derjenige, der sich auf seine Träume freut, wie auf einen lieben Freund!"

4. **Bewegung:** 10.000 Schritte heißt es, müsse man täglich gehen, um fit zu bleiben. Im Durchschnitt legt der Deutsche allerdings gerade mal 4.000 Schritte pro Tag zurück. Bei 13.000 Schritten beginnt erst eine effektive Fettverbrennung; und hierbei ist noch nicht einmal bedacht, dass man spätestens ab dem 25.ten Lebensjahr auch Kondition, Kraftaufbau und Beweglichkeit trainieren sollte, um alle Körpersysteme ausreichend zu aktivieren, Körperbewusstsein und Achtsamkeit zu steigern. Im Schnitt betreibt der Deutsche 34min Sport am Tag und sitzt sechsmal so lange vor Computer, Handy und Fernsehen – ziemlich erschreckend, finde ich! Vielleicht hast du ja Lust, dir die Reiki-Meister/Lehrer einmal genauer unter die Lupe zu nehmen. Übergewicht ist leider bei Vielen ein ernst zu nehmendes Thema, sprich: der Aspekt der Bewegung kommt zu kurz, wäre aber absolut notwendig fürs ganzheitliche Gesundsein. Schon christliche Mönche betonten: „Bete und arbeite" (letzteres am besten mit den Händen im Kräuterbeet, buddelnd in der Erde an der frischen Luft)! Nur eine kurze Erinnerung: um Weisheit zu finden, meditierte Usui Sensei nicht im dunklen Meditationskämmerchen. Er pilgerte auf den Kurama Yama. Und Paracelsus? Er wanderte durch halb Europa, um die Geheimnisse der Heilkunst zu ergründen und wusste „Wandern gibt mehr Verstand als hinterm Ofen hocken"!

5. **Natur:** Es heißt, man solle täglich eine Stunde Zeit in der Natur verbringen. Wer das nicht schaffe, sollte sich drei Stunden nehmen. ☺ Nachweislich hilft der Aufenthalt an der frischen Luft, Psychopharmaka (gegen Depression) oder Ritalin (gegen ADHS) massiv zu reduzieren. Du willst dein Stresslevel um 50% senken? Dann genügt es, eine Blume oder einen Baum – irgendein natürliches Fraktal, bloß 5min ganz entspannt zu betrachten.[10] Du willst die Entzündungsherde deines Körpers minimieren: dann gehe 15min täglich barfuß. Das gleicht den Körper aus, hilft ihm, sich zu erden, zu zentrieren, gegenwärtig zu werden. Tägliches Waldbaden verbessert die Stimmung nachweislich & maximiert deine Heilschwingung beträchtlich!

---

[10] Vgl. die Stressforschung & „Gesund durch Meditation" von Jon Kabat Zinn

Wie man Reiki-Sitzungen mit dem Aufenthalt in der Natur verbinden kann, fragst du? Nun, im Sommer machen wir unsere Reiki-Abend oft im Garten oder auf einem Kraftort im Harz und trinken Sonne (Sonnenbaden gilt als einer der wichtigsten Gesundheitsfaktoren). Auch die Einweihungen zum Meistergrad finden bei uns zu einem Sonnenaufgang an einem energetisch hochwirksamen Kultplatz statt. Auch achtsames Gehen oder die dynamische Meditationen[11] unter freiem Himmel könnten ein Bestandteil von Reiki-Treffen sein.

6. **Gesunde Umgebung/ Heimat:** Der Ort, an dem wir wohnen, kann uns heilen oder vergiften. Heute wissen wir, wie belastend und sogar gefährlich Smog oder Lärm für die Gesundheit ist. Ebenso kann sich die Strahlung eines Funkturmes in der Nähe unseres Wohnortes negativ auf unser Befinden auswirken, oder gewisse Baustoffe, die für das Haus verwendet worden (wie Asbest). Die Frage, mit wie vielen Menschen/ Nachbarn ich umgeben bin, ist genauso entscheidend, wie das Anwesensein von Parkanlagen und Bäumen. Für unsere Gesundheit ist es wichtig, dass wir uns irgendwo wohl und zuhause fühlen, dass wir verwurzelt sind, um nach Höherem zu streben. Unsere Heimat ist dabei oft dort, wo wir aufgewachsen sind: einen Kieler wirst du sicher nicht vom Meer wegbekommen, und mich verpflanzt du nicht aus dem Harz! ☺ Mittlerweile ist sogar erwiesen, dass das Leitungswasser unseres Geburts- bzw. Heimatortes, oder der dort hergestellte Honig, wie auch die Kräuter aus unserem eigenen Garten, die besten Wirkkräfte für unsere Gesundheit haben. „Dort, wo die Krankheit entsteht, ist auch das Heil zu finden", wusste Paracelsus. Das heißt freilich nicht, dass du nicht umziehen darfst! ☺ Ein Freund zog in ein finsteres, enges Tal in eine noch engere Wohnung – die Sonne schien dort nur selten, er wurde depressiv. Nach dem Umzug in ein geräumiges Bauernhaus, mit riesigem Grundstück und Weitblick verflüchtigten sich alle Symptome. Pass nur auf, dass du dich nicht vergackeierst. Manch einer ist wie auf der Flucht vor sich selbst, nur um irgendwann festzustellen, dass er seinen inneren Kobold überall mit hinnahm!

---

[11] Studiere hierzu gerne das „Orangene Buch der Meditation" von Osho

Reiki soll und will dich lehren, dich in dir selbst/ in deinem Herzen zuhause zu fühlen, dir deine eigene Heimat zu sein. Du erkennst Menschen, die das geschafft haben, daran, dass sie, ganz gleich wo sie sind, eine innere Gelassenheit, Wärme und Frieden ausstrahlen. Ein solcher Mensch weiß auch, dass er nichts verpasst, er ist nicht getrieben. Dort wo er ist, ist er richtig. All das, was der Moment hergibt, ist gut. Er braucht auch nichts außer sich, um glücklich zu sein; keine Shoppingexzesse, keinen anderen Menschen. Ein Partner ist für diesen Angekommenen kein Muss, aber ein wunderbarer Luxus, über den er sich jeden Moment seines Daseins freut!

Mit Reiki lässt sich m.E. einiges richten. Gebe ich mir Reiki und schotte ich mich meditativ von meiner Umgebung ab, macht mir der Lärm weniger aus. Ob ich mich mit einer Blauen Aura um mich herum, effektiv vor Strahlen schützen kann, weiß ich nicht, doch weiß ich, dass mich das wohliger und zufriedener stimmt. Und mit dem Gefühl von innerer Stimmigkeit, trotze ich Störquellen leichter. – Ich kann mit Reiki aber auch im Außen ansetzen. Es heißt doch: Zeige mir, wo du wohnst/ wie du lebst und ich sage dir, wer du bist!

Verbunden mit Reiki kannst du Altes besser loslassen, einmal tüchtig ausmisten, deinen Wohnraum auch energetisch reinigen, um ihn dann zu einem wahren Lebensbereich zu verwandeln. Mache deine Wohnung schön mit Reiki: gebe deinen Zimmerpflanzen Lebensenergie, richte die Räume nach Fengshui-Ideen aus, dass die Energie besser fließen kann. Erschaffe dir einen Kraftplatz im Haus, an dem du jeden Tag deine Reiki-Rituale praktizierst. Damit wirst du den Ort nach und nach aufladen und dich dort immer himmlischer und geerdeter zugleich fühlen. Errichte dir einen Hausaltar, mit einer Kerze, entzünde ein Räucherstäbchen und schreibe das Reiki-Symbol auf ein Blatt Papier, um es zu rahmen und irgendwo präsent aufzuhängen. Du wirst erstaunt sein, wie die Arbeit im Außen mit deinem Glücksgefühl im Inneren einhergeht, wenn du bloß den Fokus darauf legst, dir „einen eigenen Kraftplatz zu erschaffen[12]". Selbst die Menschen, die die Räume betreten, werden es spüren!

---

[12] Vgl. zum Thema mein Arbeitsbuch „Reiki & Kraftplatzarbeit"

7. **Soziale Kontakte:** Der Mensch ist ein soziales Wesen, erlebt sich im Austausch mit dem Gegenüber, wächst an ihm, fühlt sich im besten Fall geliebt und liebt, oder wird verletzt, zieht sich enttäuscht zurück und vereinsamt. Einsamkeit ist ein massives Problem unserer Zeit, fast jeder Fünfte fühlt sich sehr einsam. Wir leben in Kleinfamilien oder allein; wir tun uns im Alter eher schwer damit, neue Kontakte aufzubauen; jede zweite Ehe wird geschieden, woraus oftmals folgt, dass das Selbstbewusstsein des Verlassenen zerbricht, Depressionen und Bindungsängste erwachsen. Wer keine Bezugspersonen hat, fühlt sich im Vergleich unglücklicher, wird rascher krank und stirbt früher. Wer gute Beziehungen hat – ein wichtiger Resilienzfaktor – meistert selbst schwere Krisen leichter.

Eines der größten Wunder von Reiki ist, dass es meine Selbstliebe erhöht, ganz einfach dadurch, dass ich mich selbst besser spüre, meine Emotionen ernst nehme, mir die Hände auflege. Ich glaube fest daran, dass die Selbstliebe der Schlüssel ist, dass mich andere wertschätzen können. Es muss in mir anfangen: ich muss meinen Wert erkennen und leben. „Liebe dich selbst und es ist egal, wen du heiratest", lautet der amüsante Bestseller-Buchtitel der Autorin Eva-Maria Zurhorst, der unterstreicht, dass eine Beziehungsfähigkeit damit beginnt, dass ich in guter Beziehung, in Frieden mit mir stehe. In der Reiki-Gruppe, die sich regelmäßig trifft, lerne ich wieder zu vertrauen, mich hinzugeben und beschenken zu lassen, selbst zum Kanal reiner Liebe zu werden; zu berühren und berührt zu werden. Wie gut die Umarmung eines Gleichgesinnten tut. Ist es nicht so?

Andererseits werde ich mittels Reiki immer feinfühliger. Ich bemerke immer schneller was und wer mir guttut, und wer nicht. Viele Menschen begleiten uns bereits ein Leben lang, sie waren einfach schon immer da. Sie müssen aber nicht für immer bleiben. Fühle ich mich nach dem Kontakt mit einem Menschen stets ausgelaugt oder benutzt, kann ich dieser Seele auch für die bisherigen gemeinsamen Erfahrungen von Herzen danken und sie in Liebe ziehen lassen. Auch das kann durchaus gelebte Selbstfürsorge/ Selbstliebe sein!

8. Es gibt jede Menge weitere **Resilienzfaktoren**, also Kräfte, die dafür sorgen, dass du selbst in widrigsten Zeiten gesund bleibst oder schnell wieder regenerierst. Da wären z.B. Intelligenz/ eine gute Bildung, Weitsicht und Flexibilität, finanzielle Freiheit und/oder der eigene Glaube. Als wohl wichtigsten Resilienzfaktor hat Aaron Antonovksy das **„Kohärenzgefühl"** erkannt, das wiederum drei Säulen hat: Verstehbarkeit, Handhabbarkeit und Sinnhaftigkeit.

Im Reiki lernt der Schüler, dass alles, was ihm widerfährt, einen tieferen Sinn hat. Die Herausforderungen, die den Reikianer ereilen, empfindet er als Wachstumsaufgaben, schwierige Menschen – nennen wir sie liebevoll Arschengel – als Lehrer auf dem Weg zum strahlenden Selbst. Ohne Herausforderungen würden wir uns selten von allein auf den spirituellen Weg machen. Wir brauchen quasi oftmals etwas, dass uns schubst: eine Krankheit, ein leidvolles Erlebnis/ ein „Schicksalsschlag". Der Unterschied zwischen „Muggeln" und Reikianern ist, dass sich Letztere nicht als Opfer der Umstände sehen, sondern die auf dem Weg liegenden Steine nutzen, sich ein schönes Häuschen zu bauen/ das Leben zu meistern! ☺
Aus einer tieferen Betrachtungsebene heraus, werden Probleme im Außen als karmische Aufgaben, als innere zu lösende Themen verstanden. Unser Tun wird plötzlich bedeutsam. Verstehbarkeit und Sinnhaftigkeit des Kohärenzgefühls sind demnach schon gegeben. – Mit dem Handwerkszeug von Reiki: unseren Reikihänden, den Meditationen und Symbolen sowie den Lebensregeln, erleben wir uns plötzlich als Macher. Wir haben endlich Einfluss aufs Leben, wir können uns die Hände auflegen, uns einfach selbst Reiki geben – das ist die purste Form von Handhabbarkeit/ Selbstwirksamkeit. Dank der Reikigruppe fühlen wir uns nicht einmal mehr allein in unserem Tun. Wir erkennen: „Oh, dem geht es ja genau wie mir!" Wir erleben uns als Helfer. Anderen helfen zu können, gilt in der Glücksforschung übrigens als Meisterschlüssel auf dem Weg, Glück zu schmieden. Wir lernen aber auch, dass es völlig okay ist, einmal nichts geben zu können. Wir dürfen um Hilfe fragen, um Reiki bitten und sofort sind Reikihände da – was für ein Geschenk!

9. **Gutes Mindset:** Mittlerweile gilt die Heilkraft von Gebeten als erwiesen und, was sind Gebete anderes als gute Gedanken? Positive Gedanken – denen der Wortstamm „Danke", also die Dankbarkeit zugrunde liegt – und eine positive Selbstbeurteilung bzw. Selbstliebe, Zuversicht und Glauben, die Ausrichtung auf die eigenen Ziele und die Gewissheit, sie auch erreichen zu können/ das Leben mit dem eigenen Zutun beeinflussen zu können, Dazulernen zu wollen, sprich Offenheit und Neugier, dies alles sind wesentliche Resilienz- oder Gesundheitsfaktoren, die deinem Leben eine gänzlich andere Richtung bringen können. – Im Gegensatz dazu steht die „Selbstverzauberung", wie Paracelsus alle Sorgen, Ängste, und alten Groll, den man einfach nicht loslassen will, nennt. Selbstverzauberung dadurch, dass wir z.B. Nachrichten sehen, obschon wir wissen, dass es uns nicht guttut, oder uns mit kraftraubenden Gesprächsthemen niedrig schwingender Menschen konfrontieren und uns Angst machen lassen. Er erinnert uns an eine ganz schlichte Wahrheit: „Kann Imagination und Angst krank machen, so macht Freude gesund!" – Gerade Reikianer dürfen also wach dafür sein, was unser Energieniveau senkt oder hebt, wie wir uns möglichst oft auftanken, um die Selbstverzauberung zu beenden und verliebt in die verrückte Welt, wie Hesse sagt, zu bleiben! ☺

10. Einer der Königswege dafür ist **Humor**: „Ausgelassener Frohsinn verscheucht den Teufel aus Leib und Geist", behauptet der Wunderheiler Paracelsus und stellte uns bereits vor 500 Jahren „Humores" als einen der wichtigsten Indikatoren ganzheitlicher Gesundheit vor!

Oft stelle ich erschrocken fest, dass gerade vermeintlich hochspirituelle Menschen, Sozialpädagogen, Therapeuten, Lehrer und Ärzte zum Lachen in den Keller gehen. Sie nehmen den ganzen Quatsch/ die Lernaufgaben unserer Seele und vor allem sich selbst viel zu ernst. „Das große Spiel des Lebens sollten wir mit mehr Humor betrachten", betonte der Reikilehrer Arjava Petter. „Das alles kann Gott gar nicht ernst gemeint haben. Stets sollten wir vor Augen haben, dass der Erleuchtung oftmals die Überbelichtung folgt!" ☺

1.2. Was bedeutet das Wissen des Prinzips der Salutogenes für uns?

Vielleicht meinst du bislang, dass es eigentlich keine Rolle spielt, weil du ja Reiki lernen und praktizieren willst, doch aus meiner Erfahrung heraus ist es essentiell!!! Warum???

1. Nach dem Prinzip der Salutogenese ist niemand entweder ganz krank oder ganz gesund. Gesundheit und Krankheit sind kein festgezurrter Zustand, sondern ein sich stets wandelnder Prozess. Ich kann mich von Tag zu Tag einmal besser oder auch weniger gut fühlen, gesünder oder kranker. Ergo: **Ich kann auf mein Gesundsein einwirken, kann gezielt Dinge tun, mit denen es mir besser geht. Ich hab's ebenfalls in der Hand, den Fokus zu verändern** von: „Ich bin so entsetzlich krank – es ist alles furchtbar!" zu „Ja, ich habe mir eines meiner Beine gebrochen, aber das zweite funktioniert prima, Arme und Hände auch. Ich kann sehen, hören, schmecken und fühlen. Ich kann also noch Vieles tun, was ich von Herzen liebe!" – Sobald ich meinen Fokus/ die Aufmerksamkeit verändere, fließt die Energie auf das, was ich will, wodurch ich trotz des Leidens, Freude erleben und somit meine Selbstheilungskräfte aktivieren kann!

2. Als Reiki-Meister/ Lehrer darf ich, da ich kein Mediziner bin, freilich keine Diagnosen erheben, was nach diesem Modell auch nicht notwendig ist, sprich: eine Diagnose wendet nicht die Not des Klienten. Was ist dem Menschen geholfen, wenn er seinen Symptomen einen Namen geben kann?! Sie lösen sich davon nicht in Luft auf. Das ist, wie wenn du deinen defekten Wagen in die Werkstatt bringst und dir der Mechaniker sagt: „Es ist der Keilriemen!" – „Wie schön!", das zu wissen, hat für mich als Laie überhaupt nichts verändert. Die Umstände müssen abgeholfen, also die Karre repariert werden! ☺ **Überprüfe ich die Säulen der Gesundheit, erkenne ich rascher die Krankheitsursache!** Vielleicht ist mein Atemproblem ja dadurch bedingt, dass ich Schimmel in meiner Wohnung habe. Ich brauche dann keine hundert Reiki-Behandlungen oder psychotherapeutische Sinnsuche, was mir „die Luft zum Atmen" nimmt. Das Symptom bekomme ich weg, wenn ich den Schimmel behebe oder umziehe!

Übung „Meine vernachlässigten Gesundheitsfaktoren" –
bitte prüfe die Liste einmal unter dem Aspekt, wo du dich erkannt
fühlst. In welchen 3 Bereichen, erkennst du Wachstumspotenzial?

_____

_____

_____

_____

_____

Bitte überprüfe, bezogen auf deine „interessantesten" Symptome
oder Lebensbereiche), was sie mit dem Vernachlässigen einer oder
mehrerer eben skizzierten Säulen der Gesundheit zu tun haben.
Vielleicht ergeben sich daraus spannende Aha-Erfahrungen!? ☺

_____

_____

_____

_____

_____

Übung „Unveränderbarkeit": Welche Dinge, glaubst du, sind
nicht veränderbar, weshalb du lernen musst, sie zu akzeptieren?

_____

_____

_____

_____

_____

Wichtig: Bitte mache dir bewusst, dass, wenn du gerade bei der letzten Frage etwas notiert hast, dass es vielleicht nur darum unveränderbar ist, weil du davon felsenfest überzeugt bist, dies bedingungslos glaubst! Ein Beispiel gefällig? Ich hatte einmal einen Klienten, der unverrückbar davon ausging, dass er sein ganzes Leben lang weiterhin Tabletten nehmen müsse. Diese Überzeugung führte dazu, dass er von zig alternativen Therapien keine einzige versuchte. Sein Willen und Glaube, gesund werden zu können, war nicht groß genug; vielleicht aber war sein Krankheitsgewinn nur mächtiger!?

Übung „Handhabbarkeit": Was glaubst du, hast du selbst in der Hand? Welche schädigenden Einflüsse könntest du reduzieren/ welche heilsamen Kräfte in deinen Alltag einbauen?

_____

_____

_____

_____

_____

_____

_____

_____

_____

_____

_____

_____

_____

Übung „Es ist, wie du's dir erträumst": Eben ging es darum, über die Optionen nachzudenken. Jetzt fühle es bitte tief nach! Spiele die Optionen im Geist durch, so als hätte es sich bereits erfüllt: Wie fühlst du dich, wenn du jetzt in deiner Traumgegend wohnst; wenn du Geld genug hast; welches Hobby verschönert dein Leben, welche Berufung lebst du gerade; welche Menschen triffst du, lernst du kennen, siehst du wieder? (Spinn ruhig, „die Gedanken sind frei"!)

_____

_____

_____

_____

_____

_____

Übung „Nur noch ein Jahr" – viele Menschen verschwenden ihr Leben, leben höchstens Mittelmäßigkeit, verträumen ihre Zeit oder fliehen in Konsum, Rausch oder Alternativwelten (Computerspiele). Oft hilft nur die Erinnerung ans Lebensende/ den Tod, um uns schlagartig klarzumachen, dass es notwendig ist, die Not zu wenden! Was würdest du tun bzw. noch erleben wollen, hättest du nur noch ein Jahr zu leben? Wie würdest du deine verbleibende Zeit nutzen?

_____

_____

_____

_____

_____

1.3. Die Geheimrezepte leben

B ist du dir der Endlichkeit und deiner Träume bewusst, wirst du automatisch weniger Zeit mit Nebensächlichkeiten und mehr mit dem Wesentlichen, nämlich mit der freudvollen Entfaltung deiner Gottesgaben verbringen. „Ist dir eine Gabe verliehen, so walte damit froh und frei, wie die Sonne. Gib allen von deinem Glanz", betont Paracelsus und erinnert mich daran, dass ein Reikianer die Selbstheilungskräfte des Klienten nicht nur mithilfe seiner Hände und dem Handauflegen unterstützt. Allein in der bloßen Begegnung mit ihm, wirst du den Unterschied wahrnehmen, in der Ausstrahlung/ der Kraft seiner Aura. Vielleicht spürst du, wie gut die Umarmung bei der Begrüßung oder Verabschiedung tut, wie allein der aufgeladene Reikiraum stärkt, wie wohlig die Worte und guten Geschichten wirken, die dir dein Coach bei einer Beratung erzählt!?

Ein guter Reiki-Meister/ Lehrer verspricht dir nichts ... und nimmt dir nichts ab, sondern zeigt dir Möglichkeiten auf, wie du auch ohne ihn, deine Gesundheit förderst. Die Kunst des Reiki erinnert dich liebevoll zwinkernd daran, deine Selbstverantwortung für den Heilungsprozess zu übernehmen, dich selbst nach und nach von einem Feldstein zu einem Diamanten zu verwandeln. Reiki fordert dich heraus, aber fördert dich auf so vielen Ebenen! Diese Kraft stärkt der mit Reiki Praktizierende in sich täglich, ganz bewusst. Der Wunderheiler Paracelsus spricht in diesem Zusammenhang davon, dass „der Arzt zur Arznei werden soll."

> Das wahre Ziel/ der Schatz der Alchemie war niemals, Gold herzustellen, sondern selbst zum Gold zu werden, zu einer großen Persönlichkeit. Begegnet man ihr, fühlt man sich lichter, leichter und liebevoller!

Ich habe – Gott sei es gedankt – einige solcher Persönlichkeiten in der Reiki-Szene kennen lernen dürfen. Lasst uns anstreben, eine solche Persönlichkeit zu werden!

Zen-Geschichte: Die wahre Größe

Einmal stritten sich zwei Schüler darüber, wer den besseren Meister hat. „Mein Meister kann solcherlei Reden halten, dass die Menschen ganz ehrfürchtig dreinblicken", protzte der Erste, worauf der Zweite sagte: „Und meiner kann schweigen und in dieser Stille alles sagen." – „Phhh", schnaubte der Erste und legte noch einen drauf: „Mein Meister kann alles, was er will, mit einem Gedanken manifestieren!" – „Meiner braucht nichts und ist mit diesem Nichts unendlich in Frieden", lachte der Zweite. „Mmmeiner kann", stotterte der Erde immer aufgebrachter „über das Wasser gehen" und meinte nun endlich gewonnen zu haben. Der Zweite hingegen grinste nur: „Meiner nutzt lieber die Fähre und kommt somit wohl viel schneller zum Ziel! Er lehrt uns stets, unsere Zeit nicht mit unnützem Kram zu verschwenden!" – Was das Notwendige ist, dein Leben zu etwas wirklich Großem zu machen, kannst nur du selbst beantworten und darin deine Meisterschaft legen.

Das Treffen des Gelehrten mit dem Weisen

Der Gelehrte war sehr neugierig darauf, endlich den Weisen Nasrudin zu treffen und fragte ihn, als sie beide gerade auf einer Fähre über einen breiten Strom fuhren. „Haben sie jemals Astronomie studiert?" – „Nein", antwortete Nasrudin knapp. „Das ist bedauerlich, denn sie haben viel von ihrem Leben vergeudet. Mit dem Wissen über die Sterne, kann man nämlich solch eine Fähre sicher durch die Weltmeere navigieren. Und, haben sie denn zumindest die Meteorologie studiert?", fragte der Gelehrte weiter, worauf Nasrudin wieder „Nein" antwortete. – „Es ist unglaublich, wieviel Lebenszeit sie verschwendet haben, denn mit dem Wissen über Winde und Wetter, kann man solch ein Schiff rasch von einem Ort zum anderen bringen! Aber die Meereskunde haben sie doch wenigstens studiert, oder nicht?" – „Nein", entgegnete Nasrudin weiterhin gelassen. „Zu schade, denn die Kenntnis der Ströme ist unerlässlich, um diese Fähre zu steuern. Wie kann man eigentlich ein Leben so ohne Bildung bestreiten. Sie wurden mir als Weiser angekündigt, was wissen sie überhaupt?" – „Können sie schwimmen?", fragte Nasrudin den Gelehrten, der den Kopf schüttelte und sagte: „Für so etwas hatte ich nie Zeit!" „Wie bedauerlich, dann ist ihr Leben vergeudet, denn dieses Schiff sinkt!"

Wenn wir von uns selbst/ von unserer Persönlichkeit sprechen, dann meinen wir zumeist bloß die 10% unseres Seins, die uns bewusst sind. Stell dir das mal vor: nur 10% von dir!!! Wohlgemerkt der Großteil unseres Selbst - Psychologen sprechen tatsächlich von unglaublichen 90% - ist wie der Eisberg unter der glasklaren Wasseroberfläche verborgen. Nein, weiß Gott, macht es nicht immer Spaß in das dunkle, eiskalte Wasser hinabzutauchen, hinab in die inneren Tiefen. Doch jeder, der es gewagt hat, ist staunend wieder aufgestiegen. Wir sind so viel mehr und so viel größer, so viel schöner und so viel strahlender, als wir glauben – oft noch versteckt hinter Ängsten, Sorgen und Zweifeln, alten Versprechungen und längst nicht mehr zeitgemäßen Glaubenssätzen (die wir doch manchmal trotzdem noch täglich erneuern). Im Laufe unseres Lebens haben wir es gelernt, uns anzupassen, um zu gefallen und/ oder zu funktionieren. Das mag eine Zeit ganz gut klappen, dann aber stößt sich die Seele im zu engen Korsett und will wieder raus, wieder aufatmen, tief ein- und ausatmen. Kann sie es nicht, wird sie auf Dauer seelisch/psychisch krank, angefangen vielleicht von einer aufkeimenden Traurigkeit, die wir wieder unterdrücken, die dann zum Kopfschmerz und schließlich zur Migräne auswächst. Wer sich selbst so be- oder zerdrückt, braucht sich nicht über Nacken- und Rückenschmerzen zu wundern – die Last ist unserer Seele einfach zu groß.

An dieser Stelle setzt die Schulmedizin mit Symptombekämpfung an und das obwohl der Wunderheiler Paracelsus bereits vor über 500 Jahren beklagte, dass das zwar ein wichtiger Schritt in der Akutbehandlung einer lebensbedrohlichen Krankheit ist … aber eben nur der erste: „Wer Heißes mit Kaltem bekämpft, und Kaltes mit Heißem, hat den Sinn von Krankheit und den Weg der Heilung nicht verstanden!" Lass es dir auf der Zunge zergehen: er erkannte dies bereits vor (!!!) fünfhundert Jahren (!!!) – So hat m.E. Reiki und der Reiki-Lehrer/ Meister nicht die Aufgabe/ das Ziel eine Krankheit zu behandeln, sondern tiefer, viel tiefer mit dir gemeinsam hinabzutauchen. Die Reiki-Anwendung – so wie ich es verstehe – dient vornehmlich der Entspannung, der Vorbereitung von Körper und Geist, um das wirkliche Abenteuer anzugehen. Das Abenteuer, dich selbst zu erschließen, zu entfalten, und in allen Facetten liebevoll zu begegnen …!

Frage dich doch einmal selbst: Was tust, denkst, fühlst du normalerweise, wenn du krank wirst bzw. sich ein Symptom einstellt. Du willst es wieder weghaben, oder? Es soll verschwinden, auf dem schnellsten Wege bitte, es stört! Ist es nicht so? Wenn das Gesagte aber stimmt, dass sich deine Seele über deinen Körper zu Wort meldet (vgl. dazu die Werke von Rüdiger Dahlke: „Krankheit als Sprache der Seele"), dann sagst du deiner Seele mit jeder Tablette, die du nimmst: „Verschwinde, ich will nichts von dir wissen!". – Bitte stell' dir das vor: Sieh ihr einmal in die Augen, deiner wunderschönen, reinen Seele. Sieh ihr in die alltiefen Augen, die dich so liebevoll anschauen, durchschauen und trotz allem bewundern. Schau dir selbst in die Augen. Symptombekämpfung ist auf Dauer nichts Weiteres als: „Ich will dich nicht, ich kann dich nicht leiden!" – Doch wie viel Leid steckt in diesem Satz? Reiki lehrt uns das bedingungslose Annehmen, das reine Lieben all unserer Facetten. Das ist nicht einfach, doch du musst da auch nicht alleine durch. Heilung bzw. das Anregen deiner Selbstheilungskräfte geschieht auch durch und in Gemeinschaft, dem mystischen Orden – wir sprechen im nächsten Aspekt darüber, nur so viel sei gesagt: Uns selbst entdecken wir manchmal am besten durch die Betrachtung unseres Gegenübers und durch das offene Interview.

Wenn du bereit bist, dich selbst entdecken (und damit dein Potential erschließen) zu wollen, bereitet dich Reiki sanft auf die Wiederbegegnung vor. Reiki erleichtert dir den Schwellengang und macht dir Mut, deinen Themen ins Auge zu sehen, Prozesse anzuschieben oder Baustellen abzuschließen. Reiki verstehe ich als eine Art Türöffner, der dein Herz (wenn's sich wieder einmal ängstigt) liebevoll daran erinnert: „Hey lieber Mensch, da draußen vor der Tür steht bloß deine Seele!" Vielleicht hat sie ein zerschlissenes Kleidchen an – aber es ist deine Seele. Vielleicht hustet sie, pfeift gar aus dem letzten Loch oder hat eine andere Not – aber, hey, lass sie rein, es ist deine Seele. – Deine Symptome so liebevoll anzuschauen, sie willkommen zu heißen und in die Arme (in deine Reiki-Hände) zu schließen, bringt die Selbstheilung unweigerlich in Gang. Wundere dich nicht, doch sei erstaunt ob der Wunder, die dann geschehen, wenn deine wahre Persönlichkeit mehr und mehr vorschimmern darf!

2.1. Persönlichkeit & Entwicklung

Aber nun erst einmal eins nach dem anderen: **Was ist Persönlichkeit überhaupt und was macht sie aus?**

Unsere Persönlichkeit besteht u.a. aus Temperament, Umwelt und Charakter. Sie wird geformt/ beeinflusst von Genetik, Umweltfaktoren, Sozialisation (Kultur, Erziehung, Religion etc.) und unseren jeweiligen Anpassungs- bzw. Lernprozessen. Wir sind dabei jedoch nicht nur die Summe von Familie und Umwelt, sondern tragen mit individuellen Entscheidungen – geprägt durch unsere Bedürfnisse, Grundwerte und dem Streben nach der vollen Entfaltung unseres Potentials – dazu bei, ein ideales Selbst zu werden.

Im Bereich der Persönlichkeitsentwicklung geht es aber nicht nur um die existenzielle Frage: „Wer bin ich und wofür bin ich hier?", sondern auch darum: „Wer will ich werden?" Die Reise des persönlichen Wachstums und der Entwicklung beginnt also mit dem Wunsch, sich verändern und verbessern zu wollen. Die Persönlichkeitsentwicklung beschreibt demnach einen komplexen, bewussten Prozess zur systematischen Verbesserung der eigenen Fähigkeiten und Kompetenzen, dadurch, dass wir gewisse persönliche Merkmale abbauen, andere wiederum aufbauen. Auf Reiki bezogen könnte das heißen, dass wir mit alten schädigenden Ritualen brechen (die zweistündige Fernsehsession mit Chips und Rum-Cola) und neue, kraftvolle Gewohnheiten etablieren (Morgen- & Abendmeditation, Tagebuchschreiben). Was ich hier in einem Satz beschreibe, ist aber manchmal viel herausfordernder, als es sich anhört. Nicht immer ist es damit getan, einen Entschluss zu fassen und loszulegen, denn in uns wohnen nach dem Psychoanalytiker Freud verschiedene Teilpersönlichkeiten, die unser Tun einerseits vorantreiben, andererseits verhindern, nicht nur, weil Veränderung anstrengend und fordernd sein kann, sondern auch anderen, unbewussten Trieben und Bedürfnissen vielleicht im Wege steht. Für eine Veränderung muss ich (das ERWACHSENEN-ICH) aus meiner Komfortzone ausbrechen, in der ich es mir so gemütlich eingerichtet habe. Mein Häuschen muss dazu erweitert werden, was einige Umbauprozesse bedeutet und erst einmal Arbeit macht, Dreck aufwirbelt, Altlasten zutage fördert und Kosten verursacht.

Kein Um- oder Neubau ohne Kosten (das Opfern liebgewonnener, aber schädigender Eigenarten, das Loslassen hindernder Bekanntschaften). Unser innerer Schweinehund und all die anderen Gewohnheitstiere, können ein Lied davon singen, wie viele gute Neujahrs-Vorsätze, sang- und klanglos wieder verschwanden. Frau Angst und Herr Sorge fordern entschieden ein Mitspracherecht beim Umbau, genau wie der Hausmeister Selbstzweifel. Bei all dem Ausbau will auch das plärrende innere Kind mit ADHS nicht vergessen, sondern täglich beachtet werden (mein inneres Kind, das ES). Und selbst wenn sich alles in dir einig ist, dass die Hauserweiterung die Strapazen wert sind, gibt es noch nörgelnde Nachbarn und hundert Vorschriften des Bauamtes (das elterliche ÜBER-ICH). Ja, man muss die Entwicklung wirklich wollen! 😊

2.2. Die Säulen der Persönlichkeitsentwicklung

> **Selbsterkenntnis:** Wo stehe ich aktuell – mein Ist-Stand? Was sind meine Stärken, meine Schwächen, die Ressourcen?

> **Selbstakzeptanz/ Selbstliebe:** „Ich muss nicht perfekt sein, darf Fehler machen. Erst, wenn ich mir meiner Stärken bewusst bin, ich meine Erfolge feiere, kann ich zu meinen Schwächen und Grenzen stehen. Hier kann ich akzeptieren, was nicht veränderbar ist.

> **Selbstveränderung:** Im Rahmen meiner Grenzen aber, kann ich meine Komfortzone erweitern. Damit liegt ein Großteil meiner Persönlichkeit und meines Erfolges in meiner eigenen Hand. Ich setze mir konkrete Ziele, überlege mir effektive Maßnahmen und gehe in kleinen Schritten in die richtige Richtung!

> … wieder beginnende Selbsterkenntnis/ **Selbstevaluation**, denn nach einiger Zeit, sollte die Entwicklung reflektiert werden, um herauszufinden, ob ich mit meinen Maßnahmen die richtigen Schritte gegangen bin und Erfolg hatte. (Dieser Punkt wird oft vernachlässigt, womit wir kaum von einer effektiven Entwicklung sprechen können!)

Exkurs: Die Faktoren der Persönlichkeitsentwicklung

Die „Big Five" (oder das Fünf-Faktoren-Modell) der Persönlichkeitspsychologie zeigen die wesentlichen Bereiche auf, in denen ich meine Persönlichkeit verbessern/ entwickeln kann. Sie wurden durch eine Vielzahl von Studien belegt und gelten heute international als universelles Standardmodell der Persönlichkeitsforschung[13]!

1. Offenheit (für Erfahrungen): wissbegierig, erfinderisch, neugierig, intellektuell, phantasievoll, experimentierfreudig, künstlerisch interessiert ...

Menschen mit starker Ausprägung sind stets offen für Neues, interessiert an fremden Kulturen; hinterfragen selbstkritisch Bestehendes und lernen ständig dazu. Für sie ist es wichtig, sich ihr eigenes Urteil zu bilden. Sie verhalten sich eher unkonventionell und bevorzugen häufig Veränderung. – Menschen, die wenig Offenheit leben sind konservativ, vorsichtig und präferieren Altbekanntes. Nicht selten wirken sie rückschrittlich und einfach.

2. Gewissenhaftigkeit: organisiert, kompetent, sorgfältig, ordentlich, planend, strukturiert, effektiv, vorausschauend, verantwortlich, zuverlässig, überlegt, selbstdiszipliniert, pflicht- und leistungsbewusst

Personen mit starker Ausprägung zeichnen sich durch ein hohes Maß an Selbstkontrolle, Selbstdisziplin, Zielstrebigkeit und Verantwortungsbewusstsein aus, was u.a. zu den wichtigen Indikatoren für beruflichen Erfolg zu zählen scheint. Sie neigen aber zu Perfektionismus. Weniger Gewissenhafte hingegen zeichnen sich eher durch einen spontanen, sprunghaften Lebensstil aus. Sie jedoch neigen zu nachlässigem, leichtsinnigem Verhalten, wodurch häufiger Fehler eintreten, anstehende Arbeiten sehr schnell aber oft nur recht oberflächlich ausgeführt sind.

3. Extraversion: gesellig, selbstsicher, aktiv, begeisterungsfähig, gesprächig, energisch, heiter, herzlich, durchsetzungsfähig, erlebnishungrig, optimistisch

---

[13] Kostenlose Big-5-Persönlichkeitstests findest du zuhauf im Netz!

Wer extravertiert (extrovertiert) ist, liebt die Gesellschaft vieler Menschen, großen Gruppen, denn Zwischenmenschliches hat die höchste Bedeutung. Ihm fällt es leicht neue Kontakte zu knüpfen, Kooperationen einzugehen/ langfristig zu Netzwerken oder im Team zu arbeiten. Alleine zu arbeiten, was jemand mit schwacher Ausprägung liebt, ist ihm ein Grauen. Der eher Intraversierte (introvertierte) hat kein Problem mit dem Alleinsein. Er arbeitet gern unabhängig von anderen, auf sich allein gestellt; ist wählerisch bei den wenigen Sozialkontakten, die er hat; gilt als schüchtern und zurückgezogen.

4. Verträglichkeit: freundlich, kooperativ, entgegenkommend, harmoniebedürftig, verständnisvoll, wohlwollend, gut- und warmherzig, altruistisch, bescheiden kompromissbereit, mitfühlend, vertrauend

Sehr verträgliche Menschen kommen sehr gut mit anderen Persönlichkeitstypen zurecht, da sie altruistisch, kooperationswillig und hilfsbereit sind. Konflikten gehen sie aber lieber aus dem Weg, ganz im Gegensatz zu unverträglichen Zeitgenossen. Sie sind konfliktfreudig und konfrontativ, stehen oft in dauernder Konkurrenz zu anderen und zeichnen sich durch aggressives, streitsüchtiges und misstrauisches Verhalten aus.

5. Neurotizismus (im **Hexaco-Modell „Emotionalität"** genannt)**:** ängstlich, betroffen, beschämt, labil, impulsiv, verletzlich, unsicher, verlegen, nervös, reizbar, erschüttert, traurig, depressiv

In starker Ausprägung ist dieser Mensch leicht aus dem seelischen Gleichgewicht zu bringen, ist hochsensibel, stressanfällig, doch sehr empathisch. – Bei schwacher Ausprägung hast du einen emotional stabilen Menschen vor dir, den nichts so leicht umhaut. Er strahlt Ruhe und Gelassenheit aus.

Aktuell herrscht die Tendenz vor, die „Big 5" um einen sechsten Faktor zu erweitern: „Ehrlichkeit/ Bescheidenheit": Eine stark ausgeprägte Person wird niemanden manipulieren, um einen persönlichen Vorteil zu bekommen. Regeln werden befolgt und die Gemeinschaft in den Vordergrund gerückt. Geld, Luxus und Statusdenken sind uninteressant, ganz anders bei schwacher Ausprägung. Dieser Mensch würde alles tun, um mit Schmeichelei vorwärtszukommen/ manipulierend sein Ziel zu erreichen (z.B. Narzissten).

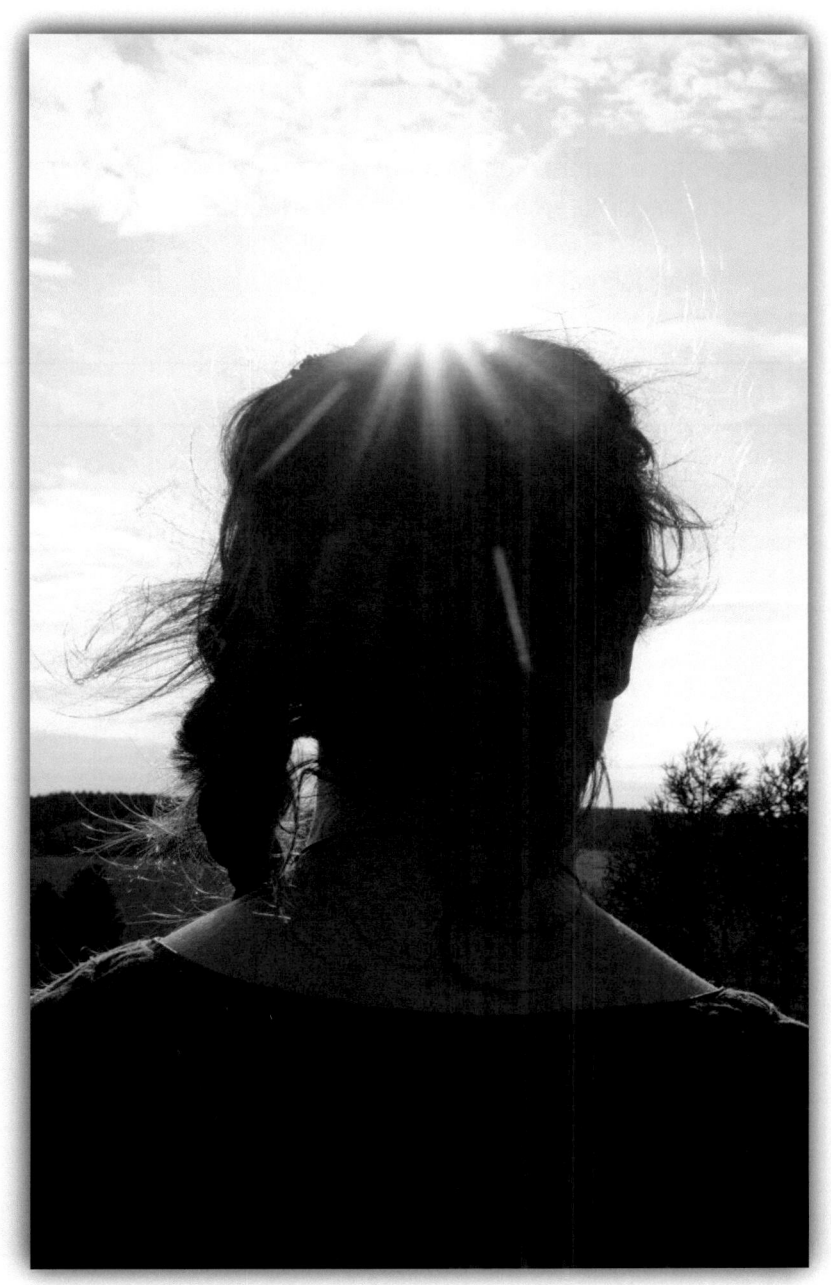

2.2.1. Selbsterkenntnis durch Achtsamkeitsübungen

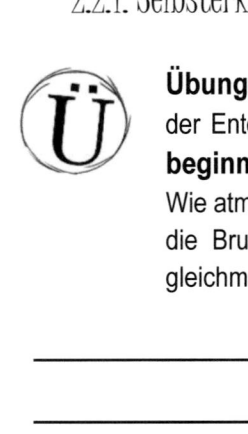

Übung 1: Alle Erkenntnis beginnt mit Achtsamkeit. Halte also vor der Entdeckungsreise/ vor der Selbstexploration einmal inne, und **beginne damit, dich jetzt auf deinen Atem zu fokussieren**. Wie atmest du, schnell oder langsam, tief in den Bauch oder flach in die Brust? Fließt er sanft oder gepresst ein und aus, fließt er gleichmäßig oder stockt er? Erfüllt dich dein Atem?

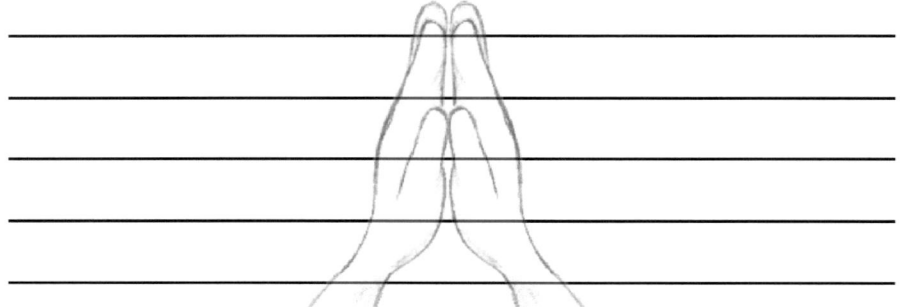

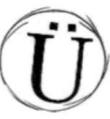

2: So wie der Atem kommt & geht, kommen Gedanken. Sieh ihnen bloß zu, wie Wolken, die an dir vorüberwehen. Ziehe nicht mit, fange sie nicht ein und lasse dich nicht einfangen. Identifiziere dich nicht mit ihnen. Nimm sie nur wertungsfrei wahr: Was denkt sich in dir? Bitte komm immer wieder zu deinem Atem zurück, wenn du bemerkst, dass dich ein Gedanke fortgetragen hat. Bemerkst du, wie flüchtig deine Gedanken sind?

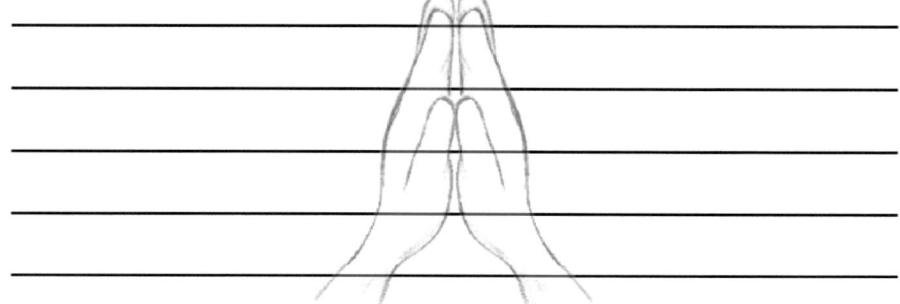

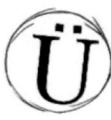

3. Atme wieder ein & aus & zähle dabei deine Atemzüge!

„Ich atme ein – 1" – „Ich atme aus – 1" – „Ich atme ein – 2" – „Ich atme aus – 2" – wie viele Atemzüge schaffst du, bis sich ein Gedanke einmischt? Bitte erschrick nicht, bei mir waren es anfangs gerade mal 3! ☺ Trainiere etwas, bis du auf ganze 10 Atemzüge kommst! (Sei bitte nicht genervt, von den ständig reinplatzenden Gedanken, das ist normal. Der Verstand gleicht einem nicht dressiertes Fohlen. Wir müssen es erst einmal an die Zügel nehmen! – Registriere nur, dass es mit dir fortlaufen will und merke dir dessen Fluchtweg! ☺ Führe es ganz sanft zum Atem zurück und beginne bei jeder Ablenkung wieder mit „1"!) Welche Gedanken mischen sich oft ein?

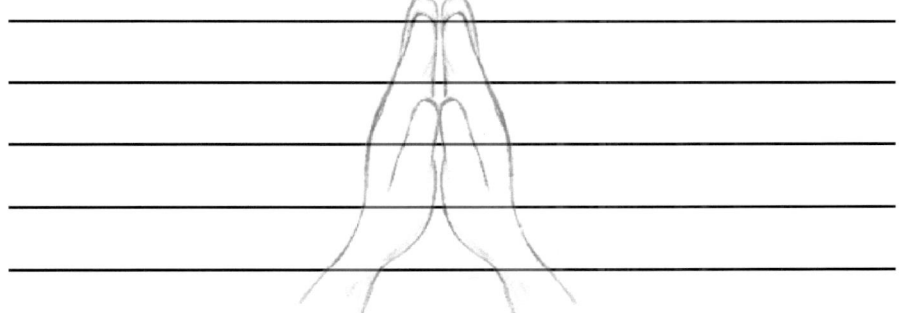

_____

_____

_____

_____

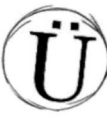

4. Stelle dir einen stündlichen Wecker am Handy & atme.

Immer, wenn du das Klingeln hörst, halte inne. Atme dreimal tief ein und aus und nimm 3-5 Minuten wahr, was du denkst. Schreibe diese Dinge wertungsfrei nieder.

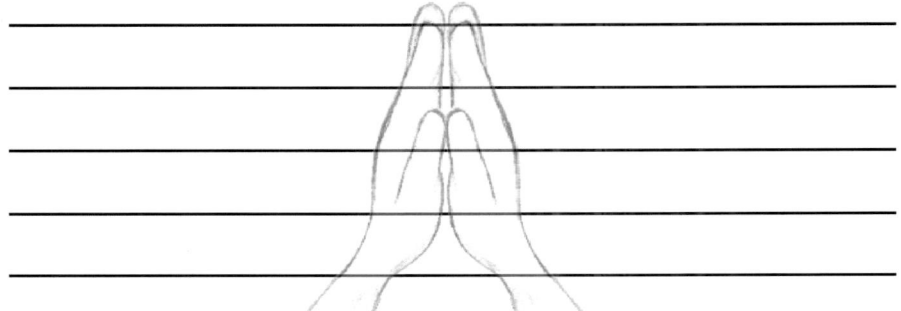

_____

_____

_____

_____

5. Gib den Gedanken/ Stimmen in deinem Kopf Namen

(Welcher Teil denkt, welcher nimmt wahr?): der Beobachter, das innere verletzte Kind, die besorgte Mutter, der überstrenge Vater, der überhebliche Besserwisser, der eigene Kritiker etc. …

_____

_____

_____

_____

_____

In der letzten Übung hast du gelernt, dass in dir eine Menge Personen lebendig sind, nämlich all jene, die für deine Sozialisation wichtig waren. Vieles, was deine Persönlichkeit ausmacht, hast du bewusst oder zumeist unbewusst übernommen. Kinder machen das meist automatisch durch das Modelllernen. Wir übernehmen aber oft genug auch als Erwachsene, ohne dass wir es bemerken, die Grundenergie (Ansichten, Ideen, Gefühle) von den Menschen, mit denen wir uns umgeben. Einstein sagte aus gutem Grund: „Zeige mir, mit wem du umgehst und ich sage dir, wer du bist!"

Wenn du nicht bewusst im Hier & Jetzt Gedanken säst, dann denkt deine Vergangenheit für dich und lässt daraus die Ernte von morgen werden! „Glaube dir nicht alles, was du denkst!"[14]

Vieles von dem, was du denkst, ist tatsächlich nur eine vorbeifliegende Wolke, ein flüchtiger Hirnschiss oder mit den Worten des Weisen Gestalttherapeuten Fritz Perls ausgedrückt: „Verstandsgewichse" – es sind bloß Gedanken – weder real noch von Bedeutung, außer du glaubst den unerzogenen Stimmen

---

[14] Vgl. den gleichnamigen Spiegel-Bestseller

in deinem Kopf, dann hast du wahrhaftig ein Problem und es ist schlimmer als ich annahm!!! ... bloß ein Spaß. 😊 Ich selbst hatte oft genug, geistig und emotional bei bester Verfassung, Autofahrend den Gedanken: „Was wäre eigentlich, wenn ich das Fahrzeug jetzt gegen diesen Baum lenken würde?" - Du bist vollkommen normal im Kopf, wenn solch ein Gedanke einmal aufkommt, wenn du ihn auch wieder loslassen kannst.

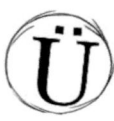

Übung „Stoppschild" –

Fokussiere dich auf deinen Atem, zum Beispiel durch die 4-3-8-3-Technik: Vier Sekunden einatmen – 3 Sekunden Luft anhalten – 8 Sekunden ausatmen – 3 Sekunden Luft anhalten. Wann immer dabei ein Gedanke aufkommt, zeige ihm in das Stoppschild und komme sofort zur Atmung zurück!

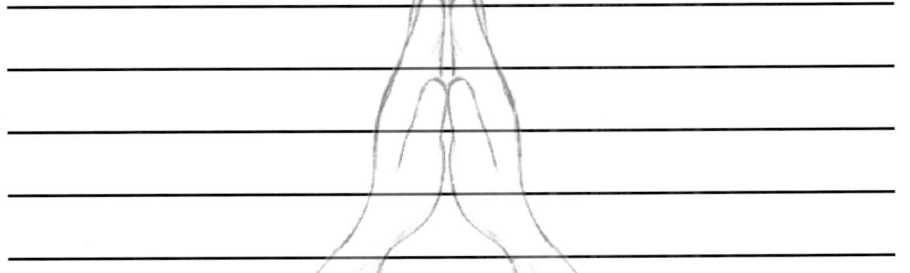

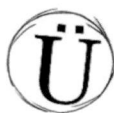

Übung Spiegelbild – stelle dich vor einen Spiegel, zuerst mit geschlossenen Augen. Atme wieder ganz entspannt ein und aus und beobachte, was in dir vor sich geht, im Wissen, gleich dein eigenes Spiegelbild zu betrachten. Dann öffne die Augen, schaue dich an und registriere, wohin deine Gedanken springen!

_____

_____

_____

_____

_____

_____

_____

Frage dich nun, nachdem du deine Gedanken vom Anschauen deines Spiegelbildes aufgeschrieben hast, ob wirklich wahr ist, was du denkst? Bist du tatsächlich „zu hässlich, weil …", „klein", „zu dick", „zu dumm für …" oder „nicht liebenswert, weil …", „nichts wert …" oder …? Bist du dir sicher???

Bei dieser kleinen Übung wirst du feststellen, dass viele deiner Gedanken nicht auf wahren, (nennen wir sie) empirischen Fakten beruhen, sondern auf einem gefärbten Selbstbild, einer ganzen Palette von Wahrnehmungsfehlern, bisher gemachten Erfahrungen, sich daraufhin gebildeten Mustern, die zu Erwartungen werden und/oder einfach eigenen Ängsten. Wenn du dich nicht schön, gut genug oder liebenswert findest, heißt das nicht, dass dem so wäre. Es heißt nur, dass du einem Idealbild anhängst, dass dir immer wieder ein- flüstert: „Du musst erst so sein, so aussehen etc. damit du liebenswert bist!" Der Mangel an Akzeptanz dessen, was ist, entspringt meistens der Kindheit! Die große Herausforderung ist: umso öfter du dich selbst diskreditierst, dich schlecht redest, dich kleinmachst, umso mehr wird eintreten, was du eigentlich befürchtest. Jeder Gedanke ist pure Energie, eine neuronale Spur. Geht ein Gedanke eins-zweimal in eine Richtung, passiert gar nichts, keine Spur. Fließen die Gedanken regelmäßiger in einer Richtung, hast du bereits einen Trampelpfad. Bei jahrelanger Bekräftigung baut sich in dir eine sechsspurige Autobahn mit Zubringer und überteuerten Tankstellen! Du hast es in der Hand bzw. im Kopf. Lass keinen Gedanken mehr zu, der dir nicht gut tut. Zeige allem Negativen/ dich Boykottierenden das Stoppschild!

Ich weiß, dass das vielleicht nicht leicht ist, nicht von heute auf morgen funktioniert; das ist Training und Training – wir sprechen im Kapitel „Spirituelle Disziplin" darüber – orientiert sich an einigen Prinzipien, um Erfolg versprechen zu können. Wichtig zu wissen ist:

> Du brauchst nichts und niemand anderen, um dich selbst zu lieben.
> Nur deine Gedanken, deine Emotionen und deinen Entschluss,
> dich von heute an auf Selbstliebe auszurichten!

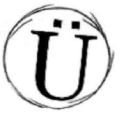

Übung: Lass uns bitte einen Befindlichkeitsscan machen.
Schaue bitte einmal in dich hinein: Wenn du dein Gesamtbefinden jetzt mit einer Schulnote (1-6) ausdrücken möchtest, wie würde es dir gerade in diesem Moment gehen? Notiere die Gefühlsnote:

_____

Wir werden jetzt deine Befindlichkeit durch dein Denken und Wahrnehmen versuchen zu ändern, und schauen, ob du dich von den gesetzten Veränderungen beeinflussen lässt! 😊 Stelle dir einen Wecker, immer auf 5 Minuten. Atme nach dem Klingeln einige Mal ein und aus, nimm wahr, wie es dir geht und schätze dein Befinden neu als Schulnote ein. Notiere das Ergebnis immer direkt nach einer Übung:

Nimm dir jetzt 5 Minuten dein **Handy** und scrolle beliebig: _____

Schaue 5 Minuten lang beliebige **Nachrichten im TV**: _____

Schaue dir 5 Minuten einen **Baum oder eine Blume** an: _____

Denke an einen Menschen, mit dem du **Ärger** hast: _____

Träume dich in Gedanken an deinen **Lieblings-Urlaubsort**: _____

Beschreibe deine Erlebnisse/ Wahrnehmungen:

_____

_____

_____

_____

_____

Ist dir aufgefallen, dass du dich durch das Lenken deiner Gedanken in andere Gemütsverfassungen bringen kannst? Mit etwas Übung verstehst und fühlst du immer schneller, welche Gedanken, sowie welche Situationen, Tätigkeiten und Menschen in deinem Umfeld dir Energie ziehen. Trainierst du regelmäßig, deine Gedanken auf die richtige Spur zu bringen, wirst du in allen Belangen deines Lebens glücklicher und erfolgreicher sein. Alles beginnt mit dem Fokus auf ein Meditationsgefährt, z.B. deine Atmung. Dieses Gefährt braucht ein Ziel, was doch logisch ist, oder würdest du dein Auto starten und Losfahren, ohne zu wissen, wohin es gehen soll? 😊 Zwangsläufig kommt das Gefährt (dein Bewusstsein) an eine Kreuzung, es geht geradeaus weiter, nach links, nach rechts, und wenn du nun nicht genau weißt, was du willst/ wo dein Ziel liegt, ist die Gefahr freilich groß, dass du entweder komplett im Kreis fährst oder zumindest aufwändige Umwege nimmst, logisch oder?! Bleib auf Spur und bleib in Fahrt, dein Atem macht es dir vor und hilft dir, mit der ein oder anderen Achtsamkeits-Technik dabei. Diese praktiziere ich seit Jahren …

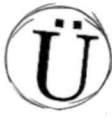

Atemübung[15]: Wenn du einatmest, denke „Ich atme ein" – wenn du ausatmest „Ich atme aus" – ein und aus. Mache das einige Minuten lang. Dann denke einatmend „Ich atme tief ein" und ausatmend „Ich atme langsam aus" – tief und langsam. Wieder nach einigen Minuten denke „Ich atme ruhige ein – und atme entspannt wieder aus" – ruhig und entspannt. Zuletzt denke dir einatmend „Ich lächle" und ausatmend „ein wundervoller Augenblick"!

---

[15] Vgl. das Buch „Das Wunder der Achtsamkeit" von Thich Nhat Hanh

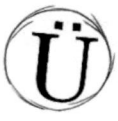

Übung „Innerer Garten" – eine Technik des katathymen Bilderlebens[16]. Jetzt bist du fit genug, mit auf eine komplexere Gedanken- bzw. Phantasiereise zu kommen. – Stelle dir bitte ganz bildlich vor, du gehst durch ein großes Tor in deinen eigenen Garten. Es ist ganz egal, ob du wirklich einen Garten hast oder nicht. Er muss auch deinem echten Garten nicht ähnlich sehen. Es geht um Phantasie! Dieser Garten, den du dir vorstellen sollst/ darfst, ist ein Sinnbild deines Tagesbewusstseins – wenn du den Garten in Zukunft wieder aufsuchst, kann es also sein, dass er sich verändert, von mal zu mal.

Sieh dich bitte jetzt das Tor bewusst aufschieben, in deinen Garten treten und ihn erkunden ... **Wie sieht dein innerer Garten aus?** Sind Wege angelegt? Welche Pflanzen, Blumen und Bäume stehen hier? Wie ist das Wetter? In der Mitte des Gartens wirst du ein Häuschen finden. Es ist dein Haus/ es repräsentiert dich. Gehe in dein Haus hinein – wie sieht es aus? Was fällt dir an Besonderheiten auf? Wie fühlst du dich darin?[17]

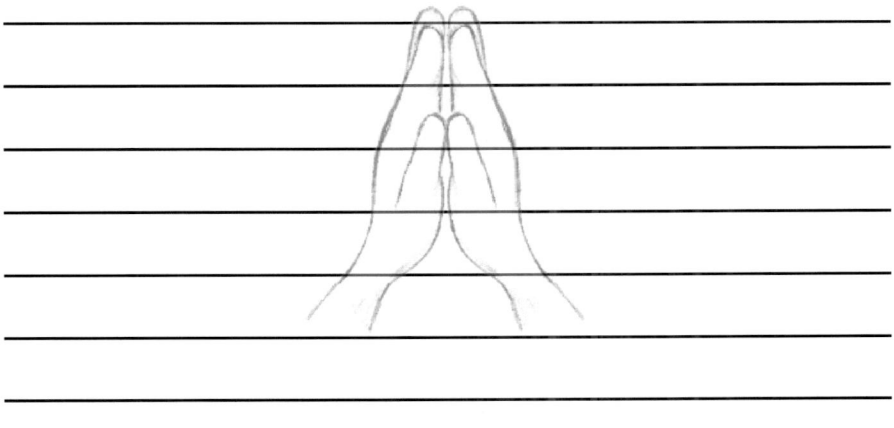

---

[16] Vgl. mein Buch „Die beste Arznei ist die Liebe – Paracelsus"
[17] Dir fehlt in Haus und Garten etwas zu deinem Glück? Dann phantasiere es dazu und prüfe, ob sich etwas im Innen und Außen verändert. Dieser Garten wird nach und nach zu einem Quell deiner Kraft werden – probiere es aus!

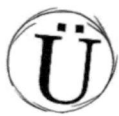

Übung Selbsterkenntnis: Lass uns ans notwendige Tun von Stärken & Schwächen gehen – bist du bereit? Klar bist du es!

(Sonst hättest du das Buch längst zur Seite gelegt.) 😊 Frage dich: Wo stehe ich aktuell, was ist mein Ist-Stand; meine Stärken, meine Schwächen[18]? Vielleicht machst du die Übung zuerst für dich allein und holst dir später ein Feedback von dir nahestehenden Menschen ein (das aber betrachte mit gesunder Distanz & nutze es nur als Inspiration für Veränderung). Ein Feedback von Freunden und Kollegen, kann neue Perspektiven geben!

Meine positiven Eigenschaften (ausgehend von den Big 5):

_____

_____

_____

_____

_____

Was nervt mich bislang noch an mir? Bitte sei ehrlich und halte nichts zurück:

_____

_____

_____

_____

_____

---

[18] Vielleicht wundert es dich, wenn ich dir verrate, dass sogar Psychologen und Pädagogen oftmals große Herausforderungen damit haben, ihr Stärken aufzuzählen. Viele haben nie gelernt zu sich zu stehen und stolz auf dass zu sein, was sie können!

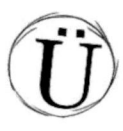

Letzte **Übung** zum Thema Selbsterkenntnis: deine **Glaubenssätze** - Ich habe für dich einige Satzanfänge aufgeführt, bitte beende sie, ohne nachzudenken, vor allem, ohne zu werten, ob's eine gute oder schlechte Antwort ist. Schreibe auf, was dir in den Sinn kommt. Bitte notiere mindestens 10 Begriffe zu jedem Satzanfang ...

Ich bin ...

_____

_____

_____

Menschen sind ...

_____

_____

_____

Die Welt ist voller ...

_____

_____

_____

Das Leben wird immer ...

_____

_____

_____

Den Befindnis-Scan kennst du schon. Wie verändert sich deine Stimmung, wenn du deine Antworten 3x hintereinander laut vorliest? Im besten Fall führen deine inneren Überzeugungen zu einem Energieanstieg! Ist das der Fall?

Eine Zen-Geschichte: Die drei Siebe

Eine junge Frau besuchte eine alte Priesterin, um ihr unbedingt etwas mitzuteilen: „Ich muss dir unbedingt etwas sagen, gute Alte ...", sprudelte das junge Ding gleich los, doch die Priesterin wehrte ab: „Hast du das, was du mir erzählen möchtest, zuvor durch die 3 Siebe gegeben?" „Durch, was?", fragte das Mädchen verwirrt zurück. „Hast du es durch das Sieb der Wahrhaftigkeit gegeben? Ist das, was du mir sagen möchtest, wahr und nichts als die Wahrheit?", fragte die Weise. - „Nun", sagte das Mädchen. „ich hab's von einem Bekannten erfahren, dessen Nachbarn sein Schwager ... - nein, ich weiß nicht, ob es wahr ist!" – „Aber du hast es durch das Sieb der Bedeutsamkeit gegeben – ist es für mich wichtig?" – „Nnnnein, ich weiß ich, ich glaube ...", stotterte das junge Ding. „Schon gut, ist es denn zumindest durchs Sieb der Güte geflossen, ist es eine gute Nachricht?", fragte die Weise. Da schwieg das Mädchen und trat verlegen von einem Fuß auf den anderen. „Wenn deine Botschaft also weder wahr, noch bedeutsam, noch gut ist, dann halt die Klappe oder chante mit mir die Lebensregeln!", sagte die Alte lachend.

Was das Mädchen der Alten sagen wollte war, dass ein Nachbar schlecht über sie gesprochen hatte, was freilich schon überall im Munde war. Die Weise sprach daraufhin den Verleumder an, der sich auch reumütig zeigte und entschuldigend sagte: „Ich nehme es zurück!" – „Ich nehme deine Entschuldigung an, doch möchte ich einen Ausgleich von dir. Nimm dieses Federkissen, gehe zu dir nach Hause und streue dann die Federn aus, eine nach links, eine nach rechts, leere so das Kissen und komm zu mir zurück." Der Mann wunderte sich zwar, tat aber wie ihm geheißen und stand bald wieder vor der Tür der Alten, die forderte: „Nun sammle alles wieder ein!" – „Aber das geht doch nicht. Der Wind hat sie in alle Welt geblasen", sprach er. „So ist es auch mit den Verleumdungen. Sei also achtsam, was du sagst!"

Denke und sprich nichts, was nicht wahr, bedeutsam und voller Güte ist,
denn alles, was du tust oder denkst verwurzelt sich in Herz und Hirn,
die Welt um dich herum beeinflussend.
Sei also selbst die Veränderung, die du dir von der Welt wünschst!

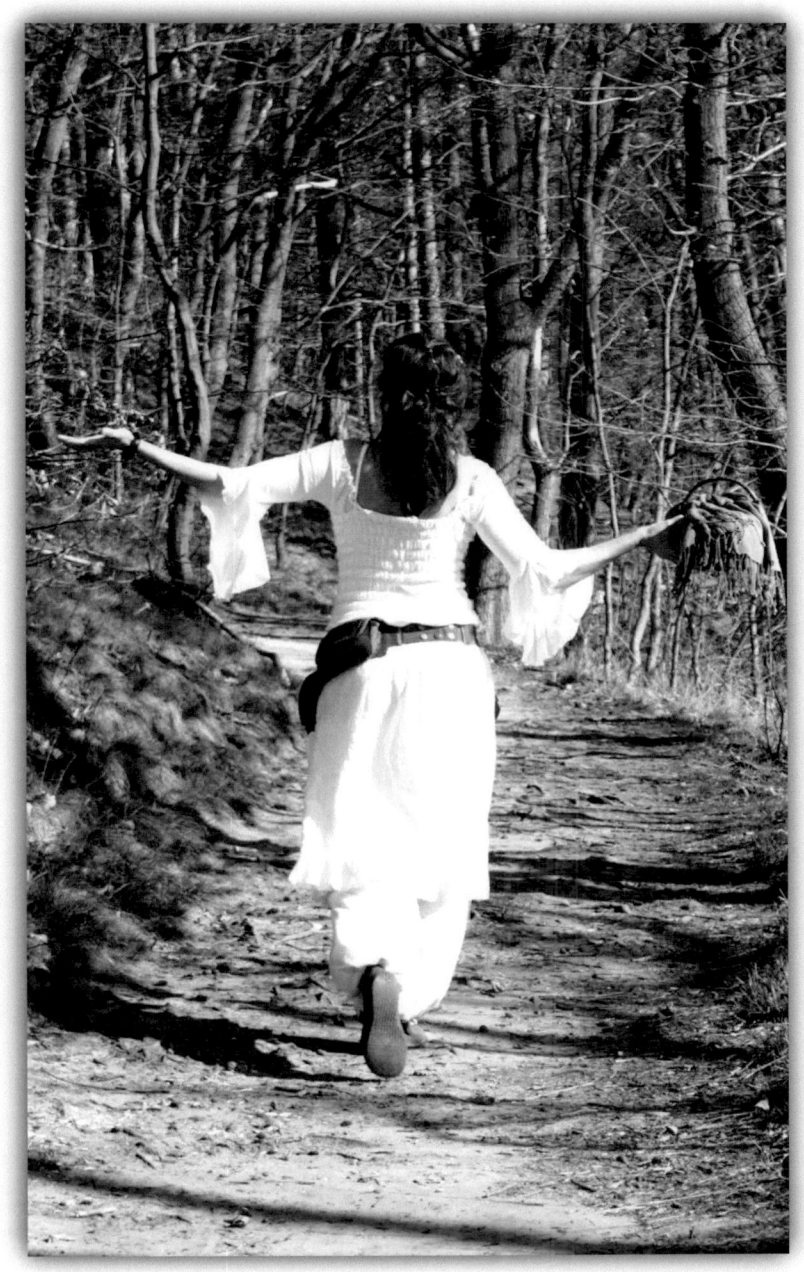

2.2.2. Selbstakzeptanz und Selbstliebe

Ist es nicht sonderlich, dass wir in einem Kapitel zum Thema „Persönlichkeitsentwicklung" über Selbstakzeptanz und Selbstliebe nachdenken bzw. sprechen wollen? Schließt sich das nicht sogar aus? Ich meine, wenn ich etwas entwickeln/ verbessern will, habe ich doch scheinbar nicht akzeptiert, dass es ist, wie es ist. Kann ich mich selbst lieben, wenn „noch Luft nach oben ist" und ich noch nicht okay (perfekt, vollkommen) bin, fragst du vielleicht? „Na hoffentlich!!!", will ich dir zurufen, denn sich okay zu fühlen bietet dir ein unglaubliches Maß an intrinsischer Motivation zur Selbstvervollkommnung. Versteh' mich bitte richtig: Auch Unzufriedenheit und Genervtsein von sich selbst kann eine starke Triebfeder für notwendige Veränderungen sein, doch sieh dir kleine Kinder an. Lernen sie, weil sie etwas doof finden und sich schlecht fühlen, wenn sie es nicht können? Fühlen sie sich unvollkommen oder nicht richtig? Entspringt ihr Wunsch dazuzulernen, stärker zu werden, zu wachsen, sich aufzurichten und loszugehen, einem schlechten Selbstwert??? Gehe gerne auf einen Spielplatz und beobachte die Kleinen einmal. Ist es so? Nein, natürlich nicht!!! Sie lernen, weil dazulernen das Normalste der Welt ist, weil es der innere Drang unserer Seele ist, uns zu vervollkommnen. Nur dafür, glaube ich, sind wir hier – in dieser wunderbaren Wachstumsschleife, die wir das „Spiel der Inkarnationen" nennen. Wir sind hier, um zu lernen. Das macht eigentlich Spaß, ist ein wunderbares Spiel. Nochmal: betrachte kleine Kinder! Für sie ist Wachstum auch harte Arbeit, zugleich aber geprägt von einer unglaublichen Neugier (was die Buddhisten Anfängergeist nennen). Für Kinder ist Wachstum/ Lernen noch Spaß, es ist lustbetont. Sie suchen sich einen Helden (Eltern, ältere Geschwister, später Märchen- und Kinohelden), orientieren sich an ihnen und ahmen deren Verhalten und Tätigkeiten nach (Modelllernen). Ein Kind zweifelt in den ersten Jahren nicht an sich. Es sagt sich auch nicht, dass es das alles nicht wert ist. Es versucht es und versucht's immer wieder – steht auf und fällt um, steht nicht einmal auf und fällt wieder um, fällt immer wieder um, bis es nicht mehr umfällt. In diesem kurzen Moment, der ersten Schritte, hat es alles Versagen längst vergessen. Da ist nur noch Erfolg und Stolz und Freude. Diese Freude – die dem Kind nach oft wochenlangen Versuchen, nun da es geschafft ist, aus jeder Pore seines Seins strahlt – ist der Motor und der Kraftstoff aller gesunden Veränderung.

Wo soll Kraft für kontinuierlichen Wachstum (oder Gesundung) herkommen, wenn da keine Freude ist? Der Wunderheiler Paracelsus sagt:

„Wahre Freude verscheucht Tod und Teufel aus Geist und Leib".

Der Humor, meint er, löst alle sich schwer anfühler den Ketten ganz leicht, fast spielerisch, wo hingegen der Verstand durch seine Getriebenheit und Ernsthaftigkeit nur weiter verstrickt. Bitte ernnere dich kurz an das **Reiki-Symbol:** Ein Teil davon gibt Antwort darauf, wie du das Glück im Alltag suchen und einbauen kannst: Nach Petter und Hosak sind im unteren Abschnitt des „Rei" zwei Menschen bei der „Arbeit" in einer Getreide-mühle zu sehen. Sie arbeiten aber nicht hart im wortwörtlichen Sinne, sondern T A N Z E N. Sie tanzen ihr Sein, ganz leichthändig und -füßig, ganz in Berührung mit dem Kosmos, … schwebend, spielend, genießend.

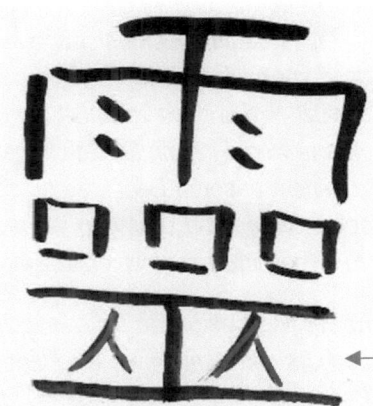

Auf diese Weise, sagt das Reiki-Symbol im Geheimen, wird alles Wirken zum Gebet, zu einem Gebet, dass den Segen des Himmels (nach dem Resonanz-gesetz) auf die Erde zieht. Das meint das „Rei" von Reiki. Vielleicht magst du dich bei allem Drang zur Selbstvervollkommnung daran erinnern! 😊

Der erste Schritt, wieder mehr Leichtigkeit in dein Leben einzuladen
- auf dem Weg zur Selbstakzeptanz - ist zu erkennen,
was sich durch dein Handeln ändern lässt & worauf du keinen Einfluss hast!

Eine Zen-Geschichte: Das Leben tanzen

Einmal kam ein Engel herab auf die Erde geschwebt, gerade zu einem Ort hin, an dem ein Mönch über alte Schriften gebeugt unter einem großen Baum hockte und nach Erleuchtung strebte. Er rezitierte ein Sutra nach dem anderen, täglich viele Stunden lang, ohne nennenswerte Ergebnisse in Sachen Weisheit, geschweige denn Erleuchtung zu erhalten, weshalb der Engel Mitgefühl hatte, näherschwebte und fragte: „Ich schwebe alsgleich wieder herauf zum Allmächtigen, der alles weiß. Hast du eine Frage an ihn?" – „Ja, verdammt nochmal, frage ihn für mich, wie lange ich diese alten Texte noch vor mich hinbrabbeln und mich abmühen muss, bis mein Tun gewertschätzt wird und ich vollendet bin und wieder aufgehe im großen Ganzen!" – „Gerne werde ich ihn für dich fragen", sagte der Engel und schwebte fort, hin zu einem anderen Baum, zu einem Mönch, der fortwährend nur tanzte und seine Sutras und Übungen vernachlässigte. Er tanzte nur, so wild und leidenschaftlich, so selbstversunken, dass er den Engel nicht einmal bemerkte.

Es verging eine ganze Zeit, die sich für den ersten wie eine Ewigkeit anfühlte, doch für den zweiten wie ein Flügelschlag eines schillernden Schmetterlings. Der erste saß noch immer unter seinem Baum und spulte die heiligen Texte hundertfach, einem Fließband gleich, herunter – „Gott zum Wohlgefallen", wie er meinte. Er sah den Engel schon von Weitem heranschweben, unterbrach seine Arbeit und fragte wissbegierig: „Und, und? Sag schon: wie lange muss ich meine Studien, diese Praxis noch fortführen, bis ich erleuchtet bin?" – „Nur noch zwei kurze Leben", sagte der Engel, „dann gehst du wieder im Einssein auf!" – Wie der Mönch das hörte, schmiss er die heiligen Texte in den Dreck, sprang auf und ging tobend fort. Verdutzt sah ihm der Engel nach.

Wie der Engel beim zweiten Mönch ankam, hatte der seinen Tanz gerade beendet und sich, die Pause und das Leben genießend, in den Schatten des uralten, riesigen Baumes gesetzt. „Ich weiß, ich weiß, du hattest keine Frage an den Einen. Ich habe ihn trotzdem für dich gefragt, wie lang es noch dauert, dich wieder mit ihm zu vereinen. Du wirst noch so viele Leben brauchen, wie es Blätter an diesem Baum hier gibt!" – Und es waren tausende von ihnen. Da sprang der junge Mann lachend auf, sagte: „Ach, nur noch so wenig Leben", begann vor Freude zu tanzen und war im selben Atemzug bei Gott!

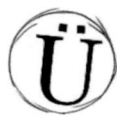

Hast du Lust auf ein kleines Experiment? Na klar hast du das, sonst hättest du nicht bis hierher gelesen. 😊 Jedes Mal, wenn etwas nicht klappt in deinem Leben, wenn etwas stockt oder dir zu schwer zum Tragen erscheint, stoppe mit deinem Tun und nimm dir 3-5 min Zeit, den geheimen **„Anti-Aging-Dance"** zu tanzen. Im ersten Schritt kannst du dich ausschütteln, springen, Fratzen schneiden, grunzen – was auch immer gerade aus dir herausbrechen will.

Im zweiten Schritt **setze dir ein Lächeln auf** und behalte diese Schönheit und Frische während des ganzen Tanzes aufrecht, nimm dir 3-5 min und dein Lieblingsmusikstück, um den ganzen Kram inklusive dem Ego wegzuwischen.

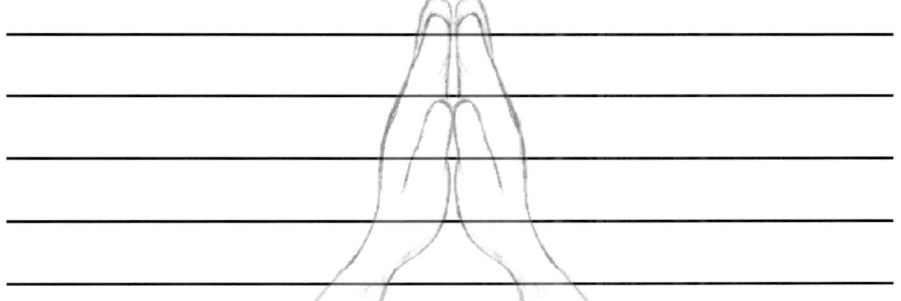

Variation für die ganz Harten: Diese Übung habe ich bei Manuela Schurk-Balles[19] erleben dürfen und finde sie genial. **Tanze deine eigenen Anteile.** Falls dir eine Reikigruppe zur Verfügung steht, erkläre kurz deine Herausforderung bzw. deine Fragestellung und bitte dann einzelne Teilnehmer dein Herz (die Emotionen), deinen Körper, das innere Kind, dein Ego, deinen Geist und deine Seele zu tanzen. Schmeiße ein Musikstück an und beobachte, wie sich deine Anteile bewegen. Hole sie am Ende in einen Kreis der Umarmung und lass sie darüber sprechen, wie sie sich fühlten, dein Körper, dein inneres Kind, deine Seele etc. zu sein. Welche Prozesse beginnen? Lass alles zu, hierdurch entsteht die Heilung. Wenn du keine Gruppe hast, niemanden der mit dir diese Übung praktiziert, dann tanze allein nacheinander deinen Körper, deinen Geist, dein Herz … begib dich ganz in jeden deiner Teilaspekte. Filme dich gerne dabei, um nicht nur einen inneren Eindruck zu bekommen, sondern später auch von außen draufzuschauen zu können.

---

[19] In ihrem Buch „Erste Hilfe für die Liebe" sind einige tolle Ansätze erklärt

M it all den Dingen, die wir nicht verändern können, können wir nur eins: **in Frieden kommen** (um nicht das ganze Leben mit Krieg zu beschweren). Ich möchte mich einmal ganz weit aus dem Boot lehnen und behaupten, dass diese ganze Genderdebatte nichts weiter ist, als eine große Ablenkungskampagne vom eigentlichen Daseins-Zweck und Lernwillen unserer Seele. Ich glaube (und ich sage absichtlich „ich glaube" – ich weiß es also nicht mit Sicherheit und vielleicht sehe ich es in einem Jahrzehnt ganz anders), wir verlieren uns in einem Spiel, so wie es unnötiger Konsum geworden ist. Sehr viele Menschen – selbst wunderschöne – fühlen sich oft hässlich, sind unzufrieden mit ihrem Aussehen, mit ihrem Körper und fühlen sich nicht wohl darin. Natürlich ist es gut, den Tempel der Seele durch Ernährung und Bewegung zu veredeln, doch gibt es Grenzen und sollte in einem natürlichen Rahmen bleiben. Natürlich gibt es Schönheitsoperationen und Geschlechtswechsel, doch frage ich mich, ob es nicht einen Grund dafür gibt, dass wir genau in diesen Körper und in dieses Geschlecht inkarnierten. Selten habe ich davon gehört, dass ein Mensch nach einem operativen Schönheitseingriff nachhaltig zufrieden war. Meist folgt dem einen Eingriff der Nächste und der Nächste und der Nächste … - ein jämmerliches Spiel des unruhigen Egos, wenn's doch im großen Seelenspiel um Akzeptanz, Liebe und Frieden geht.

Einerseits darf ich akzeptieren: es gibt Dinge, die ich nicht ändern kann. Anderseits darf ich auch „Ja" dazu sagen lernen, im Moment nichts ändern zu wollen - nicht können und nicht wollen sind zwei Paar Schuhe!

Auch mit diesem Punkt darf ich in Akzeptanz/ Frieden gehen. Vielleicht gibt es Dinge, die ich angehen sollte – ganz sicher gibt es die – doch gerade im Moment ist noch nicht die richtige Zeit dafür. Ich brauche (und sollte) mich dafür nicht verurteilen, wenn ich im dunklen Winter keinen Elan habe, die nötigen Dinge anzupacken. Wo soll denn der Elan herkommen, wenn die natürliche Lebendigkeit in diesem Zyklus ruht und ruhen muss, damit die schöpferische Kraft wieder voll aufgetankt erwachen kann?

Frauen kennen das, vielleicht auch besser als Männer: für sie ist einmal in jeder Mondphase Winterpause und damit verbundenen Rückzug. In der Phase des Blutens/ der inneren Reinigung ist schon natürlich/ biologisch nicht die Kraft oder Zeit des Neubeginns. Die kommt danach, immer, Frau kann sich darauf blind verlassen! Auch der Mann kennt, wenn auch womöglich nicht so deutlich, notwendige Phasen des Rückzugs, des Alleinsein-Wollens. Er braucht seine Höhle, wie sie ihr Nest. Beide müssen in diesem Zeitraum einfach mal gar nichts: keine Veränderung, nur Sein! Erlauben wir uns dies, kommen wir danach oftmals von ganz allein wieder hochmotiviert zurück, um zu lernen und zu wachsen und unser Leben in die Hand zu nehmen.

Zusammengefasst und erweitert gesagt:

> **Selbstakzeptanz ist notwendig, um in Frieden zu kommen, z.B. mit Dingen und Themen, die nicht mehr veränderbar sind, wie unserer Vergangenheit.** Wie wir uns aber in unserer Vergangenheit sehen und fühlen (als Opfer der Umstände, als Täter oder als Meister unseres Seins) das ist veränderbar! Wir können akzeptieren lernen, was nun einmal geschehen ist und uns dafür selbst verzeihen, wie wir gehandelt oder nicht gehandelt haben.

> **Selbstakzeptanz heißt nicht, alles gutzuheißen, was geschehen ist,** sondern zu verstehen, dass alles aus gutem Grund geschehen ist, um an dieser Stelle zu stehen & es vor nun an anders machen zu können. Selbstakzeptanz ist das Verstehen dessen, dass du immer dein Bestes gegeben hast. Du konntest es früher nicht besser!

> **Selbstakzeptanz/ Selbstliebe darf nicht mit Selbstsucht (Selbstverliebtheit) verwechselt werden,** es ist die gesunde Mitte zwischen Narzissmus und Selbstverleugnung

> **Selbstakzeptanz ist wie ein Muskel, den du trainieren solltest, um überhaupt Ziele erreichen zu können;** ... ist ein Prozess, mit dem du der Psyche einen gesunden Schutzschild (Resilienz) bietest, um besser mit Herausforderungen aller Art umzugehen

> **Selbstakzeptanz verständlicht dir, dass es auch völlig okay ist, einmal nicht an sich zu arbeiten**

> **Humor ist ein wesentliches Hilfsmittel für Selbstakzeptanz!**

L ass uns gerade heute damit aufhören, Dinge schönzureden oder zu verdrängen, denn radikale Akzeptanz ist die beste Basis für Veränderung. Du machst Fehler, ich mache Fehler, jeder macht Fehler. Wer viel tut, macht viele Fehler und selbst, wer gar nichts tut, macht damit etwas falsch, ganz im Gegensatz zum Song „Liegen ist Frieden", in dem die Interpretin Elen singt: „Wenn die Welt heut' vor die Hunde geht und kein Stein mehr auf dem andern steht, an mir kann's ja nicht liegen, denn ich bin liegen geblieben!" ☺

Nicht einmal der erfolgreichste Mensch und keines von deinen Idolen ist fehlerfrei. Der Unterschied zwischen einem, der sich selbst bedauert und einem, der heute erfolgreich und glücklich ist, ist nicht, dass der Zweite keine Dummheiten anstellte, sondern, dass er daraus lernte. Birkenbihl sagte, dass wir eine ganz andere Fehlerkultur in unserem Land bräuchten: Wir müssten jeden Abend im Kollegium und in der Familie zusammenkommen und darüber sprechen, was heute unser schönster Fehler gewesen ist, denn nur dadurch können alle anderen gleichzeitig aus einer Niederlage/ einem Rückschlag lernen, Produkte verbessern oder neue Wege finden. Wir dürfen also wieder lernen, „gute Verlierer zu sein", was ein wichtiger Part bei Kinderspielen ist! Übrigens sind es vor allem die Schlauen, die oftmals selbst an sich zweifeln. „Ich weiß, dass ich nichts weiß", so die Weisen Platon und Sokrates vor über 2.000 Jahren! Nur die Dummen glauben von sich, in allem großartig zu sein, und überschätzen sich stets selbst, was der Dunning-Kruger-Effekt besagt. So halten sich z.B. 90% der Männer alle für 10% der besten Autofahrer! ☺ Wie die weisen Stoiker, Marc Aurel z.B., mit ihren Herausforderungen umgingen und trotzdem ihre Seelenruhe wiedererlangten, kannst du z.B. in Klassikern nachlesen. Seine Biographie gibt erstklassige Tipps.

Du darfst also freundlich zu dir sein, auch wenn du dir etwas zu Schulden kommen lassen hast, was du dir bisher nicht verzeihen kannst – dazu werden wir noch kommen. Ich glaube fest daran, dass ein jeder von uns in jedem Moment sein Bestes gibt. Das mag für diesen Moment vielleicht nicht genügen, aber es war das Beste, auch wenn ich es heute als Fehler erachte. Die Frage ist für mich eigentlich nur, ob ich diesen Fehler wiederholen würde oder, ob ich eine Vorstellung davon habe, was ich heute anders bzw. besser machen würde. Und mit diesem „besser", fange ich an – gerade heute!

Meine größten Fehler:

_____

_____

_____

_____

_____

_____

_____

_____

… und, was ich heute anders machen würde:

_____

_____

_____

_____

_____

_____

_____

_____

Eine Zen-Geschichte: Längst losgelassen

Einmal gingen zwei Mönche, nachdem sie in einer weit entfernten Stadt Erledigungen getätigt hatten, zurück ins Kloster. Tagelang hatte es geregnet, die Wege waren beschwerlich zu laufen und die Flüsse waren allesamt so angeschwollen, dass man Angst um sein Leben haben musste, wenn man hindurchwatete und in eine Stromschnelle geriet. An einem solchen Fluss stand eine junge, wunderschöne Frau mit ihrem Tragkorb und wagte sich nicht hinüber. Wie die beiden Mönche näherkamen, da bat die Schönheit sie um Hilfe und der ältere Mönch, der lächelte gütig, nahm sie auf seine Arme, bat seinen Bruder den Korb zu nehmen und tastete sich vorsichtig Schritt für Schritt in die Fluten hinein. Gefährlich war's, doch weil er achtsam ging, Schritt für Schritt, und ab und an einen Atemzug lang innehielt, sich wieder zu wurzeln und in sich Halt zu finden, kamen sie heil auf der anderen Seite an. Der jüngere Mönch aber, obwohl er stärker als der Alte und mit weit weniger Gewicht beladen war, fand weniger Halt. Ihn drohten die Fluten um- und fortzureißen. „Sammle dich", rief der ältere Bruder, der die Holde mittlerweile am anderen Ufer sicher abgesetzt hatte und wirklich: mit der Botschaft „Sammle dich" gelang's dem Jüngeren auch, heil anzukommen.

Wie das Wagnis so überstanden war und nun keine weitere Gefahr dem Weg zum Kloster im Wege stand, war's sonderbarerweise doch nicht einfacher. Aus den Augenwinkeln sah der Alte den Jungen an und fragte sich, ob er fragen soll, da jedoch platzte es aus diesem schon heraus: „Bruder, warum hast du das getan? Weshalb hast du eine Frau berührt? Du hast doch geschworen, niemals ein Weib anzutasten und doch hast du eine über den Fluss getragen", sagte der junge Mönch und guckte den Alten mit Unbill an. Da lachte der Alte und sagte: „Ich habe die Frau am Ufer zu Boden gesetzt. Du, mein lieber Freund, trägst sie noch immer in deinem Geist mit dir herum." Und während sie weiter schweigend zu Kloster gingen, verstand der Jüngere zum ersten Mal, dass obwohl er sich gemäß der Ordensregeln in allem mäßigte, sein Geist die weltlichsten Kapriolen schlug. Er hatte, obwohl er sich dem Mönchssein verpflichtete, nie die Lüste losgelassen, und nie den Groll darüber, und den Neid … und, wie er das feststellte und ausatmete, floss das alles, mit einem Male fort, worauf einatmend nur Frieden blieb!

Meine heftigsten Niederlagen:

_____

_____

_____

_____

_____

_____

_____

_____

… und, was ich aus ihnen gelernt habe:

_____

_____

_____

_____

_____

_____

_____

_____

I n einer winzigen Lehmhütte am Waldrand lebte ein alter, weiser Mann mit seinem Sohn, der nicht mehr hatte, als die Kleider am Leib, das Dach überm Kopf und eine Ziege im Stall. Oft kamen die Leute, den Alten um Rat zu fragen, manchmal aber auch bloß, um ihn zu bedauern, sich mit ihm zu vergleichen und aus dem Vergleich herauszusehen, wie gut es ihnen ging. Hinter verhohlener Hand nannte man den Alten Dummkopf, doch musste der Neid ihm lassen, dass man sich in seiner Gegenwart ganz sorglos fühlte. – Als einmal in einer Gewitternacht der Blitz in die Stallung des Alten einfuhr und die Ziege fortrannte, kam am andern morgen das ganze Dorf angelaufen, bedauerte den Verlust und fragte, was er denn morgen noch essen wolle, wenn nun auch die letzte Habe fort wäre. Er aber sagte bloß: „Ob Glück oder Unglück weiß Gott allein. Morgen ist Morgen, er wird schon für uns sorgen." Da gingen die Menschen kopfschüttelnd fort, in der Ahnung, dass die Sonne dem Alten zu heiß auf den Nüschel gebrannt haben musste, denn Armut ist ein ernstes Unglück, nicht? – Wie's der „Zufall" wollte, kam die Ziege zurück und brachte eine Herde Muffelwild aus dem Walde mit und füllte den Stall. Was ein Glück", riefen alle. Der Alte aber sagte gelassen: „Ob Glück oder Unglück, weiß nur Gott." – Ist Reichtum denn nicht immer Glück?

Nun, eines der Jungtiere brach nachts aus der Stallung aus, kletterte den hohen Berg hinauf, blieb mit einem Beinchen in einer Wurzel hängen und schrie vor Schmerz, dass es das Herz erbarmte. Der Alte konnte nicht, schickte also seinen Sohn. Der ging auch gleich los, das Tier zu retten, worauf er sich jedoch beim Klettern ebenfalls das Bein brach. Dies sprach sich rum und die Leute kamen und klagten: „Was ein Unglück. Du hattest Recht: Die Tiere sind dir zum Verhängnis geworden: Dein einziger Sohn ein Krüppel, wie willst du dein Feld bestellen?" – „Ob Glück oder Unglück weiß Gott allein", erinnerte der Alte wieder. Die Leute gingen kopfschüttelnd fort, denn was bitte sollte eine Krankheit anderes sein als ein Unglück? – An diesem grauen Tage aber kam der König, verkündete den Krieg mit dem Nachbarland und, dass alle jungen Männer mit in den Kampf ziehen mussten. Nur den Sohn des Alten, den Krüppel, brauchte man nicht. Der durfte als Einziger im Dorf bleiben, zwischen den ganzen jungen Frauen. Und, ob das ein Glück oder Unglück ist – der einzige Mann zwischen vielen Frauen zu sein – das weiß Gott allein!

I n meinem Leben durfte ich irgendwann erfahren, dass ich mir völlig umsonst manches Drama ausmale, denn allzu oft ist 1. das Schlimme, was ich erwartet/ um das ich mich gesorgt habe, nicht eingetreten; und 2. aus einem vermeintlichen Unglück pures Glück erwachsen: Aus einer plötzlichen Kündigung der langjährigen Festanstellung, wurde eine erfolgreiche Selbstständigkeit; aus Verlust der alten Partnerschaft eine erfüllende Liebe!

Das gelang mir nur, indem ich akzeptierte, was war (wahrlich oft nicht einfach). Ähnlich erging es mir bei meinen vermeintlichen Fehlern, den geistigen Macken und körperlichen Unzulänglichkeiten. Mein Sammlertick, dem ich jahrelang entgegenzuarbeiten versuchte, weil es ja ums Sein, und nicht ums Haben geht (nach dem Motto von Fromm's „Haben oder Sein"), ist anders betrachtet heute eine meiner größten Stärken: schließlich verdiene ich mein Geld u.a. als Sammler und Erzähler von Geschichten. Das Schreiben meiner Bücher würde mir nie in diesem Maße gelingen, hätte ich nicht ein riesiges Archiv antiquarer Bücher angesammelt, aus dem ich nun fast vergessenes Wissen zehre. – Wie viele Jahre habe ich mich über meine Kurzsichtigkeit geärgert, bis ich begriff, dass alles seinen guten Grund hat und ich mich fragte, wofür dieses Symptom gut ist. Hätte es keinen Grund, wäre es nicht da. Mit dieser neuen, offeneren Perspektive stellte ich erstaunt fest, dass die „Sehbehinderung" mir mittels meines unklaren Blickes hilft, die Aura meines Gegenübers zu sehen. Ich könnte ewig so weitermachen, dir Beispiele aufzuzählen, mit denen mich mein Ego so lange quälte und mir einzureden versuchte, dass ich falsch bin. Heute stoppe ich meine negativen Selbstbeurteilungen und strukturiere sie um/ reframe sie:

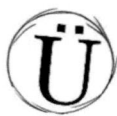

Wunderübung: Fünf Jahre sind vergangen: Wie ist die Herausforderung, in der ich damals stecke, mir nach dieser Zeit zur Wachstumschance erwachsen? Was habe ich daraus gelernt? ☺
II: Was ist mir aus diesem Wissenszuwachs/ Erfahrungsschatz für ein Segen zugeflossen? Ich visualisiere und manifestiere mir damit täglich mehrmals den Segen (vgl. hierzu den oberen Teil des Reiki-Symbols), z.B. durch ein Visionboard oder durch eine Affirmation!
III: Zuletzt frage ich mich, was das Gute an meinen vermeintlichen Unzulänglichkeiten war, wofür machten sie einst absolut Sinn?

_____

_____

_____

_____

_____

Bleibt mir nach der Übung nur das, was ich mir (noch) nicht verzeihen kann, und was mir nicht so leicht zu reframen fällt. (Wobei ich dich erinnern möchte, dass alles, was ich nicht wandeln kann, ich eigentlich nicht wandeln will. So zumindest formuliert es Fritz Perls (Gestalttherapeut): „Ein Nichtkönnen ist eigentlich immer ein Nichtwollen!") – Wenn du dich nach diesem Satz ausreichend herausgefordert fühlst, um wirklich deinen „Lieblingsschmerz" anzupacken, ist die Vergebungsmeditation Hooponopono die Übung der Stunde.

Selbsterfahrung: Als ich diese Technik kennenlernte, und man mich warnte, wie bewegend sie sein kann, habe ich nur müde gelächelt und mir anfangs nichts dabei gedacht: „Was soll da schon kommen?" Ich bin ein Sozialpädagoge, ein harmonieliebender Gutmensch, wünsche jedem nur das Beste und hab vermutlich ein Helfersyndrom. Wie ich aber anfing, den ersten Satz vor mich hin zu sagen, kam mir das Bild eines Mädchens auf, zwei Jahre jünger als ich. Wir gingen zum Bus und sie vor mir her. Ich wollte cool tun und zwei Jungs beeindrucken, die neben mir gingen und tat dem Mädchen Unrecht. Ich mobbte es, weil ich als Jugendlicher so oft Opfer von Mobbing war. Diese Situation tauchte nach dreißig Jahren einfach so auf, nur weil ich vor mich hinplapperte: „Bitte verzeih mir!" Zu meiner Überraschung war das nicht, der einzige Mensch, an den ich mich schämend erinnerte. Am Ende stand eine ganze Schlange von Menschen vor mir, bei denen ich mich im Geiste entschuldigte und sie unter Tränen um Verzeihung bat. Es waren zwei schwere Stunden, nach denen ich mich unendlich erleichtert fühlte.

Tipp: Reiki war mir für diese Vergebungsarbeit ein unendlich guter Helfer. Meine Arme lagen fast die ganze Zeit in der **Position Schmerztablette** an meinem Herzen, oder, um mich zu zentrieren, auf meinem unteren Bauch.

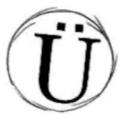

Vergebungsübung Hooponopono: Setz' oder leg' dich bequem hin & flute zuallererst dein Herz mit Reiki (Position Schmerztablette). Wenn du dich gut aufgeladen fühlst, öffne dein Herz und sage dir: **„Es tut mir leid!"** – Sage den Satz immer wieder und sei ganz neugierig, was geschieht. Vielleicht erinnerst du dich an eine Situation, einen Menschen, oder an eine Situation, die du dir bislang nicht verziehen hast. Sage dir immer weiter „Es tut mir leid!" Wenn du nichts siehst/ wenn nichts passiert, sage dir, dass es dir leid tut, dass nichts geschieht und bleibe in dieser Offenheit! Vielleicht fließen ein paar Tränen, dann weine und freue dich darüber, dass sich ein altes Thema zeigt und ausheilt!

Wenn nichts mehr geschieht und deine Tränen abgeebbt sind, gehe zum nächsten Satz über „Bitte verzeihe mir!" – Gleiches Spiel, sage den Satz, öffne dein Herz, fühle in dich hinein, ob in dir gearbeitet werden möchte. Dann wechsle zu „Ich danke dir" und zuletzt zu „Ich liebe dich"! (Wobei die bedingungslose Liebe Agape und nicht die eher begehrenden Formen der Liebe namens Eros oder Philia gemeint sind!) Wie geht's dir nach dem Abenteuer?

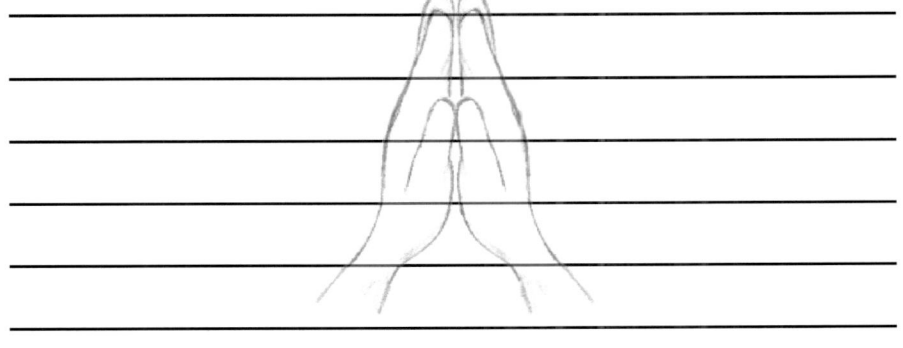

_____

_____

_____

_____

_____

_____

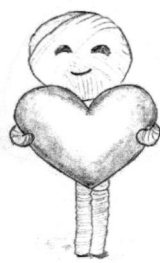

Variation: Mit dieser Übung kannst du dir einen Lieblingsmenschen, mit dem es etwas zu klären/ auszuheilen gibt, einfach vorstellen, die entsprechenden Sätze sagen, dir dein **Idealbild** (wie sich der andere dir gegenüber verhält), und emotional im Geiste nachholen/ dich mit Liebe auftanken, was damals evtl. zu kurz kam.

Eine Zen-Geschichte: Der Zirkus in der Stadt

In eine Stadt, die berühmt für ihr nahegelegenes Zen-Kloster war, war einmal der Zirkus gekommen. Die jungen Mönche, die bereits im Kindesalter ins Kloster eingetreten sind, hatten so etwas noch nie gesehen: seltsame riesige Tiere, mit großen Ohren, langem Rüssel und säulenartigen starken Beinen. „Was ist denn das?", fragte ein Schüler seinen weisen Lehrer, der freilich wusste, dass es ein Elefant war: „Es ist eines der größten und stärksten Tiere unseres Planeten!" – „Aber, wieso rennt er nicht einfach fort? Er ist doch nur an einem dürren Strick an eine dünne Holzlatte angebunden, mit einem einzigen Ruck wird er sich doch kinderleicht befreien können!" – „Das stimmt wohl, doch ist das Tier seit Geburt an diesem Stricke festgemacht. Als Babyelefant hat er gelernt, dass seine Kraft nicht genügt, um sich freizumachen. Daran erinnert er sich noch heute und glaubt daran und hängt darum fest", sagte der Zen-Meister, den Jungen an seine Latte erinnernd. „Nur wenn es einmal brennt, sieht der Elefant bloß noch die Gefahr und vergisst seine Latte und ist frei. Auch bei uns muss es manchmal erst brennen!"

Mich erinnert diese kurze Geschichte an ein Zitat des großen Wunderheilers Paracelsus, der sagte: „Ich möchte mich Totlachen, wenn ein Mensch glaubt, er könne nichts bewirken! Du kannst tun, was du willst, solange dein Glaube daran stark ist!"

„Was ich mir nicht verzeihe, ist nur eine lockere Latte am Lattenzaun. Ich kann nur über mein altes Ich hinauswachsen, wenn ich akzeptiere, wo ich gerade stehe/ wo ich bin. Selbst wenn ich die Latte noch brauche und sie nicht festmachen oder austauschen will, danke ich dem Gedanken, dass ich mir der Latte bewusst bin. Das ist ein guter Anfang! Denn die Latte ist und war nie das Problem. Unsere größte Herausforderung ist unser eigener Widerstand, den wir gegen diese Latte haben!" (Birkenbihl)

Weiß Gott, ich muss nicht heute mit der Arbeit fertig sein, wichtig ist nur, dass ich bedenke, „gerade heute an mir & meinem Karma zu arbeiten". Das Ganze ist ein Prozess, bei dem der stete Tropfen den Stein höhlt. Dankbarkeit ist etwas, das mir die Arbeit erleichtert. Wofür bist du dankbar? Ich bin dankbar dafür, dass ich aus meiner Fehlern lerne, dass ich selbst herausfordernden Zeiten meist etwas Gutes abgewinne, dass ich mein Bestes gebe! Ich bin dankbar dafür, dass ich gelernt habe, mich nicht mehr über meine Schwächen zu ärgern, sondern meine Stärken zu stärken. Ich lege den Fokus meiner Aufmerksamkeit auf das, was ich gut kann und will. Das bedeutet, dass ich nicht nur an mein persönliches Wachstum glaube, sondern meine Ressourcen, Eigenschaften und Fähigkeiten ganz bewusst dafür einsetze, mir Ziele zu setzen und diese auch erreiche. Nicht nur für die erreichten Ziele bin ich dankbar, sondern auch für erschwerende Hindernisse und Arschengel, denn sie lehren mich, nur umso entschlossener meinem Weg zu folgen. Krisen sind damit nur Trainingseinheiten für meinen Dankbarkeits-Muskel, der fortwährend wächst und zu einem immer stärkeren Antrieb wird. Dieser Muskel hilft mir, das Leben aus einer positiven Perspektive zu sehen.

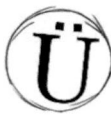 **Eine gute Übung „Gerade heute" dankbar zu sein**, ist ein Dankbarkeitstagebuch zu schreiben, in das man jeden Abend die schönsten Eindrücke notiert. Meine Frau und ich haben die Tradition, dass wir uns zu Weihnachten nur eines schenken: wir entwickeln jeder die schönsten 50 Fotos des Jahres. Wenn wir dann zwischen 100 wundervollen Momenten sitzen, fühlt sich das Jahr unglaublich reich an, obwohl es manchmal herausfordernd und turbulent zugeht.

Als Jugendlicher war es mir ganz wichtig normal zu sein, um dazuzugehören. Heute weiß ich, dass jeder seine ganz eigene Geschichte hat, die ihn einzig-artig macht, und, dass gerade dieser feine Unterschied so wundervoll ist. Erkenne deine **Einzigartigkeit** an: Schreibe auf, was dich besonders macht:

_____

_____

_____

Meine größten Erfolge:

_____

_____

_____

_____

_____

_____

_____

_____

… und, wie ich sie erreicht habe:

_____

_____

_____

_____

_____

_____

_____

_____

Totunglücklich schleppte sich der Schüler zu seinem Meister und betonte wehleidig: „Ich bin ein Nichtsnutz. Nichts will mir gelingen. Wie kann ich ein guter Mensch werden, dass mich die Menschen um mich herum mehr schätzen?" – „Ich habe selbst eine übergroße Sorge, lieber Schüler. Wenn du dich meines Problems annimmst, kann ich mich danach um deines kümmern!" – „Ich, ja, sehr gerne ..., wenn Ihr, lieber Meister, mir das zutraut?! Ich will mich bemühen, ich ...", stotterte der Schüler. „Nimm diesen Ring, Schüler, und gehe auf den Markt. Veräußere ihn zum allerbesten Preis, auf keinen Fall aber unter einem Goldstück." – Der Schüler nahm den Ring, verbeugte sich tief und rannte gleich los, dem Wunsch des Meisters gerecht zu werden und fand in der Stadt auch jede Menge Interessenten. Jeder, dem er den Ring zeigte, wollte ihn gerne haben, doch eben nicht zu diesem, viel zu hohen Preis von einem Goldstück. „Das ist er niemals wert", lachte ein Händler, fügte aber hinzu, „einen Silberling kann ich dir dafür geben. Meine Großherzigkeit allein, mein Mitgefühl, lassen mich erwägen dir so viel für dies billige Stück auszugeben. Nimm das Silber, mehr kriegst du nicht. Ich hätte selbst Verlust dabei gemacht." Beinahe hätte der Schüler eingewilligt, besann sich zuletzt auf seinen Meister, der viel klarer in dem war, was er wollte: „Nicht unter einem Goldstück!"

Missmutig kehrte der Schüler heim und entschuldigte sich bei seinem Meister: „Verzeiht, es ist mir nicht gelungen, wieder nicht. Ich bin ein Nichtsnutz!" – „Versuch's noch einmal beim Juwelier", forderte der Meister, mahnte aber: „Verkaufe ihn nicht, lass ihn nur schätzen!" – Dort angekommen, besah sich der Goldschmied das Stück und musste sich setzen. So etwas hatte er noch nie gesehen. „Sagt eurem Meister, wenn er schnell verkaufen will, gebe ich ihm 58 Goldstücke dafür. Hat er mehr Geduld, bekommt er sicher auch 70!" – Freudestrahlend rannte der Schüler zurück ins Kloster und überbrachte dem Meister die frohe Kunde. „Ich weiß", sagte der Meister aber unbeeindruckt, steckte den Ring zurück an den Finger und erklärte dem Schüler: „Ich hoffe du hast verstanden, dass du wie dieser Ring bist: ein Juwel, einmalig, wertvoll. Nur ein Experte ist im Stande deinen Wert zu bemessen. Erwarte doch nicht, dass jedermann deinen Wert erkennt. Wie viele schlechte Geschäfte wurden gemacht, weil der Besitzer seine eigene Ware verramschte!?

Wir sind nicht nur die Summe „innerer Gedanken und Emotionen", sondern werden auch zu dem, womit wir uns täglich umgeben, denn alles ist Schwingung, alles schwingt. Darum sollten wir uns, wollen wir uns liebgewinnen, nur mit Menschen umgeben, die uns schätzen, die selbst an sich arbeiten/ die gut mit sich umgehen, die in der Frequenz schwingen, die wir zu erreichen trachten. Es ist essentiell, die eigenen Interessen wahrzunehmen und uns gerecht zu werden. Weshalb sollte uns unser Gegenüber ernstnehmen, wenn wir das selbst nicht tun?! Es ist für mein lichtvolles Wachstum meiner Körper-Seele-Geist-Einheit unabdingbar, mir täglich etwas Gutes zu tun, mich immer weiter zu entgiften (auch geistig) und nicht zuletzt gut über mich zu denken, mir das Beste zu wünschen und gut über mich zu sprechen – so manifestieren wir bewusst mit Gedankenkraft und Wortmagie!

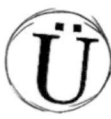 **Selbstliebe-Übung:** Verbinde dich einmal im Herzen/ oder über das HSZSN mit deinem „Inneren Kind", nimm es (wenn du magst und es sich richtig anfühlt) auf den Schoß oder auf deine Arme und lausche mit ihm gemeinsam diesen Worten:

Ich bin bereit, mein Herz und meinen Geist zu öffnen, für die ganze und ungeteilte Liebe zu mir selbst; für die Liebe zu meinem Leben, für mein „Frau- oder Mannsein, zu diesem meinen Körper, zu all meinen Gefühlen, zu all meinen bisherigen Schöpfungen des Lebens. Ich bin bereit auf dich, mein Herz, zu hören, und deiner Stimme, der Stimme der Liebe, zu folgen und dir treu zu sein! Ich entscheide mich hiermit, die Liebe und das Leben ins Zentrum meiner Aufmerksamkeit zu stellen – so sei es!" (Robert Betz)

Liebe dich. Wenn du dich nicht lieben kannst, liebe dich dafür, dass du dich nicht lieben kannst. Wenn du auch das nicht kannst: Liebe dich „dafür, dass du dich nicht lieben kannst, dafür, dass du dich nicht lieben kannst! Egal über welchen Umweg. Wenn du mit dir ins Reine kommst, ändert sich das sogenannte, ständig auftretende Problem grundlegend. Danke dem Gedanken, dass er dich aufmerksam darauf gemacht hat, dass du eine schiefhängende Latte hast, akzeptiere die Latte, du sollst ja nicht alle rausbrechen. Geh' mit Dankbarkeit und Humor an die Sache, anstatt mit Widerständen, da du stets die Energie zurückbekommst, die du raussendest!" (Birkenbihl)

Zwei Samurai kämpften einmal ihren letzten großen Kampf. Es ging um nicht mehr oder weniger als darum, der Beste aller Samurai zu sein. Jeder von ihnen hatte bei einem großen Schwertmeister gelernt, hatte hunderte Kämpfe erfolgreich geführt und unzählige Krieger vom Leben in den Tod gebracht. Auch in diesem Kampf würde es um alles gehen. Der Besiegte stirbt, entweder durch die Klinge des Gegners oder die eigene, den Ehrentod. So ein Gefecht hatten die Zuschauer noch nie gesehen: solche Anmut und Leichtigkeit in den Bewegungen, gleichsam aber die ungeheure Kraft, die jedem Schwerthieb innewohnte und den Boden unter den Füßen aller zum Erbeben brachte. Was auch immer von den scharfen Schwertern getroffen wurde, ging in tausend Stücke. Sie schnitten die Stämme von mächtigen Bäumen und sogar Stein, als wär' es Papier. Nicht auszudenken, wenn solch eine Waffe einen Körper berührte. Die Feinde waren sich ebenbürtig und kämpften ohne Unterlass, Stunde um Stunde, bis einer ins Wanken geriet, scheinbar am Ende seiner Kraft war und … und unterlag.

Er lag auf dem Boden im Dreck, der stolze Samurai, besiegt und der Sieger über ihm, ihm die Klinge an den Hals haltend, bereit den letzten Stoß zu führen. Doch der Sieger verharrte, schaute seinem erbittertsten Kontrahenten in die Augen und zog sein Schwert zurück. „Du bist besiegt und in meiner Gewalt, doch ich will dich nicht töten. Es wäre eine Verschwendung meisterlichen Lebens. Wenn du im Staub vor mir niederkniest und durch meine Beine hindurchkriechst, sollst du leben!"

Der Verlierer stand aber auf, anstatt zu knien, erhob sein Schwert und … steckte es zurück in die Scheide, verbeugte sich tief vor seinem neuen Meister, kniete vor ihm nieder und kroch, wie befohlen, durch dessen Beine. Dann stand er wieder hoch, schlug sich elegant den Staub von den Kleidern und verbeugte sich wieder. Ungläubig, kopfschüttelnd gewahrte das der Sieger, nahm seine Waffe hoch und … verbeugte sich ebenfalls, sein teures Schwert dem Unterlegenen anbietend und sagend: „Du hast etwas gemacht, was ich nie hätte tun können. Du bist der wahre Sieger von uns beiden!" – So waren am Ende beide besiegt und beide die Sieger und behielten trotz Niederlage vorm anderen ihre Ehre!

Exkurs: Anleitung zur Selbstaufgabe in 10 Schritten

Wenn dir Selbstliebe und Selbstveränderung zu anstrengend sind, kannst du's ja mal mit Selbstverachtung probieren. ☺ Auch dann wirst du anderen ein leuchtendes (eher schwach schimmerndes) Vorbild sein, nämlich wie man es nicht macht. Spannend finde ich dabei, dass man sich doch in dem ein oder anderen Punkt wiederfindet, nicht wahr? ☺

Diese 10 Schritte solltest du berücksichtigen, um möglichst rasch und effektiv deine Persönlichkeitsentwicklung zu untergraben und dich selbst aufzugeben:

1. **Frage dich gerade heute, was du tun könntest, um den Tag zu etwas Wunderbarem zu machen & mache genau das Gegenteil!**

2. **Achte auf keinen Fall auf deine Bedürfnisse**; stelle stattdessen stets die Bedürfnisse der Mitmenschen in den Vordergrund!

3. **Vergleiche dich mit anderen,** denn nur der abgrundtiefe Neid kann sicherstellen, dass du bei all dem, was du hast, unzufrieden bleibst!

4. Definiere dich durch Status und schwelge in seichten Ablenkungen! **Verschwende deine Lebenszeit** mit SocialMedia, Nachrichten …!

5. **Meide dabei, was deinem Geist & deinem Körper guttun könnte** (Bewegung, Entspannung, gute Ernährung, echte Nähe, Bildung …).

6. Sage dir immer wieder, besser noch: nimm eine Tonspur auf, die dir auch während des Schlafs fortwährend einflüstert: **du taugst nichts, du schaffst es nicht, bist zu dumm, zu hässlich und ungeliebt!**

7. **Umgib dich möglichst nur mit toxischen Menschen** und Energie-raubenden Tätigkeiten/ Situationen – verliere dich in diesem Tun!

8. **Strebe bei allem, was du tust, den Perfektionismus an.** Sei und bleibe mit allem unzufrieden, was nicht an der 100%- Marke kratzt!

9. **Triff keine bewusste Entscheidungen**, die dich nachher noch auf den rechten Weg bringen könnten. Zweifle an allem, vor allem an dir!

10. Und nicht zuletzt: **Verzichte unbedingt darauf, dir Ziele zu setzen!**

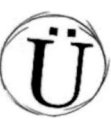

Übung: Natürlich ist diese Liste nicht vollzählig. Dir fallen sicher noch andere Dinge ein, mit denen du dich selbst runterziehen könntest, oder? Schreibe sie mal auf und notiere gerne auch, was bisher zu deinem Leben gehörte, welches Kapitel du nun abhaken kannst! ☺

_____

_____

_____

_____

_____

_____

_____

_____

_____

_____

_____

_____

_____

_____

_____

Lass uns endlich zum Kapitel der notwendigen Veränderungen kommen! ☺

Eine Zen-Geschichte: Der Garten des Königs

In einem fernen Land (… oder war's doch hier?) gab es einmal einen König, der wollte den allerschönsten Garten der Welt haben. Er sollte viel schöner und vor allem auch größer sein, als alle Nachbargärten und insgesamt viel mehr Pflanzen beinhalten als alle anderen Lustgärten zuvor. Deshalb ließ er die seltensten Pflanzen von hier und dort zusammentragen und wollte freilich auch alle ansässigen Bäume, Zierhölzer und veredelten Blumen nicht missen – jeder sollte staunen beim Eintritt in seinen Garten, die Schönheit der Welt und die Größe von ihm, dem König, preisen.

Wie der König einige Monate, nachdem alle Pflanzen gesetzt worden waren, zum ersten Mal den Garten betrat, da verschlug es ihm tatsächlich den Atem, aber nicht vor Schönheit. Alle Pflanzen waren am Welken: die schönen Blumen, die zierenden Sträucher und selbst die Bäume. Zuerst ging er zur Eiche, die war sein Wappenbaum und fragte: „Eiche, warum geht's dir schlecht?" – „Ach", sagte sie, „ich bin nicht so hoch wie die Tanne. Sieh, wie schön sie sich gen Himmel streckt, so als ob sie ihn berühren könne. Wenn ich nicht so schön sein kann, will ich gar nicht mehr sein!" – Rasch ging er zur Tanne, denn die sah ebenso schlimm aus und fragte sie: „Tanne, warum stirbst du?" „Guter König, so sehr ich mich bemühe, krieg ich doch nur hölzerne Früchte. Der Weinstock dort drüben, der schafft solch süße Trauben, dass Herr König – sich daran erfreuen. Vor meinen Zapfen kann man sich nur scheuen, darum sterb' ich." – Der Weinstock jedoch gab ebenso ein trauriges Bild. „Warum geht's dir elend, Weinstock?", wollte der König wissen und hörte: „Ich kann keine wohlriechenden Blüten bilden, so wie die Rose dort drüben. Es hat alles keinen Sinn, will nicht mehr sein, wer ich bin!" Die Rose allerdings starb auch, alles lag im Sterben, bis auf eine Blume: das Stiefmütterchen. „Warum bist du bei bester Gesundheit, Blümelein, willst' nicht anders sein?", fragte der König. „Warum sollte ich?", fragte das Stiefmütterchen lächelnd. „Schließlich hast du mich pflanzen lassen, also hast du mich auch gewollt. So gebe ich mein Bestes, zu sein, wer ich bin, dir und der Welt zum Gefallen!"

„Kümmere dich um deinen inneren Garten
und bedenke: sei und bleibe, wozu Gott dich bestimmt hat" (Paracelsus)

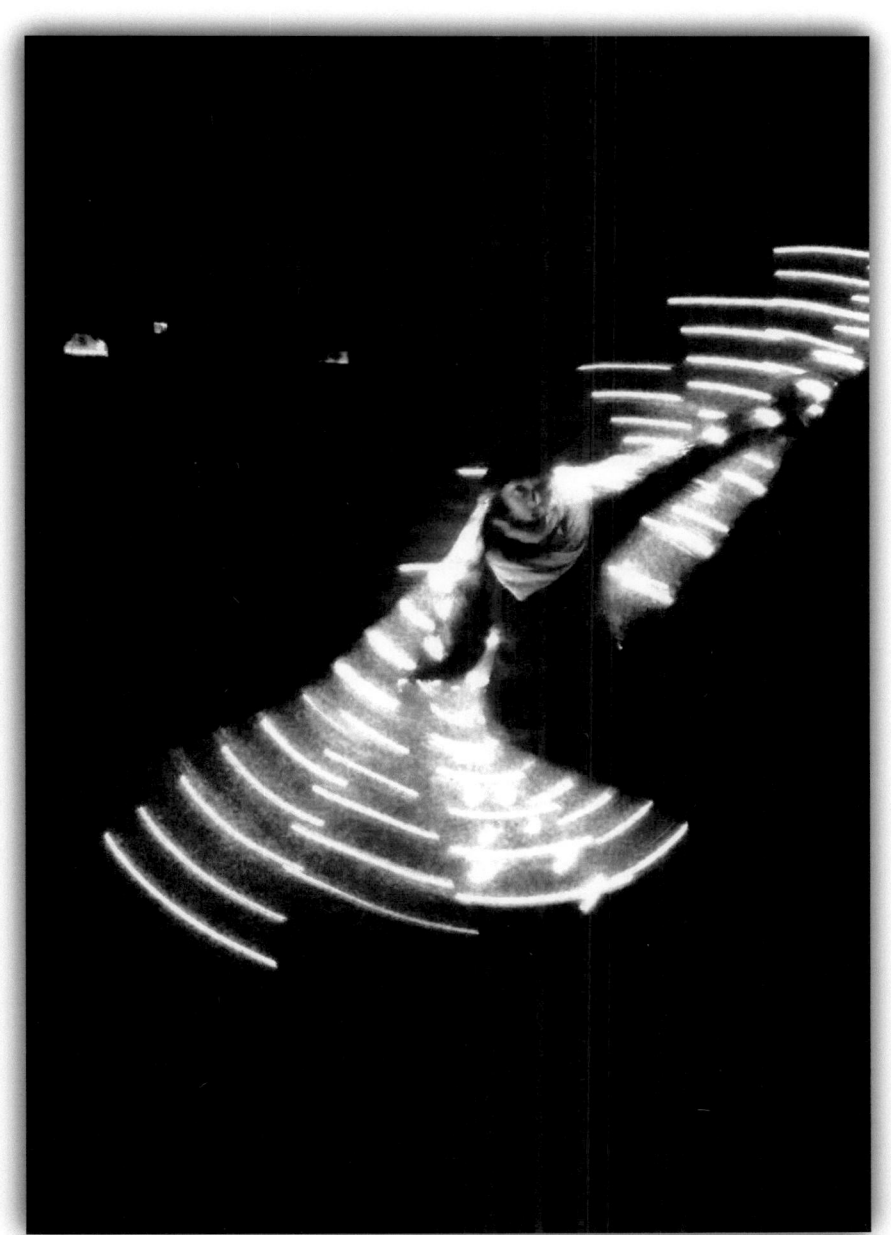

2.2.3. Selbstveränderung

Such dir einen Lebensbereich, den du gerne verändern/ stärken möchtest. Mache dir noch einmal bewusst, dass selbst wenn dir dies bisher nicht gelungen ist, es mit einer anderen Herangehensweise vielleicht möglich ist. Wenn du nicht an eine Veränderung glauben kannst oder willst, lege das Buch jetzt aus deiner Hand, wirf es weg, verbrenne es, schließe es irgendwo weg, denn spätestens ab jetzt braucht es deinen Forschergeist und Entdeckerwillen. – Meines Erachtens ist im Rahmen deiner Grenzen (die sich viele auch selbst stecken) alles möglich! **Die meisten aber, gerade in spirituellen Kreisen, vernachlässigen eine ganz einfache aber so unglaublich wichtige Sache, um Veränderungen nachhaltig zu erzielen: konkrete Planung, Zielsetzung, Umsetzung & Evaluation des Erfolges!**

Ein Beispiel? Ich trainiere seit meinem 15.ten Lebensjahr Kraftsport, zuerst mit dem Ziel des Muskelaufbaus, jetzt nur noch, um gesund und fit zu bleiben. Kein Fitnesssportler mit einem Ziel geht planlos ins Gym. Wenn Sigurd Muskeln aufbauen will, dann lässt er sich anfangs von einem Fachmann beraten, macht eine Anamnese (misst die Anfangswerte), setzt sein Ziel (z.B. einen 2cm dickeren Biceps) und bekommt seinen Trainingsplan. Hierin steht genau, wann er wie oft, wie lange, welche Übung machen muss, damit er in 3-4 Monaten am Ziel ist. In Zwischentests (nach 1-2 Monaten wird erhoben, wie weit er ist und, ob die Übungen und Methodik individuell zielführend sind. Wenn nicht, werden sie angepasst. Zugleich werden andere Lebensbereiche, wie Ernährung, Regeneration etc. aufs Ziel hin untersucht, ggf. optimiert. – Birgit möchte 5 kg in 2 Monaten abnehmen, um endlich wieder in ihr Kleid zu passen, dass sie zur Hochzeit ihrer Freundin tragen möchte! Ihr Ziel ist ganz konkret – im Fitnesscenter plant man jetzt die Maßnahmen und Geräte (im Rahmen ihrer körperlichen Möglichkeiten/ Grenzen), damit sie es schafft! Verstehst du, was ich dir sagen möchte? Wir unglaublich spirituellen, hochschwingenden, wolkenhopsenden Reikianer praktizieren oftmals völlig hirn-, plan- und ziellos Reiki und Meditation, um uns besser zu fühlen. Das Ganze machen wir manchmal jahrelang, ohne irgendetwas zu evaluieren. Am Ende sind wir enttäuscht, weil wir doch noch nicht am Ziel sind.

Wir wenden uns von Reiki ab, um irgendeine andere, beliebig austauschbare spirituelle Praxis für ein-zwei Jahre auszuprobieren, bis wir feststellen: „Oh, auch das hat uns nicht ans Ziel gebracht!". „Besser fühlen" ist aber kein konkretes Ziel, das ist Geschwurbel. Wir brauchen 1. messbare Größen, einen Anfangswert und eine klare Zielvorstellung; 2. evaluierbare Methoden, 3. einen konkreten, realistischen, kleinschrittigen Plan und 4. regelmäßig Termine, um unseren Fortschritt im Auge zu behalten.

Das ist dir zu doof? Dann mach gerne weiter, wie bisher! Du denkst, das Gesagte, gilt für Fitness, aber nicht für Lebensbereiche, wie beruflichen Erfolg!? Ich durfte einmal Michael[20] coachen, hier ein Auszug des Gesprächs:

Michael: *Ich will erfolgreicher in meinem Job werden.*
Carsten: *Was heißt das für dich? Mehr Geld, eine andere Position?*
Michael: *Mehr Geld hauptsächlich ..., und auch ein anderes Ansehen. Die jetzige Arbeit erfüllt mich auch nicht gänzlich.*
Carsten: *Okay, erstmal Geld. Was bekommst du und, was hättest du gerne?*
Michael: *2.500,-€ Netto, 3,5 wären besser.* (sagt er und grinst)
Carsten: *In welcher Stellung der Firma, in der du jetzt arbeitest, würdest du dieses Gehalt bekommen?*
Michael (grinst nicht mehr): *In keiner. Nicht einmal der Chef bekommt das!*
Carsten: *Du wirkst gerade etwas entmutigt ...*
Michael: *Ja, ich registriere gerade, dass all die Überstunden, mein Engagement, mein Dazulernen alles völlig sinnlos war und das mein Ziel nicht klappt.*
Carsten: *Deine jetzige Firma zeigt dir also Grenzen auf. Wenn du über den Tellerrand guckst, was siehst du dann?*
Michael: *Ich will doch nicht kündigen ...*
Carsten: *Musst du das? Was gibt es noch für Optionen?*

Michael machte sich nebenberuflich selbstständig und arbeitet heute (nach ca. 1 Jahr) mit 10 Wochenstunden als Trainer/ Berater. Seine damalige Anstellung machte sein Ziel unmöglich. Er musste umdenken und mit konkreten Schritten seine Komfortzone verlassen, verdient rund 4.000,-€ Netto und ist erfüllter denn je, weil er seine Stärken und Interessen zum Einsatz bringt.

---

[20] Alle Namen wurden selbstverständlich geändert!

Beginne mit der Veränderung am besten dort, wo es am meisten drückt!
Das Leben spiegelt dir, was deine wichtigsten Themen sind,
durch die dir begegnenden Herausforderungen im Hier & Jetzt!

Viele Menschen kümmern sich ihr Leben lang um Lappalien, weil es leicht geht und man schnell kleine Erfolge sieht: sie räumen die Wohnung auf, stapeln um, bauen hier ein kleines Regal auf und dort, lassen aber das Wesentliche außer Acht, was unbewusst immer auf den Rücken und die Stimmung drückt. Versteh' mich bitte richtig: es ist okay, wenn du dich ab und an (von mir aus auch täglich) um Lappalien kümmerst (also die C-Prioritäten, die weder dringend noch wichtig sind), doch holt dich das große Thema irgendwann ein. Wenn du dich nicht darum kümmerst, kümmert es sich um dich, oftmals in Form einer schweren Krise oder Krankheit. Wenn dir dein Thema bekannt ist, super. Wenn nicht, gibt's ganz großartige Übungen! ☺

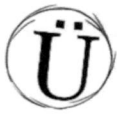

Übung „Kellergang" – eine Technik des katathymen Bilderlebens[21] (& Erweiterung der Übung aus Kapitel 2.2.1. „Innerer Garten". Stelle dir bitte wieder vor, du gehst durch dein großes Tor in deinen Garten. **Wie sieht dein innerer Garten heute aus?** Hat sich etwas darin verändert, wo zieht es dich hin? Wie geht es den Pflanzen und wie ist das Wetter? Nimm dir etwas Zeit, um anzukommen und dich aufzutanken.

Suche dein Häuschen auf – wie sieht es heute darin aus? Was fällt dir an Besonderheiten im Erdgeschoss auf? Wie fühlst du dich heute darin? Das Spannende an dem Haus soll heute der Keller sein. Siehst du die Kellertür bzw. Klappe? **Welche Gefühle steigen in dir auf, wenn du dir vorstellst, gleich in deinen Keller zu gehen** und nach dem Rechten zu sehen? Gehe hinunter!

---

[21] Vgl. das Buch „Die Kraft des Mentaltrainings" von Kurt Tepperwein

Beschreibe gerne, was du vor deinem inneren Augen gesehen und auch sonst wahrgenommen hast? Welche Gefühle oder Erinnerungen sind in dir wach geworden? Welche Themen der Veränderung/ der notwendigen Persönlichkeitsentwicklung, glaubst du, sind damit verbunden?

Dass der Keller dein Unterbewusstsein repräsentiert, dürfte klar sein. Hier liegen alle verdrängten Anteile, hier wohnt der Schatten, der ungefährlich ist, solange er mir bewusst ist, ich ihn im Auge behalte. Erst dann wirds brenzlich, wenn ich ihn mit aller Macht abspalten will. Als eigene Projektion, erkenne ich ihn fortwährend im Gegenüber und werde immer heftiger mit ihm im Außen konfrontiert. (Bsp.: vgl. die von katholischen Priestern verdrängte Sexualität. Sicher hast du mitgekommen, welch heftigen Skandale seit Jahren, die achso göttlich, lichte Kirchenwelt erschüttern!?) – Der Kellergang ist gleichsam Sinnbild des Kontaktes mit unserem „Es", dem „inneren Kind", all den ungestümen, heftigen Emotionen auf der einen Seite; und der totalen Freude, puren Lebendigkeit, dem Übermut auf der anderen. Eine wichtige Aufgabe im Bereich der Selbsterkundung und Annahme ist also, den eigenen Keller zu inspizieren, dir bewusst zu machen, dass all das dort unten Liegende deine Altlasten sind, es aufzuräumen, ggf. auszumisten und auch dein tiefstes Inneres durch „innere Arbeit" allmählich zu einer Wohlfühloase zu verwandeln. Das Gute daran: Du kommst ohnehin nicht drumherum! ☺ Entweder kümmerst du dich in Zeiten deiner Kraft und Lebendigkeit darum oder es holt dich im Alter wieder ein. Ich muss dir sicher nicht sagen, dass du umso schneller alterst, desto mehr Kram deinen Keller blockiert, denn schließlich lagern hier auch deine Batterien, deine Lebendigkeit.

Wie nun mit Reiki hier wirken?[22]

> ➢ Mit dem 2. Grad kannst du übers HSZSN das Innere Kind besuchen, dich mit ihm versöhnen/ regelmäßig Zeit mit ihm verbringen. Tust du das ohnehin, wird der Kellergang wahrscheinlich zum Spaziergang!
>
> ➢ Schenke dir vor dem Kellergang Reiki, tanke dich auf, lege dir deine Hände aufs Herz und gehe dann in Gedanken mutig hinunter!
>
> ➢ Praktiziere die Joshin-Koyuu-Ho-Lichtatmung, mit der du eine starke Aura um dich herum erschaffst. Mit dem Schutzschild wird's leichter!
>
> ➢ Bilde CR-Lichtkugeln, wirf sie ins Dunkle, sie leuchten dir den Weg!

---

[22] Ausführlich beschreibe ich die hier vorgeschlagenen Techniken in meinen Arbeitsbüchern **„Reiki I – Shoden"** & **„Reiki II. Grad – Okuden"**. Du hast sie sicher selbst im Rahmen der Einweihung bei deinem Reiki-Lehrer gelernt.

Exkurs: „Freier Wille" oder „Sind es wirklich meine Ziele?"

Viel zu oft streben wir Dinge an, weil es uns durch die Medienwelt/ die Werbung vorgegaukelt wird, was uns nicht alles zum Glück verhilft: das neue Auto, dieses Küchengerät, diese neue Rolex-Uhr. Wieviel kostbare Lebenszeit steckte ich bisher in unnötigen Konsum?! Ich traue mich gar nicht, dir das zu sagen bzw. mir selbst das auszurechnen!

So lass uns aufhören, uns an den anderen zu orientieren! Erkunde selbst, was dir zum Glück gereicht und verzichte auf Vergleiche! Prüfe, ob die Ziele, die du dir setzt, wirklich zum Glück führen. Das kann der nächste Einkauf im Supermarkt sein, den du bekanntermaßen nicht machen solltest, wenn du hungrig bist; der nächste Schnellimbiss, von dem du schon vorher weißt, dass dir dein Magen das stundenlang bitter vorwerfen wird; der Shopping-Exzess, nachdem dein Konto weint! Frage dich: Brauchst du das wirklich? Hebt das nachhaltig deine Stimmung? Tut es dir wirklich gut? Viel zu lange fragte ich mich das selber nicht, bis ich in meiner Arbeit (damals kümmerte ich mich als Sozialarbeiter um Langzeitarbeitslose) Menschen kennenlernte, die sich das nie bewusst fragten, sich keine großen Ziele mehr setzten, die über beide Ohren verschuldet waren! Sie kauften Dinge, ohne Sinn und Verstand, ohne dies wirklich zu brauchen. Für solche Fälle mag ich die Umrechnung: Wieviel meiner verbleibenden Lebenszeit kostet es mich? Und, wenn ich mich schon vergleichen will, vergleiche ich es mit der Frage: Wieviel Freude bringt es mir? Wenn ich ein Ziel gefunden habe, darf ich mich darüber hinaus gerne fragen:

> ➢ Wäre es schlimm, wenn ich mein Ziel nicht erreiche?
> ➢ Passt mein Ziel zu mir/ zu meiner aktuellen Lebenssituation?
> ➢ Liegt das Erreichen meines Zieles überhaupt in meiner Hand?
> ➢ Wie realistisch ist es für mich (zu bescheiden, zu groß, passend)?
> ➢ Was kostet es mich, dieses Ziel zu erreichen, was muss ich dafür loslassen/ konkret verändern?
> ➢ Wenn ich mir vorstelle, ich hätte mein Ziel erreicht, gibt mir das ein anhaltendes Gefühl von wahrem Glück und wirklicher Zufriedenheit? (Beachte, dass im Wortstamm von Zufriedenheit „Frieden" steckt. Die meisten Wünsche, sobald ich sie mir erfüllt habe, wecken bloß wieder neue Wünsche, was mich dauerhaft im Unfrieden bringt!)

Ü Nun ganz zu deinem Anliegen: Der zu verbessernde Lebensbereich

_____

_____

_____

Welche Schulnote habe ich dem Lebensbereich (Kapitel 1) gegeben: _____

Welche Schulnote möchte ich dem Bereich in einem Jahr geben: _____

Woran genau werde ich merken, dass ich mein Ziel erreicht habe (Wie werde ich mich fühlen/ was werd ich dann anderes tun; was werden andere sagen?):

_____

_____

_____

_____

_____

_____

Warum ist es für mich überhaupt wichtig, mein Ziel zu erreichen?

_____

_____

_____

_____

_____

Was werde ich eventuell dafür aufgeben/ loslassen müssen?

_____

_____

_____

_____

_____

Was habe ich bisher (mit Reiki) getan, um mein Ziel zu erreichen:

_____

_____

_____

_____

_____

Was könnte ich noch tun, um es zu erreichen/ was hab' ich nicht versucht?

_____

_____

_____

_____

_____

Wer oder was wird mir vielleicht im Weg stehen/ wie verhinderte ich bisher selbst meinen Erfolg?

_____

_____

_____

Wer oder was könnte mich darin unterstützen, mein Ziel zu erreichen?

_____

_____

_____

Was tue ich ab heute, ganz konkret?   Datum: _____

_____

_____

_____

_____

_____

Wann überprüfe ich meine Erfolge? (1 Woche/1 Monat)   _____

_____

_____

_____

_____

_____

Exkurs SMARTe Ziele

F ür die meisten ist es sicher ein alter Hut, auch wenn dieser von „Spirituellen" für mich unverständlicherweise selten berücksichtig wird. SMART ist eine Formel, wie wir uns Ziele setzen und diese regelmäßig auf Effektivität überprüfen können. Wenn du also bisher in irgendeinem Lebensbereich weniger erfolgreich warst, als du es dir gewünscht hättest, könnte diese Management-Methode dir einen wesentlichen Vorteil verschaffen. Jedes deiner Ziele könntest du von nun an mit dem Raster **S** pezifisch, **M** essbar, **A** ttraktiv, **R** ealistisch, **T** terminiert abgleichen, um deine Erfolge wahrscheinlicher werden zu lassen.

Beispielthema: Knieschmerzen

Spezifisch   Benenne dein **Ziel**, mache es möglichst **klar und präzise**
Bsp.: „In 6 Monaten sollen meine Knie schmerzfrei sein!"

Messbar   **Definiere Kriterien**, die Ziel und Methoden messbar machen, so dass du überprüfen kannst, ob du auf dem richtigen Weg bist

Bsp. **IST-SITUATION**: Aktuell kann ich nicht schmerzfrei Treppen steigen; auf einer Schmerzskala von 1-10 (Höchstwert: 10), tut es 8 weh; ich nehme 2 Schmerztabletten täglich.

SOLL/ Ziel: Ohne Tabletten möchte ich - auf der Schmerzskala mit max. „3" - 3 Etagen Treppen steigen (aktuell unmöglich)

Maßnahmen:

o   Eine halbe Stunde Reiki pro Tag auf die schmerzenden Knie
o   3x5 Minuten tägliches Visionieren des erreichten Zieles

Attraktiv   Dein Ziel muss für dich **attraktiv und relevant** sein, ansonsten steht es in einer negativen Kosten-Nutzen-Bilanz. Ein Ziel fordert immer etwas von uns ab, verlangt, dass wir aus unserer Komfortzone kommen, das Ergebnis muss also wichtig genug sein, um den Aufwand/ auch den Schmerz zu rechtfertigen! Entwirf z.B. ein Bild/ eine Vision/ einen Film davon, was du tun wirst, wenn dein Ziel erreicht ist. Welchen großen Nutzen wird dies für dich haben?

Bsp.: *„Ich bin wieder mobil und kann reisen. Ich sehe mich, kindlich leicht einen hohen Berg ersteigen. Oben auf der Klippe genieße ich den Sonnenaufgang, spüre meine heilen, warmen, pulsierenden Knie und meine starken Muskeln drumherum. Ich freue mich darauf, gleich wieder den Berg hinabzuspringen!"*

Realistisch

Wie lassen sich die gesetzten Maßnahmen realistisch in den Tagesverlauf einplanen? Setzen sie wirklich an der Wurzel des Problems an? Sind sie ausreichend (z.B. Dauer, Intensivität), um das Ziel zu erreichen? Bsp: *„Der Hausarzt meint, dass die Kniebeschwerden von Entzündungsherden und meinem Übergewicht kommen, ich esse zu viel und zu schlecht. Er empfiehlt auf Zucker, vor allem Alkohol zu verzichten. Mein Physiotherapeut rät zudem zu 2 Beinübungen für den Muskelaufbau""*

Neben den eben skizzierten Maßnahmen, braucht es also scheinbar zusätzlich eine Ernährungsumstellung, tägliche Bewegungseinheiten, sowie ein gezieltes Krafttraining:

- o 9:00-9:30 Spaziergang (Bewegung; langsam auf 1 Stunde erweitern); die 2 Beinübungen, dann 5min barfußgehen (Erdung)
- o Gesundes ausgewogenes Frühstück/ Obst-Zeit
- o 11:00-11:30 Uhr: halbe Stunde Reiki auf die Knie
- o 8:50; 11:30 & 18:00 Uhr: Visionieren des erreichten Zieles
- o Ab 18 Uhr nicht mehr essen/ Teilfasten > „Bei aufkommendem Hungergefühl gebe ich mir Reiki auf den Bauchbereich!"

Wie und warum habe ich mein Ziel bei vorherigen Versuchen vereitelt? Wie ist's mir gelungen, das Problem zu intensivieren? (Welche anderen Kräfte wirken behindernd oder unterstützend?) Und vor allem: Welche **Konsequenzen** treten ein, wenn das Ziel erreicht ist? *„Mit intakten Knien kann ich wieder arbeiten gehen. Derzeit bin ich als arbeitsunfähig krankgeschrieben. Damals war ich nicht bereit dazu – heute freue ich mich drauf und werde von meiner Partnerin unterstützt!"*

Terminiert

Monatliche Überprüfung & Maßnahmenanpassung!

Wichtig für das Erreichen deiner Ziele

- Setze dir erreichbare, machbare Ziele
- Visioniere die Ziele, so als hättest du sie bereits erreicht
- Sprich darüber/ lasse Freunde und Bekannte davon wissen (das hilft, dir die Ziele immer wieder vor Augen zu führen/ sie zu visionieren)
- Nimm deine Schwächen an und setze ganz bewusst deine Stärken ein
- Gehe an deine Grenzen und verlasse die Komfortzone
- Nimm wahr, wie du dich selbst bisher behirdert hast, was der bisherige Gewinn aus deiner Krankheit/ deinen Herausforderungen war
- Glaube an dich/ trainiere dich im positiven Denken
- Suche dir Verbündete/ Helfer, umgib dich mit Menschen, die es bereits geschafft haben (und weniger mit jenen, die permanent scheitern)
- Motiviere dich/ suche dir Motivatoren
- Plane dir guttuende Aktivitäten gezielt in den Alltag ein
- Genieße den Moment
- Baue dir Rituale auf (praktiziere die gleichen Tätigkeiten am gleichen Ort zu immer gleichen Zeit > deine Körper/Geist-Einheit profitiert von solch konditionierten Abläufen erheblich und Widerstände verlieren an Kraft)
- Setze dir Fristen/ Termine, um zu überprüfen, ob du dich verlaufen hast oder noch auf dem richtigen Weg bist
- Belohne dich bei Teilerfolgen/ Abschnittszielen
- Sei dankbar (führe ein Dankbarkeitstagebuch) und feiere deine Erfolge
- Bleibe offen für das, was deine Seele von dir möchte/ wohin das Leben mit dir will!

PS: Eine gute Übung, um das Erreichen von Zielen zu trainieren, ist übrigens das Bogenschießen. Auch hier findet der Pfeil nur ins Ziel, wenn dein Geist bereits dort ist! 😊

Eine Zen-Geschichte: Der alte Bogenschütze[23]

Ein junger hervorragender Bogenschütze wollte einmal einen alten Meister herausfordern, der als bester Bogenschütze des Landes bekannt war. Im Kloster nahm der junge Mann also seinen Bogen und schoss von guter Entfernung ohne die geringste Mühe genau in die Mitte der Scheibe. Sein zweiter Pfeil vollendete das Ganze, der nämlich spaltete seinen ersten Pfeil genau in der Mitte – solche Kunst hat man seinerzeit selten gesehen, weshalb sogar der alte Zen-Meister dem Jungen den verdienten Beifall zollte. Der aber, wenig bescheiden, fragte spöttisch: „Und, könnt ihr das auch?" - Da lächelte der Zenmeister und hieß den jungen Bogenmeister ihm zu folgen.*

Lange ging er dem Alten nach, über Stock und Stein, einen alten Pfad durch einen uralten Wald immer höher und höher auf den heiligen Berg hinauf, bis sie zu einer tiefen Schlucht kamen, deren Abgrund sicher dreihundertdreiunddreißig Meter unter ihnen lag. Etwa 20 Meter gegenüber der bröckligen Felsenkante lag eine andere himmelhohen Klippe. Darüber lag wippend ein dürrer Baum, der beide Felskanten miteinander verband. Ein leichtes, behändes Tier konnte herüberhüpfen, hatte es keine Angst vor Höhe. Ohne Zögern betrat der Zenmeister diesen über der Teufelsgrund liegenden, im Wind schwingenden Baum, ging mittig über den Abgrund und nahm seinen Bogen zur Hand. In einer unglaublichen Entfernung stand ein junger, dünner Baum, den visierte er kurz an, ließ den Atem in seine Lunge gleiten, ließ ihn mit dem Winde ziehen und in dem Moment, wo die Ausatmung perfekt war und der Moment ewiger Stille kam, ließ er den Pfeil dem Ziele zuschwirren. Trotz des Windes und des schwingenden Baumes und dem tiefen Abgrund und dem stundenlangen Marsch (trotz des hohen Alters des Meisters), traf der erste Pfeil den dünnen Baum direkt in der Mitte des Stammes.

Nach einer tiefen Verbeugung kam der Meister zur Felskante zurück, und gab den unsicheren Stieg für den jungen Herausforderer frei. Der aber wagte sich nicht einmal an die Felskante heran und stand mit schlotternden Knien wie festgewurzelt am Flecke. Da sprach der alte Meister: „Deinen Bogen hast du meisterlich im Griff, nicht aber deinen Geist, der den Pfeil schwirren lässt!"

---

[23] Vgl. Shiva Singh: 77 buddhistische Geschichten, die deine Denkweise verändern werden

2.2.4. Selbstevaluation

Ein Wochenende im Quartal solltest du dir Zeit für dich selbst nehmen. Mache ein Date nur mit dir, nimm dich einmal aus allem Alltag raus! (Für junge Eltern ist diese Idee trotz bestem Willen natürlich oft nicht möglich, als dreifacher Vater weiß ich das nur zu gut. Im Wissen darum, wie wichtig die Zeit nur mit dir ist, brich das Wochenende im Quartal herunter auf 2-3 Stunden pro Woche, in denen du nur dir selbst verpflichtet bist und einfach etwas machst, das dir gut tut. Ich kann dir sagen: die Zeit, in denen deine Kinder groß und aus dem Haus sind und du es dir häufiger wünschen würdest, mit ihnen uneingeschränkt Zeit verbringen zu können, wird kommen! ☺) Verbringe dieses Wochenende auch nicht zuhause, dort wartet immer Arbeit. Nimm dir ein günstiges Hotel, zelte oder noch besser: schlafe direkt unter den Sternen[24], nur mit dem Nötigsten im Gepäck, wenn das Wetter und dein Herz dies zulassen! ☺ Gehe in dieser Zeit ins Zwiegespräch mit dir und frage dich:

➤ Wie geht es mir? In welcher Stimmung war ich zuletzt? Wie liefen die letzten 3 Monate insgesamt?
➤ Bin ich noch auf dem richtigen Weg?
➤ Wieviel Zeit habe ich mir für das Wichtige in meinem Leben genommen, für mich, meine Hobbys, meine Partnerschaft?
➤ Bin ich meinem Ziel ein Stück nähergekommen oder habe ich es gar bereits erreicht, ohne dass mir das aufgefallen wäre?
➤ Was habe ich richtig gut gemacht? Mit welchen Momenten war ich richtig zufrieden? Wofür bin ich dankbar, was waren meine Erfolge?
➤ Was habe ich Neues gelernt und ausprobiert? Was waren meine größten Aha- und Lernmomente?
➤ Und, was kann ich in den nächsten 3 Monaten noch besser machen? Womit fange ich morgen an?
➤ Fehlt mir etwas zum Glück, was ich ins Leben integrieren möchte?

---

[24] Einmal im Jahr bieten wir solche **VISIONSREISEN** für Erwachsene an: das 3tägige Seminar **„Achtsame Schritte auf der Teufelsmauer im Harz"** – einem Wanderweg, den schon unsere Ahnen kannten und zum Zwecke der Initiation einsetzten! Termine findest du hier: www.sagenhafter-harz.com

Dieses Wochenende mit dir allein wird dir helfen, dich neu auszurichten, dich aufzutanken, deine bisherigen Erfolge zu feiern und einfach die Verbindung zu dir, zu deinem Körper, deinem Herzen, deinem inneren Kind, deinem höheren Selbst und zu Mutter Erde zu stärken. Das Wochenende mit dir wird auch deine Partnerschaft stärken, denn erst in einer Zeit der bewussten Trennung, weiß man mit etwas Abstand, was man am anderen hat. Ihr werdet euch wieder mehr zu erzählen haben, sobald ihr euch selbst neu kennenlernt! Wohin wollt ihr euch, jeder für sich und gemeinsam entwickeln?

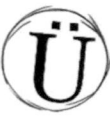 **Besuche einmal wieder deinen inneren, blühenden Garten.** Öffne die Pforte, tritt herein und schau dich um. Erkenne, wie strahlend sich dein inneres Reich in den letzten Wochen entwickelt hat. Überall sprießt und blüht es. Nimmst du neue Blumen, Früchte und Bäume wahr? Welche Farben dominieren deinen Paradiesgarten? Nachdem du dich eine Zeit gelabt hast, betritt dein wunderbares Häuschen, gehe diesmal jedoch nicht in den Keller, sondern ins **Dachgeschoss.** Schlendere die Treppe ins Lichte hinauf und schau dir die goldbeschlagenen, verschnörkelten Türen vor dir an.

Jede der Türen kann dich in einen Bereich deiner Selbst führen, z.B. in dein **Höheres Selbst.** Schreibe an die Tür außen in Gedanken nur „Höheres Selbst" dran und du hast, wie mit dem Fernheilungssymbol (HSZSN) ein Ziel bzw. einen Verbindungswunsch installiert. Du kannst auch ins Zimmer deines erreichten Zieles gehen und dich einfühlen, wie es ist, wenn du **Erfolg auf allen Ebenen** hast, wenn du **Heilung auf allen Ebenen** erfährst, wenn du in **deine eigene Göttlichkeit** hineintauchst – probiere es aus und genieße!

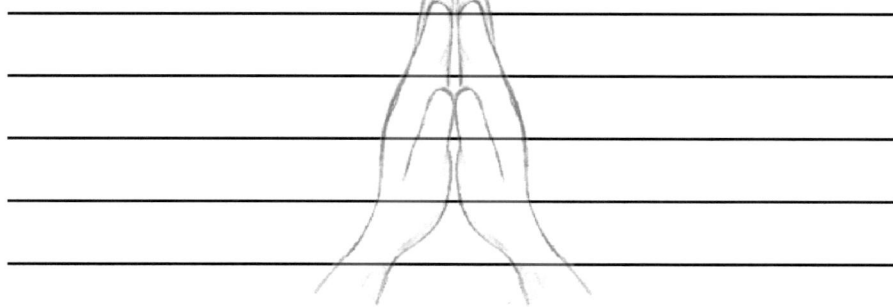

Die Vollkommenheit, die ich mit Hilfe von Reiki in spiritueller Disziplin erreichen kann, wenn ich an meiner Gesundheit und meiner Persönlichkeit arbeite, ist im „Ki" des Reiki-Symbols angezeigt. Das großartige an der Schriftsprache der Japaner ist, dass jeder Strich eine eigene Bedeutungsebene und damit enorme Aussagekraft hat. Es ist eine analoge Art der Kommunikation, in der wie bei den ägyptischen Hieroglyphen oder germanischen Runen der Buchstabe selbst, neben dem Umlaut, ein Wort bzw. ein Bild meint und eine eigene energetische Frequenz aufweist.

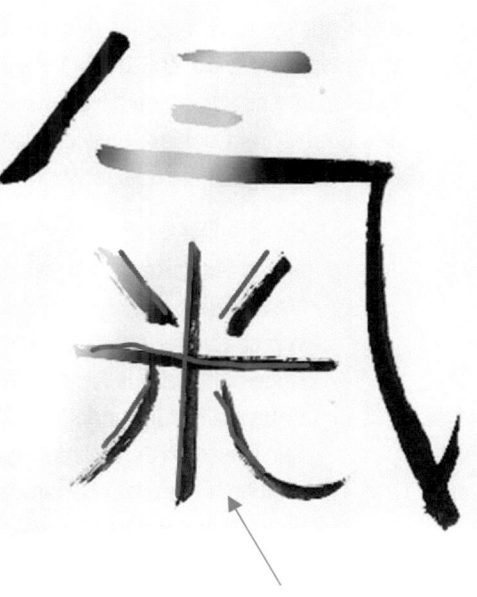

Im „Ki" (siehe Bild) steckt unter anderem ein Reiskorn bzw. zusammengebunde Reisähren (das Grundnahrungsmittel der Japaner/ Energielieferant), andererseits aber auch eine Person, die ihre Hände nach links und rechts ausstreckt (Kreuz) und damit die Welt umarmt/ also alle Herausforderungen annimmt. Von dieser Person, die ganz im Herzen zentriert ist, geht ein unglaubliches Strahlen/ eine enorme Kraft aus (diagonale Striche, die auch die Sonnenstrahlen anzeigen; in christlichen Ikonographien werden Heilige mit einem Lichtkranz/ Heiligenschein versehen, mit dem „Ki" vergleichbar! Reiki will uns damit m.E. unmissverständlich lehren, wie essentiell es ist, die Dinge, die uns widerfahren uneingeschränkt anzunehmen – sie mit offenem Herzen und weit geöffneten Armen zu akzeptieren (Akzeptanz). Wie gelingt dieser Person das? Sieh sie dir an: sie ist gut geerdet und zum Himmel ausgerichtet (der vertikale Strich). Die Person ist ein reiner Kanal. Dieser Strich zwischen Himmel und Erde kennzeichnet übrigens auch die germanische Rune „IS" (das Sinnbild der Hagedisen/ Hexen/ Priesterinnen). Die Priesterin/ der Reikianer öffnet seine Arme/ sein Herz (horizontale Linie). Weil er nicht im Widerstand ist, kann er alles auf ihn einstürmende (der Regen als oberer Teil des Reikisymbols) annehmen/ zum Segen verwandeln/ sich verändern!

Kreativübungen mit Reiki: In der Zeit deiner Visionsreise/ dem Wochenende nur für dich, hast du die Gelegenheit an und mit Reiki zu wachsen. Vielleicht magst du Zeit dafür nutzen, deine Beziehung zu Reiki zu intensivieren und dir von deinem Höheren Selbst Antworten zu erbitten, wie du z.B. das Strahlen auf deinem individuellen Weg des Wachstums mehren kannst. Reiki kann dir z.B. mit diesen wundervollen Kreativ-Übungen dabei helfen:

- Kalligraphiere das Reiki-Symbol, sieh es dir stumm an oder Chante ausatmend „Reiki", vergiss das Denken und versinke darin
- Male „Reiki" auf ein DIN A4-Blatt und fertige ein Passepartout an, verschiebe es auf dem Symbol und schaue, was dir besonders ins Auge fällt. Daraus fertige ein Ziel- oder Kraftbild an (siehe unten)
- Baue ein Naturmandala z.B. aus Feldsteinen, das kindlich verspielte Tun lässt dich den Moment ganz neu genießen (Fotos nächste Seite)
- Sinniere über die Lebensregeln nach, chante sie, bringe sie in Bewegung oder auf deine ganz eigene Weise kreativ zum Ausdruck
- Beginne ein Dankbarkeits-Tagebuch zu schreiben und finde Symbole für wichtige Bereiche, die dich in Seligkeit bringen (Symbole wirken tiefer aufs Unterbewusstsein > du kannst sie dir z.B. auf die Hand zeichnen/ erinnerst dich dadurch immer an das Essentielle)
- Fertige ein Visionboard an, indem du Bilder aus Zeitschriften ausschneidest und auf ein DIN A3- Blatt aufklebst, dazu malst/ schreibst, um deine nächsten Ziele zu visualisieren/ besser zu manifestieren

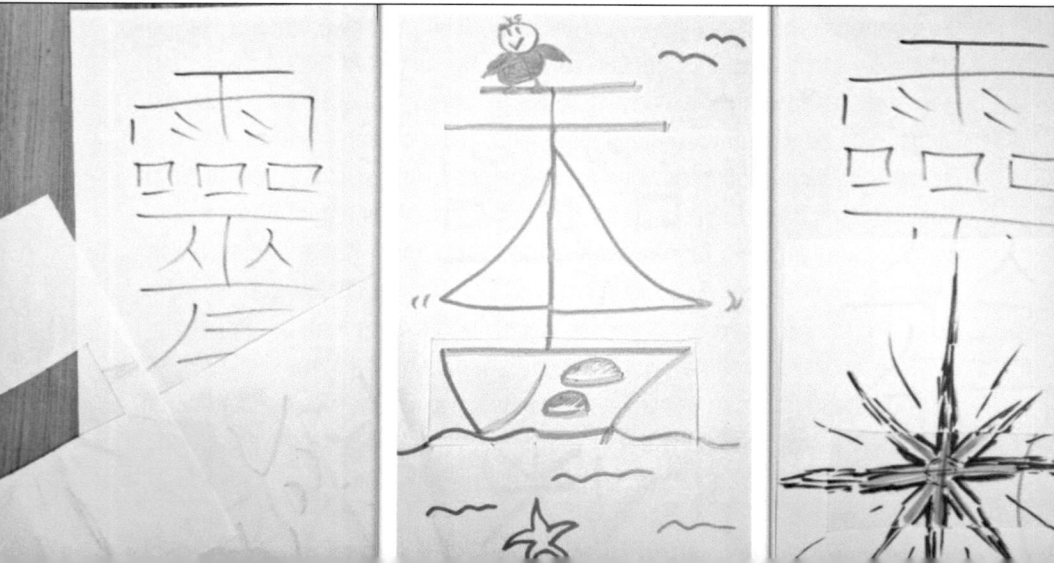

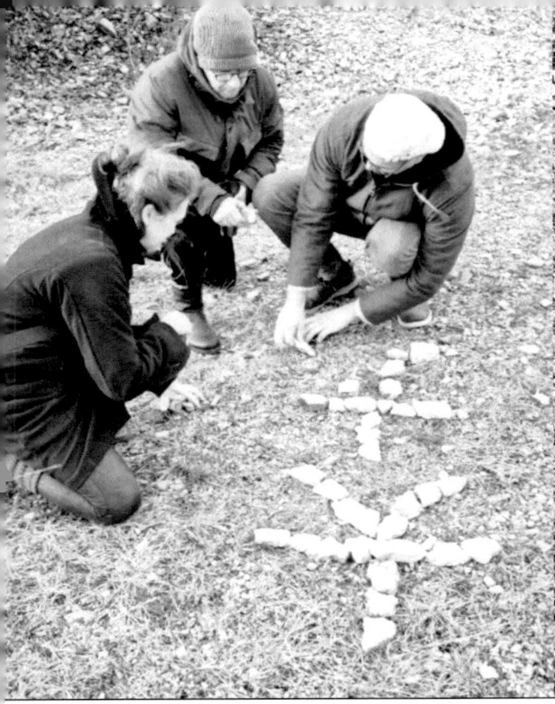

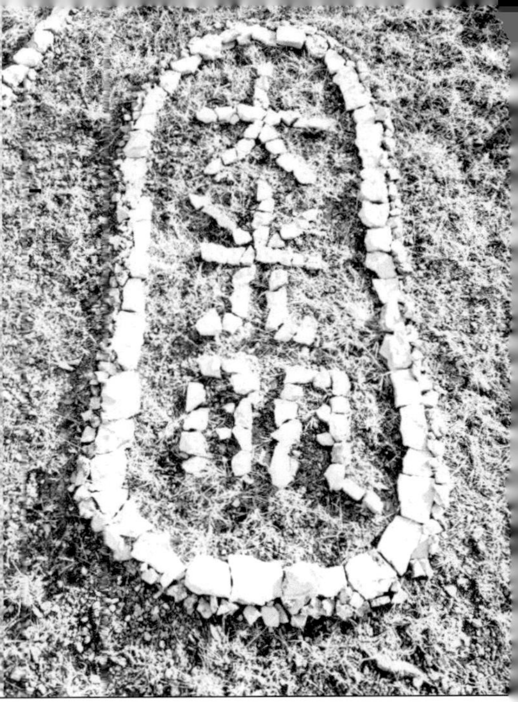

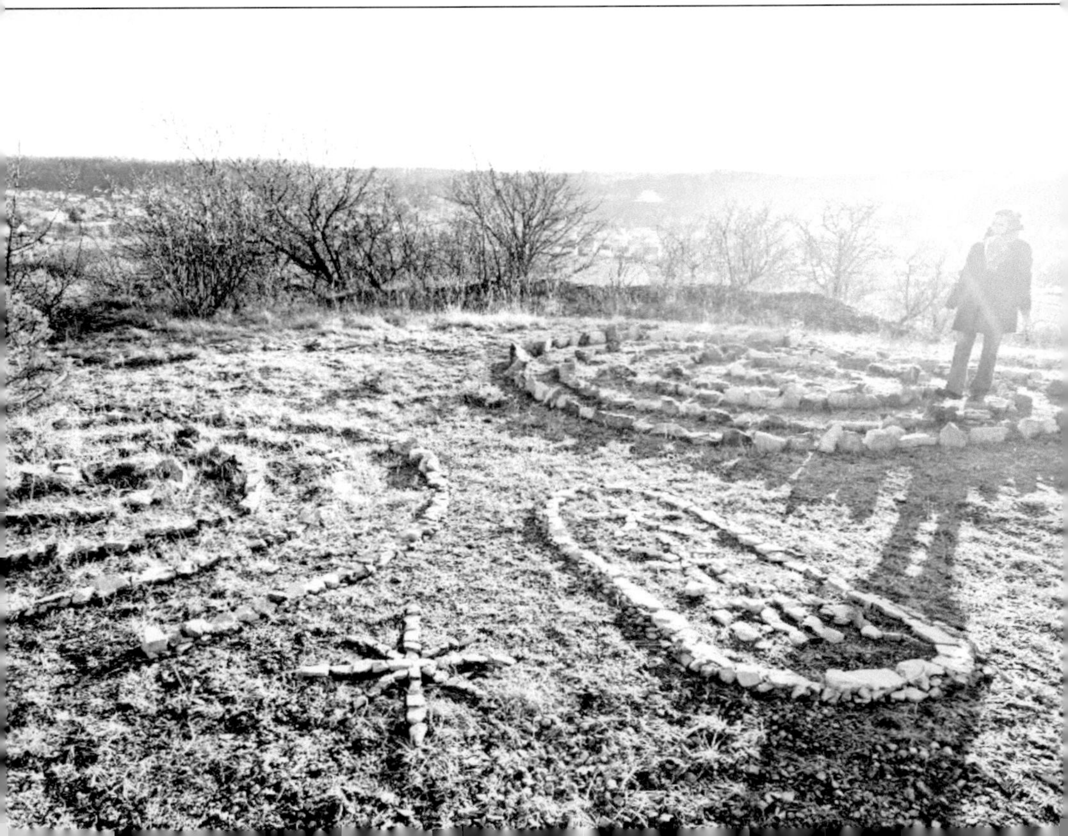

Teil 3: Spirituelle Disziplin

Oft muss ich lachen, wenn Menschen bei dem Wort „Disziplin" das große Schütteln oder gar graue Haare bekommen. Disziplin hört sich so nach harter Arbeit an ... und ja: die Reiki-Lebensregeln erinnern mich daran – „kyo dake wa ... gyo o hageme" – gerade heute, hart an mir zu arbeiten. Dummerweise ist die Regel so vermutlich überhaupt nicht gemeint. Es geht eben nicht darum, noch mehr zu schuften und ohne auszuruhen, auszubluten. Die Lebensregeln besagen: Halte inne, um dir mal wieder selbst zu begegnen. Ja, arbeite hart ... aber eben „bloß" an dir selbst ... und, wenn du ein Arbeitstier bist, dann kann das heißen: „Komm zur Ruhe!" – Wenn dein Krafttier eher das Faultier ist, heißt die Regel womöglich im Gegenteil zum oben Gesagten: „Gib täglich dein Bestes!" 😊

Usui Sensei empfahl: „Gib dir täglich Reiki und sprich die Lebensregeln, morgens und abends und rezitiere die Regeln laut – das ist die geheime Methode das Glück einzuladen!" – Wenn du dies täglich tust, bist du bereits diszipliniert. In dieser Disziplin geht es aber scheinbar nicht darum, plackend Burnout zu bekommen, sondern dich zu fragen, wie du heute das Beste aus deinem Tag machen kannst, wie du dein Glück einlädst!

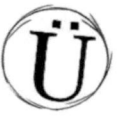

Okay, halte kurz inne und sinniere darüber, wie du gerade heute dein Glück einladen kannst. Was willst du für dich tun?

_____

_____

_____

_____

_____

Es ist wunderbar, jeden Tag etwas Schönes, Kraftvolles und Kraftspendendes für sich zu tun (und schon das vernachlässigen so viele Menschen im Alltag). Bedauerlich empfinde ich es, wenn wir differenzieren: dies hier ist Arbeit (das ist müßig, anstrengend, unlustbetont) und das ist meine Freizeit, hier kann ich endlich sein, wer ich bin, durchatmen und Spaß haben. Ich kenne so viele Menschen, die schon am Sonntag schimpfen, dass sie montags wieder arbeiten müssen. Dieser Gedanke macht bereits die Freizeit kaputt und erschafft solch einen Stress, solch negative Erwartungshaltung, dass der Montag es äußerst schwer haben dürfte – ganz gleich, was er eventuell bereithalten könnte – der beste Tag des Lebens zu werden. Das stößt sich m.E. an der Lebensregel, die besagt „Verdiene dein Brot ehrlich". Hiermit ist ja nicht nur gemeint, dass du nicht stehlen darfst oder, dass du dir eine Arbeit suchen solltest, die moralisch vertretbar ist, sondern eben auch eine Tätigkeit, die authentisch zu dir passt. Du bist doch nicht ehrlich zu dir, wenn du dich gegen dein Sein stellst, wenn jede Pore „Nein" zu deinem Tun schreit und du es trotzdem machst, Tag für Tag, Jahr um Jahr. Das ist keine gelebte Authentizität. Die Lebensregel sagt: „Suche dir keinen Beruf, sondern lebe deine Berufung. Wenn du tust, was du liebst, arbeitest du von jetzt auf gleich überhaupt nicht mehr. Gewissermaßen brauchst du dann auch niemals in Rente gehen, denn wer würde freiwillig in der Rente damit aufhören, das zu tun, was ihn erfüll?! ☺

Das „Rei" im Reikisymbol lehrt uns nachzusinnen, wie wir das eine mit dem anderen verbinden können; wie wir während der Arbeit verbunden bleiben können mit der großen Quelle[25]; wie unser notwendiges Tun zum Lebenstanz werden kann!? Das „Ki" im Reiki meint neben dem Reiskorn auch die ausgereifte Ähre, demnach die Ernte. Ich frage dich: Hast du schon einmal eine Erne vom Feld (oder einem Beet im eigenen Garten) eingefahren? Was müssen wir tun, um zu ernten, wieviel Arbeit steckt darin? Ich meine, nicht nur die Früchte (vom Baum oder) aus der Erde zu holen, sondern den Boden vorzubereiten, zu lockern, zu düngen, zu säen, Unkraut zu jäten, zu gießen, (das Aufkommende zu lieben/ das Wachsende zu behüten), zu pflegen, wieder zu gießen und Unkraut zu jäten, Ungeziefer zu vertreiben, den Wachstum täglich begutachtend zu begleiten … und dann erst zu ernten.

---

[25] Vgl. Kapitel 2.2.2. dieses Buches!

Reiki erinnert uns: Du wirst ernten, was du säst.
Vielleicht nicht heute, vielleicht morgen. Vertraue und übe dich in Geduld,
aber gib schon diesem Tag die Chance, der Beste deines Lebens zu werden!

Übung: Hast du schon einmal darüber nachgedacht, wie du Kraft beim Tun tanken kannst, wie deine Arbeit womöglich sogar deine Spiritualität fördern kann?

_____

_____

_____

_____

_____

_____

_____

Und, wie fördert dir u.U. die Freizeit den spirituellen Weg?

_____

_____

_____

_____

_____

_____

_____

3.1. Reiki leben - ein Praxisbeispiel

Ich möchte dir aufzeigen, unter welchen Gesichtspunkten der Alltag einen spirituellen Bezug bekäme. Bitte verwechsele diese Idee nicht mit der Ansicht, ich würde bereits in allen Facetten so leben. Wer mich kennt, weiß, dass ich trotz geliebter Tiefe, mit Momenten des Schwachsinns und der kindlichen Unachtsamkeit liebäugele. ☺ Ich schaue gerne abends einen Film, trinke ab und an 1-2 Rum-Cola, schätze meinen Döner, liebe es, Schokoweihnachtsmännern den Kopf abzubeißen! Zuweilen bin ich ein „kleines Ungestüm", aber ich bessere mich beständig, sagt meine Frau! ☺ (Ich empfinde es aus meinem derzeitigen Sachverstand so, dass du nicht von jetzt an – sofort – alles und immer richtig machen musst. Bitte hab Geduld mit dir, gönne dir auch Blödsinn, wobei du immer achtsamer werden darfst, wie es dir mit dem „Rückfall in alte Liebeleien" geht, und ob diese Routinen deines bisherigen Lebens wirklich noch das sind, was du im Augenblick benötigst! Auf diese Weise – es gerade heute nur 1% besser zu machen – hat sich mein Leben über die Jahre gravierend verändert!) **So zum Beispiel:**

Uhrzeit Tätigkeit

6:00   Aufwachen, kurz nachsinnen, ob wichtige Trauminhalte da sind (was immer der Fall ist, wenn mich der Traum sehr bewegte)! Träume[26] sind m.E. nicht nur Wegweiser unserer Seele, sondern beinhalten oft genug Vorschläge vom Höheren Selbst, was der nächste Schritt für unsere Persönlichkeitsentwicklung ist und, wie wir diesen mittels Meditation gestalten können. Die Träume notiere ich kurz, um sie ggf. später zu analysieren und mit ihnen zu arbeiten. – Erst jetzt spüre ich in meinen Körper hinein und gebe mir ca. 5 Minuten Reiki auf die wichtigsten 3 Positionen (meistens Augen, Hinterkopf, und zuletzt eine Hand aufs Herz, eine aufs Hara (unterer Bauch)).

Zum Aufwachen: Als Selbstständiger wache ich ohne Wecker, immer etwa zur gleichen Zeit auf und kann mir Zeit lassen. Mein Körper hat aber seine Routinen, er braucht nur ca. 6 Stunden Schlaf!

---

[26] Erklärungen zur Meditativen Traumarbeit findest du in meinem Buch „Träume & Traumbilder"

Uhrzeit Tätigkeit

6:20　**Klogang** – Warum ich das notiere, fragst du? Weil ich dich darauf aufmerksam machen möchte, dass selbst der Toilettengang auch spirituell sein kann. Was meinst du, was du hier alles in den Fluss bringen kannst. Das meine ich ernst. Hier kannst du dich im Loslassen üben. Lass den ganzen alten Unfug herausfließen, auch die alten Glaubenssätze, die Selbstzweifel, die Gedanken darüber, wie der Tag wird – alles raus und weg – göttlich, diese Spülung!

　　　Reinigung – wasche dir nicht nur das Gesicht oder putze dir lieblos die Zähne. Nimm dich wahr und nimm dich an. Sieh dir ins Gesicht und begrüße dich, wie einen guten Freund. „Schön, dass du wach geworden bist!" – Streichele dich mit dem Wasser, mit dem du dich wäschst, lass es eine spirituelle Reinigung sein. Martin Luther sagte, die Taufe solle nicht einmal im Leben geschehen, sondern im besten Fall jeden Morgen! Du musst dich nicht zum Christentum bekehren, aber doch bitte zum Göttlichen in dir! ☺ Wasche dich rein, wie wenn du dich mit der Kenyoku-Reiki-Technik reinigen würdest.

6:30　**Essen und Trinken:** Ich nehme ein Glas Wasser, aus unserer blauen Karaffe (auf der die Blume des Lebens die ganze Nacht lang das Wasser energetisierte) lade es noch kurz mit Reiki auf und trinke es in der Gewissheit, dass es mir Lebendigkeit schenkt, genau wie jeder Atemzug (einatmend denke ich „Rei", austamend „Ki") – nochmal zur Erinnerung: das mach ich nicht ständig, aber immer öfter erinnere ich mich dran)! Auch mein Essen energetisiere ich kurz mit Reiki, indem ich das Reiki-Gebet spreche und meine Hände darüber halte.

6:45　**Ausrichtung & Meditation:** Jeden Morgen, ja, wirklich immer, stelle ich mich in den Garten unter die Trauerweide, mache Dehnungsübungen und dann das TenChiMaeYoko, das uns Don Alexander auf einer Reiki-Convention nahebrachte. Anschließend praktiziere ich eine Qigong-Elemente-Übung, weil ich es nach der eher statischen Wasserfallpraxis liebe, meinen Körper in Bewegung zu bringen. – Nach dem 15minütigen Draußensein, setze ich mich 15 Minuten für eine Morgen-Zuversichts-Meditation ins Büro, mich mental auf den Tag einzuschwingen. Immer beende ich dies mit einem Körpergebet!

Uhrzeit Tätigkeit

7:30   **Arbeitsbeginn** – mit einem Käffchen (wohlgemerkt einer Kanne Kaffee!!!) setze ich mich an den PC und beginne zu tun, was getan werden muss, wobei ich das differenzieren möchte! Zuerst muss getan werden, was mich motiviert, was mich in meine Kraft und Freude bringt. Ich beginne den Tag also nie mit einer A-Priorität (dringend und wichtig) wie der Steuererklärung, sondern immer mit etwas, dass mir das Gefühl gibt, 1. meinen Zielen ein Stück näher gekommen zu sein und 2. schon sehr früh am Morgen etwas abgehakt zu haben (für mich heißt das, dass ich an irgendeinem Buch weiterschreibe bzw. eine Sage ausformuliere und SocialMedia füttere. Ich möchte freilich hinzufügen, dass genau das meine Arbeit ist und ich meine Zeit nicht auf Facebook & Co. durch Scrollen verschleudere. Ich sehe fast nie, was andere tun, weil ich selbst auf SocialMedia zu 95% Produzent bin und nur geringfügig konsumiere!

9:30   **ToDo's:** Erst jetzt kommt, was sich nicht aufschieben lässt. Das Bearbeiten von notwendigen Mails, Werbung schalten, Telefonate, Bürokram halt, der wenig freudig stimmt, aber gemacht werden muss. Ich richte mir die Arbeit so ein, dass ich bis zum Mittag immer Erfolge sehe. Pausen brauche ich bis dahin selten, weil diese Arbeit meiner Berufung entspricht. Nahezu alles ist selbst gewählt, weshalb ich hochmotiviert und darum hocheffektiv bin, in allem, was ich tue. Ich lasse es auf keinen Fall zu, dass mein Handy mich ablenkt/ mich aus meiner Arbeit holt.

12:00   **Mittagessen und Pause**: Ich esse 2-3 Brote und muss zugeben, dass ich mich noch nicht optimal ernähre. Meine Frau, würde sie dies lesen, würde lachen und behaupten, dass das die Untertreibung des Jahrhunderts wäre! Ich würde dir, lieber Leser, auch gerne sagen, dass ich jetzt ein zweites Mal kurz meditiere, aber das wäre bislang frech an den Haaren herbei gezogen. Ich führe es hier jetzt dennoch auf, dass es sich ab jetzt – durch das geschriebene Wort – in mein Leben integriert. – In dieser Zeit achten meine Frau und ich darauf, dass wir neben den Absprachen zur Tagestruktur, auch Zeit für Paarqualität finden, wie das gemeinsame Kaffeetrinken und essen!

Uhrzeit	Tätigkeit

Geschätzter Teil meiner Pause (und das meine ich ernst) sind kleine **Aufräumarbeiten in Bewegung**. Ich liebe es abzuwaschen, zu fegen und den Müll rauszubringen. Ich kläre mich dabei selbst, denke dabei möglichst nicht nach, bin nur möglichst achtsam im Fluss des Tätigseins und komme darum im Tun oft auf großartige Ideen! Die Zen-Buddhisten nennen diese Art von Arbeit „Samu". Sie betrachten es als Kunst, als Spiel, alle Tätigkeit zu perfektionieren. Wenn ich den Boden wische, poliere ich mich gleichsam selbst. Das ist das Spannende an dieser Form von Arbeit: wenn ich mich nicht dagegen wehre, ist's plötzlich kein Muss mehr. Nein, es wird nicht gleich zur Freizeitbeschäftigung, aber immerhin zum Teil meiner gelebten, spirituellen Praxis! Besonders wichtig ist es mir, dir Pflanzen im Haus und im Garten zu begrüßen, zu gießen und gleichsam mit Reiki zu bedenken. Ich glaube fest daran, dass sie, wenn ich sie wertschätze, eine größere Energie/ Aura bekommen, womit ich dann wiederum bekräftigt werde. Wie in einer menschlichen Gemeinschaft lässt sich hiermit m.E. die Schwingung von Haus, Hof und eigenem Selbst beträchtlich steigern.

14:00 **Arbeit & Außenaufträge:** Als Selbstständiger fangen meine Aufträge oftmals erst dann an, wenn andere sich langsam auf den Feierabend vorbereiten. Viele meiner Aufträge, wie Vorträge, Wanderungen, Meditationsanleitungen, Reiki-Treffen, Mini-Workshops sind abends. Wenn es mir möglich ist, fahre ich mit dem Fahrrad, laufe sogar am liebsten zu Fuß. Einerseits ist es dem geschuldet, dass ich im Rahmen meines Buchschreibens und der Büroarbeit viel drinnen sitze und darum die Bewegung schätze, andererseits liebe ich es einfach langsam (zu Fuß) und in der Natur unterwegs zu sein. Das ist der Vorteil vom Harz, in dem ich lebe: Es braucht nur 5 Gehminuten bis zum Wald. Würde ich in einer Stadt wohnen, würde ich vielleicht anders entscheiden. – Sämtliche Wege versuche ich nicht als Zeitvergeudung zu sehen (was mir mein Verstand bei langen Autofahrten oftmals vorrechnet), sondern um mich kognitiv auszurichten.

Wie ich das mache? Zum Beispiel durch die Atmung. Ich atme Reiki oder Prana (oder wie auch immer du die Lebens-energie nennen willst) tief in jede meiner Poren und tanke mich auf, auch beim Fahrradfahren, ganz bewusst. Beim Autofahren singe ich gerne Mantras (z.B. „Om lokah samastah sukhino bhavantu" – auf Deutsch: „Mögen alle Wesen in allen Welten, glücklich und in Frieden sein"), singe alte Volkslieder (ja wirklich ☺) oder chante die Lebensregeln auf japanisch – einfach, um meine Gedanken auf Spur zu halten!

14:30   **Beginn des Vortrags/ der Wanderung**, wobei ich sehr achtsam das jeweilige Gelände betrete, ein CR-Symbol in den Eingang male und dann schon beim Eintritt eine Kräftigung erfahre. Ich versuche im Kontakt mit den Menschen mein Gegenüber als Spiegelbild meiner Selbst zu sehen. Was erzählt mir der andere über mich? Ein Feedback, dass mir mein Gegenüber schenkt, hat zwar als Selbstaussage mehr mit ihm als mit mir zu tun, was mich aber anspricht, mein Selbst zum Schwingen bringt oder, was ich im Außen vehement verneine/ was mich triggert, hat definitiv mit mir zu tun. Jede Begegnung kann also ein spannendes Selbsterleben sein. Bei meinen Aufträgen setze ich mir verschiedene höhere Ideale: den Menschen soll es nach einer Begegnung mit mir besser gehen als vorher, was einerseits durch die Wirkung meiner Aura geschieht. Jeder mir begegnende Mensch, steht unbewusst oder bewusst, in meiner mich umgebenden Energie, die ich möglichst oft stärke (dadurch, dass ich mir selbst Reiki gebe, Reiki atme, meditiere etc.). Zum anderen erzähle ich gute Geschichten, die voller Humor und altüberlieferter Rezepte stecken, wie man sein Glück schmiedet. Menschen hielten darin fest, was ein gelingender Lebensweg ist und, mit welchem Verhalten man sich auf Irrwegen befindet. Alte Sagen und Märchen, sowie das Thema Storytelling, sind somit auch für Teambildungs- oder Mediationsprozesse zutiefst hilfreich, weil sie Lösungen auf unterschiedlichsten Wegen aufzeigen. Meine Geschichten binde ich an kleine Achtsamkeitsübungen an, die mich beim Anleiten wiederum in gute Energie bringen und runde sie mit gemeinschaftsbildenden Experimenten oder Gruppenspielen ab.

Uhrzeit Tätigkeit

Gehe ich mit einer Gruppe wandern, ganz gleich, ob es durch Stadt oder Natur ist, wirkt selbstredend das Umfeld mit. Ich sorge also ganz bewusst dafür, dass wir zu erhebenden Orten gehen, die allein schon eine belebende, kräftigende Wirkung entfalten. Ich erzähle zudem von der Wirkung von am Wegesrand stehenden Kräutern. Wir probieren das ein oder andere, oder lassen Blumen allein durch die Kraft ihrer Farben auf uns wirken. Wir erleben das Wetter auf der Haut, gehen einige Meter barfuß und stellen uns vor einem großen Baum stehend vor, ebenso verwurzelt wie er, in Mutter Erde zu stehen; ebenso wie er, aufrecht zum Himmel zu ragen; ebenso wie er, einmal im Jahr alle Blätter/ alle Altlasten von sich zu werfen/ loszulassen, um vollkommen neu und frisch auszutreiben.

Die Symbole unseres Arbeitsweges könnten uns, mit etwas Übung, erden und „himmeln", wenn wir nur mit einem anderen Auge und offenerem Herzen wirklich sehen würden. Du kennst das: „Man sieht nur mit dem Herzen gut", lässt Saint-Exupéry den kleinen Prinzen uns erinnern! 😊 Eine wichtige Erinnerung, vor allem in einem hektischen Alltag, in dem wir immer wieder einfach aus dem Nichts heraus stehenbleiben sollten[27], um uns zu besinnen und durchzuatmen, uns atmend aufzutanken, unsere Aura zu kräftigen und das von unseren Mitmenschen auf uns Geladene, wie altes Blattwerk abzuschütteln! Vielleicht ist hier die richtige Stelle zu erwähnen, dass das, was du denkst und fühlst, nicht nur flüchtige Eindrücke, sondern oft genug nicht einmal deine eigenen Themen sind!!! Sehr viele von den energetischen Strukturen, die du in dir hast (z.B. die Gedanken, die im Hirn rumhopsen bzw. die Gefühle, die sich deines Herzens bemächtigen) sind nicht die Deinen. Sie sind vielleicht in dir, weil du durch alte Muster noch in Resonanz mit ihnen gehst, eigentlich aber sind sie, in der Sprache alter Sagen, „aufgehuckt"! Permanent geht unser Organismus schwingungstechnisch in Resonanz mit unserem Umfeld, wir gleichen uns aus. Bist du also oft mit Menschen unterwegs, die niedrig schwingen, meinen Glückwunsch.

---

[27] Eine solche Technik möchte ich dir auf Seite 125 f. vorstellen!

Dann lässt du dich vermutlich runterziehen (in deiner Aura sichtbar). Du merkst es wahrscheinlich selbst eher als bleierne Müdigkeit, als Kopf- oder Gliederschmerz, vielleicht auch als schwere Traurigkeit. Viele Menschen mit Depression sind Energievampire, ohne es zu wissen oder zu wollen. Sie spüren nur: nach dem Gespräch mit dir fühlen sie sich besser. Du selbst aber bist danach fertig, die Batterien sind auf Low-Level, du bist alle. Deine Aura zeigt das überdeutlich, denn über deinem Scheitel ist Licht- und Verbindungslosigkeit. Deshalb ist's so wichtig, sich mit Reiki auch tagsüber immer wieder anzubinden, reiner Kanal dieser himmlischen Energie zu sein. Wir sollten fortwährend trainieren, auch im Alltag im Kontakt mit Kollegen oder Nachbarn, Reiki in uns hineinströmen zu lassen. Eine geniale Übung, die Energie des Gegenübers schon während des Gesprächs wahrzunehmen und mit deinem Atem zu wandeln ist „Tonglen"[28]!

Leider kenne ich Reikianer, meistens sind es sehr sensible Frauen, die sich über sich selbst ärgern, weil sie nun so lange schon an sich arbeiten, und dennoch immer wieder an demselben Punkt zu stehen scheinen. Das tun sie nicht, das denken sie nur, weshalb es sich als Realität immer wieder verfestigt. Das Sonderlichste dabei ist: es sind nicht einmal ihre eigenen Gedanken, sie übernehmen sie nur unbewusst von anderen. Sie wirken wie Katalysatoren, die die Umweltgifte in sich aufsaugen, um sie zu transformieren, denn diese Heilung von Innen- und Außenwelt ist eigentlich ihre Aufgabe; ist die selbstgewählte Aufgabe eines Jeden, der sich im weitesten Sinne mit Heilungsmethoden beschäftigt. Wenn du Reiki lernst, sagst du damit deiner Seele: *„Ich will Gutes tun, will zur Heilung der Welt beitragen!"* Ist's nicht verständlich, dass du dann auch solche Aufgaben kriegst?

Viele Gedanken und Gefühle, die sich in dir regen,
sind nur in dein System geschwappt, sind flüchtiger Natur.
Schenke ihrer Spur keine Aufmerksamkeit - verwandle sie in Segen!

---

[28] Bzw. Attishas Herz-Meditation; du findest sie mit Reiki kombiniert in meinem Buch zum Meistergrad oder im „Orangenen Buch" der Meditation von Osho

Uhrzeit Tätigkeit

18:00   **Fitness:** Dreimal die Woche gehe ich ins Fitnesscenter, mittlerweile seit fast 30 Jahren (!!!), früher, um meinen mangelnden Selbstwert durch Muskeln zu kaschieren, heute, um ganzheitlich mein Gesundheitslevel zu steigern. Mir geht es einfach gut, wenn ich meinen Körper regelmäßig bewege, die einzelnen Muskelgruppen trainiere und gleichsam mental an mir arbeite. In meinem früheren Leben (mit 20-30 Jahren) arbeitete ich als Fitness- und Personaltrainer und durfte dort immer wieder Wunder erleben: selbst Menschen, die im hohen Alter von 80 Jahren oder nach einer schweren Krankheit mit Training begannen, verzeichneten unglaublich rasch Fortschritte, nicht nur den körperlichen Muskelaufbau betreffend, sondern auch was die Steigerung ihrer Stimmung anbelangte. Fitness bzw. Sport hebt und stabilisiert nachgewiesenermaßen das eigene emotionale Befinden. Fitness verbessert also nicht nur Kraft, Ausdauer/ Durchhaltevermögen, Mobilität/ Beweglichkeit, Koordination/ Gleichgewicht, verlangsamt nicht nur altersbedingte, degenerative physische Prozesse oder mindert das Schmerzempfinden; Fitness erhöht die mentale Belastbarkeit; gibt dem Alltag Struktur und stärkt soziales Miteinander (du lernst Menschen mit ähnlichen Zielen kennen)!

Fitness ist für mich Selbstliebe - zugegeben sind viele Bodybuilder selbstverliebt, aber darum soll's uns nicht gehen ☺ – unser Körper sehnt sich nach Bewegung, was viele Reikianer auf ihrer *„Suche nach ganzheitlicher Gesundheit auf allen Ebenen"* glatt vergessen! Natürlich muss es kein Fitnesscenter sein – einige Übungen im Garten tun es auch. – Fitness ist für mich auch gelebte Spiritualität, denn bei jeder einzelnen Übung lernst du, Herausforderungen ganz bewusst und mit Freude anzugehen. Prinzipiell konditionierst du in Körper und Geist, wie gut es sich anfühlt, den anstehenden „Konflikten" getrotzt und sie lächelnd überwunden zu haben. Die Trainingsprinzipien – also die Regeln, unter denen Muskelaufbau überhaupt nur möglich ist – sind wunderbares Spiegelbild dessen, warum wir mit Reiki manchmal nicht so erfolgreich sind, wie wir es gerne hätten. Klar, wir beachten wichtige Prinzipien nicht! Wir sprechen in diesem Kapitel noch darüber!

Uhrzeit	Tätigkeit

20:00 **Zuhause – Abendessen & Abschalten:** Das Zubereiten des Essens und das Kochen selbst sind nicht meine Stärke, obschon ich weiß, wie viel Liebe/ Reiki allein schon in die Zubereitung fließen kann. Ich esse lieber. Gerne nach dem Segnen des Essens, zumeist mit meiner Muse, den Tag reflektierend, viel zu oft auch leider noch unbewusst vor dem Fernseher sitzend, wobei wir keinen Sender schauen, sondern höchstens einen bewusst gewählten Film. Richtig fernsehen oder Nachrichten gucken machen wir seit Jahren nicht mehr spüren wir doch zu genau, was das mit unserem Energielevel macht. Informiert sind wir trotzdem, was meint, dass wir uns alle Informationen holen, die tatsächlich für unser Leben von Belang sind. Welche sogenannten Nachrichten sind von Belang? (Das sollten wir unser öfter fragen, denn viel Gezeigtes, hat für unser Leben im Hier und Jetzt keinerlei Bedeutung. Ein Autounfall auf der B7 oder der Scheunenbrand ist nur wichtig, wenn du den kennst, der im Auto saß oder es deine eigenen Scheune ist, dann aber kriegst du es auch ohne Nachrichten mit. Für uns ist nur interessant, was wir mit den eigenen Händen/ Energien verändern können. Die große Herausforderung beim Nachrichtensehen ist m.E., dass es unsere Schwingung negativ verändert, und wir anschließend umso weniger konstruktiv verändern/ bewirken können. Mit reduzierter Schwingung aber ziehen wir nach dem Resonanzgesetz eben niedrig schwingendere Dinge an – ein Teufelskreis, der niemandem hilft! – Genauso ist es mit Filmen, die nicht unserem Ziel dienen – die Groll oder Angst säen – und sich am Ende noch verhängnisvoll auf unseren Nachtschlaf und die Träume auswirken.

vor
24:00 Besser wäre es, bewusst Erhebendes zu konsumieren, ein gutes Buch zu lesen, zu meditieren, mir Reiki zu schenken, darüber nachzusinnen, was an diesem Tag an kleinen und großen Wundern geschehen ist. Wofür bin ich gerade heute dankbar? Was ist mir Gutes widerfahren? Was habe ich gelernt? Welche wundervollen Begegnungen hatte ich ... und, auf was freue ich mich morgen? Wie kann ich mir morgen Gutes tun? Wie kann ich den Tag zum Besten meines Lebens machen? Die schönsten Gedanken schreibe ich in mein Tagebuch, lösche das Licht und bitte darum, dass meine Seele im Traum zu mir spricht.

Hat dich mein Tagesablauf auf Ideen gebracht, wie du mehr Spiritualität in deinen Alltag integrieren kannst, dann notiere dir gleich die Eindrücke, damit sie erhalten bleiben! 😊

3.2. Am Karma arbeiten bzw. unser Leben spielen

Wenn wir auf diese oder ähnliche Weise unser Leben bestreiten und uns einer spirituellen Disziplin verpflichten, verstehen wir, was es meint, wenn die Lebensregeln besagt „Arbeite hart an dir und deinem Karma". Usui Sensei meinte also nicht nur die Arbeit zum Geldverdienen, sondern dass wir uns um unser KARMA kümmern dürfen (und sollten). Aus dem Blickwinkel dieses Lebens (dass m.E. bloß eines Lebens hier auf Erden ist), mögen wir uns manchmal vielleicht ungerecht behandelt und als Opfer fühlen. Verstehen und durchleben wir aber, dass es vor diesem unserem Leben schon etwas gab (und vermutlich auch danach noch etwas geben wird), bekommt Vieles eine andere Gewichtung und Bedeutung. Im besten Fall wird uns bewusst, dass das, was uns umgibt, unweigerlich die Folge von dem ist, was wir taten. Wenn du dich mit dem Ist-Zustand vollkommen wohl fühlst, ist das ganz prima, meine Gratulation. Wenn du aber kränkelst, mit irgendeinem Lebensbereich bislang noch in Unfrieden bist oder du bloß die blasseste Ahnung hast, dass es da irgendwo noch etwas gibt, dass da etwas ganz Besonderes auf dich wartet, dann ist doch klar, dass du noch heute damit beginnen solltest, das zu säen, was du ernten möchtest, logisch, oder?

Reiki fordert dich auf, deines Glückes Schmied zu werden, zum Erschaffer deiner Welt. Für Kinder ist das noch ganz einfach: Sie spielen den ganzen Tag und lernen und wachsen dabei über sich hinaus. Sie ahmen gewünschtes Verhalten nach, werden Superhelden, Krafttiere oder Engel (Rollenspiele); sie erschaffen Traumwelten und befriedigen sich darin eigene Bedürfnisse (in dem sie als Mutter die Puppe in den Arm nehmen und sich selbst dabei Liebe schenken = Phantasiespiele) und konstruieren sich im Sandkasten die eigene, heile Welt (Konstruktionsspiele). Sie visualisieren permanent, indem sie ihre Umwelt auf ganz wunderbare Art und Weise wahrnehmen.

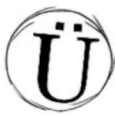

So lass uns eine kleine **Wahrnehmungsübung** machen, eine Art **Theaterspiel**. Stelle dir bitte 3-5 Weckersignale am Tag, möglichst mit einem Klingelton, den du liebst. Jedes Mal, wenn du dein Wecksignal hörst, wache ganz aus dem Alltag auf.

125

Stoppe abrupt jede Bewegung, halte inne. Atme nur und nimm wahr, was du denkst. Viel wichtiger aber: Nimm das Theaterspiel wahr, dass um dich herum aufgeführt wird. Stell dir bitte vor, dass jedes Wesen ein Akteur eines großen Stückes ist. Sie alle sind Schauspieler, im großen Film deines Lebens. **Was ist das für ein Film**, eine Komödie, eine Tragödie, ein Horrorfilm? Mache dir bewusst, dass es nur ein Film ist und du eine andere DVD einlegen kannst. Wer ist der Regisseur bzw., wer ist der, der die Fernbedienung hält?

Wer sind die Hauptcharaktere und, was wollen sie dir spiegeln? Was sollst du lernen/ verstehen? Wie unterhalten sich dich?

Welche Inhalte würdest du viel lieber sehen?

Wir Erwachsenen halten uns für so clever, haben aber verlernt zu spielen, bzw. unser Leben als großes Spiel bzw. als Trainingseinheit zu betrachten, was meint, Freude damit zu haben, unsere eigene Welt zu erschaffen, unser Sein täglich neu zu kreieren. Für uns ist das Leben oft knisterbittertrockenharter Ernst. Ich kenne viele Reikianer, die allein beim Wort D I S Z I P L I N das große Grauen kriegen. Das Dumme ist, dass erst, weil wir unser Leben als unglaublich ernst betrachten, es bitterer Ernst wird. Wir weinen, wenn wir hinfallen, hadern mit allem und beschweren uns über das anstrengende Sosein. Was machen Kinder stattdessen anders bzw. besser: sie stehen wieder auf, klopfen sich den Dreck von der Kleidung, um weiterzuspielen. Wie oft sind wir selbst damals hingefallen und wieder aufgestanden? Hätten wir uns nach 10 mal entmutigen lassen, könnten wir heute nicht laufen! Wie oft ist der Erfinder der Glühbirne, Thomas Edison, gescheitert? 10.000 mal, sagt man. Ein Reporter hätte ihn daraufhin gefragt, warum er nie aufgegeben hätte, bei so häufigem Scheitern. Edison sagte: „Ich bin nie gescheitert. Ich kenne nun 10.000 Wege, wie es nicht funktioniert!" Aus allem hat er gelernt und seinen Weg gefunden! Wie viel lernen wir aus unseren Fehlern? 😊

Disziplin kann also auch heißen, dass wir eben das enthusiastisch und begeistert tun, was wir lieben; das tun, was wir lieben, nicht um irgendetwas oder -wer zu werden, sondern sich selbst zum Zweck; nicht weil ein fernes Ziel winkt, sondern weil das Gehen Freude bereitet! Hast du schon einmal deinen nackten Fuß auf diese Weise auf die Erde gesetzt, nicht zum Zwecke dort hinten irgendwo anzukommen, sondern einfach dieses Stück prächtige Erde zu berühren, zu küssen und von Mutter Erde berührt, ja liebkost zu werden? Ist das noch „Arbeit"? Für mich heißt das „lieben"!

Spirituelle Disziplin heißt für mich nicht nur, achtsam anzunehmen, was mich umgibt, sondern auch Einfluss zu nehmen, die Welt so zu erschaffen, wie ich sie mir für mich und dich, für unsere Kinder und all die vielen Geschöpfe erträume. Stell dir doch einfach einmal vor, dass du mit der Kraft deiner Gedanken, deiner inneren Bildern, deiner Liebe einen spürbaren Unterschied machen könntest. Sei mutig und wage dieses Experiment nur 21 Tage lang (der Zeitraum der meisten Initiationen und Reiki-Einweihungen). Du wirst dich wundern, wirst staunen, wie dein Inneres die Außenwelt verwandelt! 😊

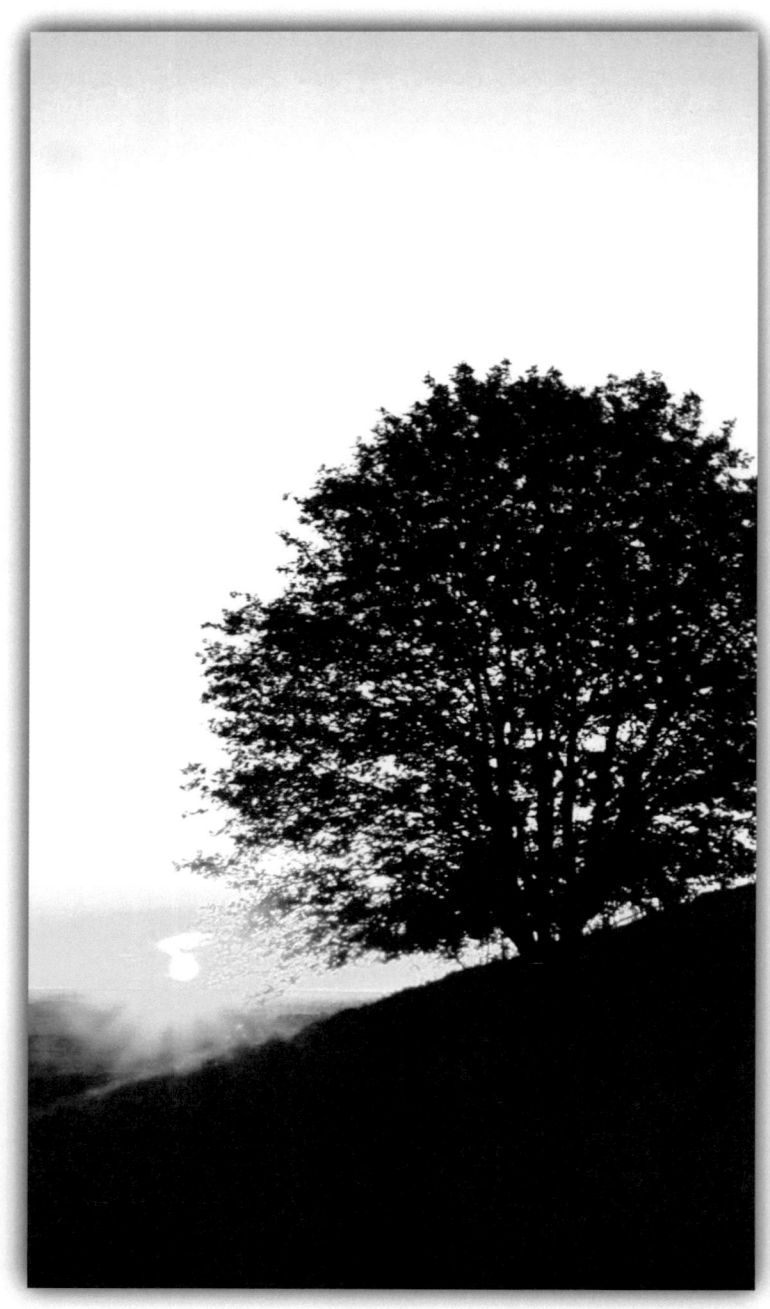

3.3. Reiki als Bodybuilding für die Seele

Weshalb ich für den Aspekt der „Spirituellen Disziplin von Reiki, Fitness und Krafttraining anführe, habe ich in den vorangegangenen Kapiteln mehr oder weniger immer einmal wieder anklingen lassen. Nochmal kurz zusammengefasst:

1. kein Fitnesssportler geht ohne **Ziel** an die Sache, ein Training ist immer zielgerichtet, systematisch und planmäßig. Wir Reikianer wundern uns manchmal über geringe Erfolge mit Reiki, haben aber weder einen Plan, wo's hingehen soll, noch oft einen Plan von der Sache an sich. Ich will jetzt nicht groß darauf eingehen, dass manche Reikiausbildung, eher einer Schnellbeschuhung gleicht, z.B. jene, in der dich im Internet für 15,-€ ferneinweihen lassen kann, bis hin zum Reiki-Meister. Wieviel wert ist solch ein Schein, vom Erfahrungshorizont eines solchen Reikianers abgesehen!?

2. Ein Kraftsportler weiß also, dass es mit e ner Übungseinheit nicht getan ist. **Er trainiert mehrmals die Woche, monate- und jahrelang.** Wie viele Reikianer kenne ich, die das erste Mal an eine chronische Erkrankung gehen, diese 15 Minuten lang behandeln, feststellen dass es vielleicht besser wird aber noch nicht weg ist und dann enttäuscht von Reiki sind!? – Der Fitnesssportler ist geduldig, er verlässt sich aber nicht darauf, dass das alles schon passen wird.

3. Regelmäßig macht er eine **Erfolgskontrolle**, passt sein Training an und **bezieht auch andere Lebensbereiche mit in den Plan ein**. Für die Fitnesssportler ist ebenso die Ernährung ein Thema, genau wie die regenerativen Maßnahmen. Wie oft behandeln wir mit Reiki bloß ein Symptom, dessen Ursache ein Mangel im Bereich Ernährung oder Bewegung ist? Wie wollen wir für uns oder den Klienten Erfolge erzielen, wenn wir nicht an die Wurzel des Übels gehen/ nicht die richtigen Anwendungen setzen?

4. Der aber vielleicht wichtigste Punkt ist, dass ein Kraftsportler genau weiß, wie wichtig es ist, in den Schmerz zu gehen. Ein berühmter Bodybuilder wurde einmal gefragt, wie viele Liegestütze er schaffe. Er sagte, er wisse das gar nicht genau. Der Reporter stutzte: „Sie trainieren seit vielen Jahren täglich. Warum wissen sie das nicht?" – „Na, weil ich erst zu zählen beginne, wenn's anfängt weh zu tun", war seine Antwort.

Viele Reikianer meinen, Reiki wäre dazu da, uns einzulullen, uns zu entspannen, es uns gut gehen zu lassen. Ja, das ist auch Reiki, aber nur eine Seite. Wir können Reiki bloß als Entspannungstechnik nutzen, das ist völlig okay. Es kann aber mehr, viel mehr. Ich sehe es so (und möchte immer wieder sagen, dass ich mich auch irren kann!!!), dass wir mit einer Reiki-Einweihung uns dazu entscheiden, in die Selbstverantwortung fürs Leben zu gehen – „In guten, wie in schlechten Zeiten". Wir wünschen uns und bekräftigen dies mit jedem Reiki-Gebet, dass uns Reiki auf allen Ebenen heilen soll. Wenn Heilung dann aber durch Bewusstwerdung unserer Themen, der sonderlichen Glaubenssätze oder feststeckenden Emotionen geschieht; wenn Reiki dies alles offenlegt, dann schaudern wir und ziehen uns zurück. Wir meinen vielleicht (und bei Beginnern ist das oft so): „Seitdem ich mit Reiki arbeite, bin ich so traurig oder werde leicht wütend oder hab' so einen stechenden Schmerz im Rücken!"

Was sie nicht verstehen oder nicht verstehen wollen, ist, dass Reiki das nicht verursacht, sondern schlichtweg aufdeckt. Mit Reiki wirst du feinfühliger, dir selbst bewusster. Reiki zeigt dir ungeschminkt all deine Baustellen auf, entweder durch Symptome, durch das Wiedererinnern verdrängter Gedanken, durch das Aufbrechen lang unterdrückter Gefühle oder durch Themen, die dir das Außen aufzeigt. Viele Reikianer lassen an dieser Stelle Reiki fallen, lassen sich „ENT"weihen (auf die Idee, den geöffneten Energiekanal absichtlich wieder zu schließen, muss man erstmal kommen!!!), um sich einer anderen Technik zuzuwenden (& später auch wieder aufzugeben). Gerade hier würde die Arbeit mit Reiki im Sinne ganzheitlicher Heilung und Persönlichkeitsentwicklung erst richtig beginnen!!!

Wichtig zu wissen: Kraftsportler hingegen gehen direkt in den Schmerz! Sie wollen ihn, sie kitzeln den Muskelkater geradeheraus! Warum, fragst du? Sie wissen darum, dass der Urgrund von Muskelkater winzige Verletzungen ihrer Muskelfasern sind. Sobald eine kleine Faser im Körper verletzt wurde, versteht der Körper: „Oh, krass, da kommt etwas Belastendes auf uns zu. Na gut, dann werde ich eben belastbarer!" – Das heißt, der Körper repariert sich nach einem schweren Training selbst. Er bringt sich dabei aber nicht in die alte Form, denn die hat der Belastung ja nicht standgehalten. Er macht sich stärker/ passt sich an. Die verletzte Muskelfaser wird also mit Muskulatur überzogen, sie wird dicker. Genau das ist der Muskeldickenwachstum im Kraftsport, den wir Muskelaufbau nennen. **Ein Muskel wird also nur über Belastung stärker.** Belasten wir ihn nicht, was z.B. geschieht, wenn wir dazu verdammt sind, mehrere Wochen am Stück in einem Krankenhaus zu liegen, entwickelt sich unserer Muskulatur in einem erschreckendem Maß zurück.

Wir könnten daraus lernen, dass sich unser Geist- und Seelenmuskel nur entwickelt, wenn wir unsere Herausforderungen aktiv angehen. In den Märchen z.B. werden die Charaktere erst zu Helden, weil sie ihre Komfortzone (das Zuhause) verlassen und sich im Laufe der Geschichte ihrem Widersacher entgegenstellen. Am Ende winkt eine große Belohnung: der Schatz, die Krone, die Hochzeit – alles uralte Symbole für die eigene Krönung/ Selbstermächtigung, Erleuchtung und strahlend-süße Vereinigung mit dem Göttlichen. Schaust du dir die tiefenpsychologische Deutung[29] dieser alten Initiationsgeschichten (denn das sind sie) einmal genauer an, wirst du feststellen, dass der Urgrund der Märchen die Persönlichkeitsentwicklung ist! Diese Entwicklung durch Bewusstwerdung und dem Aufpolieren unseres Seins, dem Durchlieben jeder unserer Zellen, geschieht selten nach nur einer Reiki-Behandlung! Es braucht Geduld, sprich: jede Menge Selbstdisziplin. Kennst du das Marshmallow-Experiment? (Wenn nicht solltest du's googlen.) Hierbei wurde Kindern Süßes vorgesetzt, das sie nicht sofort essen durften. Wer das aus- und sich zurückhielt (also Selbstkontrolle übte), bekam nach zehn Minuten das Doppelte an Süßkram. Jene Kinder, die das Experiment bestanden, waren in späteren Befragungen erfolgre cher auf allen Ebenen!

---

[29] Vgl. die Abhandlungen zum Thema Märchen der Psychologen Sigmund Freud, Carl Gustav Jung, Eugen Drewermann, oder Erich Fromm

3.4. Im Bodybuilding, wie im Reiki sind nun verschiedene Trainingsprinzipien für uns von besonderem Interesse

3.4.1. Das Prinzip der Trainingswirksamen Belastung

Hierbei geht es um den ausschlaggebenden Reiz, der die richtige Intensität braucht, um auch Veränderungen im System herbeizurufen. Nimm z.B. einen Kraftsportler. Hebt der eine 5kg-Hantel an, merkt seine Muskulatur nicht einmal die Last, wohingegen du vielleicht schon schnaufst. Keine Belastung heißt aber wiederum, kein Trainingseffekt. Überlastung bedeutet im Sport stets Verletzungsgefahr. – Übertragen auf Reiki und unser spirituelles Leben kann das meinen, eine Meditationspraxis an den Tag zu legen, die intensiv genug ist, um überhaupt einen Effekt auf Körper und Geist zu bewirken. Stell dir einmal einen Reikianer vor, der sich kaum Zeit nimmt. Immer ist er in Hektik und rast von Termin zu Termin. Wenn er sich nun denkt: „Klasse: Reiki kann ich mal eben zwischendurch noch mitmachen, hier 2 Minuten im Auto an der Ampel und dort 5 Minuten Handauflegen, während ich Nachrichten gucke", dann wird trotz täglicher Übung der Effekt vermutlich nicht so aussehen, wie er es sich wünscht und, wie er sein könnte, wenn er sich ungeteilte Aufmerksamkeit für Reiki nehmen würde.

Andererseits gibt es auch ein zu viel! Wie das mit Reiki gehen soll, fragst du? Nun ja, allem Neuem wohnt bekanntermaßen ein Zauber inne. Ich kenne nicht wenig „Hochspirituelle" und selbsternannte „Reiki-Großmeister", die über ihre spirituelle Praxis alle anderen Lebensbereiche vernachlässigen: die Familie („denn Selbstfürsorge kommt an erster Stelle"), die Arbeit („Tätigkeit für Sklaven, doch hier geht's um Befreiung"), die Hygiene („nichtig, weil weltlich") – du lachst vielleicht, doch hab' ich alles wirklich schon gehört und live erlebt! Gerade Reiki-Neulinge, die begeistert von der Wirksamkeit von Reiki und ihrer neuen Kunst sind, verlieren sich manchmal darin, dass sie zu viele Anwendungen hintereinander geben. Oft ist es dann absehbar, dass sie geben und geben, ohne sich selbst Pausen zum Auftanken zu lassen, und nach einiger Zeit völlig ausgemergelt bloß ein Schatten ihrer Selbst sind. Auch mit Reiki darf ich lernen, auf mich Achtzugeben, Pausen einzuhalten, mich energetisch zu schützen, mich nach jeder Anwendung auszustreichen, mich selbst wieder mit Reiki zu fluten usw.!

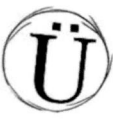

Wie schafft man das, einen intensiven Reiki-Reiz zu setzen?
Wie kannst du deine Reiki-Praxis intensivieren, wie fließt Reiki wahrnehmbar stärker? Hast du solche Erfahrungen vielleicht schon gemacht? (Die Herausforderung überhaupt intensiv genug zu wirken ist definitiv größer, als es mit Reiki zu übertreiben! ☺)

Aus meiner Erfahrungsebene heraus, gibt es einige Punkte, welche die Qualität unserer Praxis erheblich steigern können, z.B. ein **tägliches Reiki-Ritual** an einem aufgeladenen/ energetisierten Ort. Ich z.B. meditiere jeden Tag zur gleichen Zeit am gleichen Ort und Besucher, die davon nichts wissen, und sich an diesen Platz setzen, sind jedes Mal total beeindruckt, wie gut es ihnen dort sitzend geht. – Mit Reiki 2 kannst du über das **CR-Symbol** die Reikikraft massiv stärken oder **über das HSZSN deinen Schutzengel bzw. dein Höheres Selbst bitten, deinen Reikifluss zu intensivieren**. Vor allem zu bestimmten Jahreszeiten fließt Energie besser als zu anderen Zeitpunkten. Unsere Ahnen hatten diesbezüglich oft eine feinere Wahrnehmung und haben die **Jahresfeste** auf diese hochenergetisch schwingenden Zeiträume gelegt! **Praktizierst du gemeinsam mit anderen Menschen** erhöhst du die Schwingung im Raum beträchtlich, was sich sehr vorteilhaft für deine eigene Meditation auswirkt. – Nicht zuletzt ist eine Einweihungsphase/ ein 21tägiges **Reiki-Retreat** vor welchem ein **Reiju bzw. Reiki-Blessing** liegt, ein Reiki-Booster, gerade wenn an diese Zeit einige Meditationsregeln gebunden sind und du sie mit vermehrter Aufmerksamkeit begehst!

3.4.2. Das Prinzip der Belastungssteigerung

Du nimmst einmal im Monat an einem Reikitreffen teil und gönnst dir obendrein eine Reiki-Massage aller drei Wochen? Das ist fein und sicherlich besser als nichts, hat mit spiritueller Disziplin aber nicht viel gemein. Das ist wie wenn du einmal im Monat eine Hantel anschauen und deine Turnschuhe vor die Tür stellen würdest, in der Hoffnung dadurch deine Fitness zu verbessern. Die Mindestanforderung für eine Verbesserung im Sport ist 3x Training pro Woche. Die Mindestanforderung von Usui Sensei an Reiki-Praktizierende war: morgens und abends, also „gerade heute", eine tägliche „harte Arbeit" (ich will es lieber enthusiastisch nennen) an dir und deinem Karma. Christen, die ihre Religion als spirituelle Praxis sehen, meditieren und beten mindestens 3x pro Tag, immer vor dem Essen (und energetisieren die Mahlzeit damit); Moslems beten 5x am Tag zu Allah; und viele Buddhisten versuchen mit ihrer Achtsamkeitspraxis den ganzen Tag in Meditation zu sein: sie essen achtsam, arbeiten bedacht und sitzen sogar meditativ auf dem Klo.

Sehe ich Meditations- oder Zenmeister staune ich immer, wie achtsam sie sich die Schuhe anziehen, einen Tee aufgießen oder mit dem Gegenüber in ein Gespräch vertieft sind. Ja, ich glaube, alles/ jedes Tätigsein kann zur passiven Meditation werden. Um das zu erreichen, musst du aber nicht – vor allem nicht zum Anfang – stundenlang kerzengerade auf deinem Kissen sitzen. Diese „Quälerei" wird vermutlich eher dazu führen, dass du aufgibst. Ähnlich ist es bei denen, die anfangen wollen zu joggen: sie laufen zu schnell los/ die Belastung ist zu hoch, was dazu führt, dass sie durch das anaerobe Training vollkommen übersäuern und zu schnell erschöpfen. Am nächsten Tag haben die meisten einen fiesen Muskelkalter und verschenken am dritten Tag ihre neuen Laufschuhe. Gerade für Beginner reicht zumeist ein schnelles Gehen, um den besten Trainingseffekt zu haben. Für Beginner in der Meditation ist es daher wichtig, im Rahmen der Belastungssteigerung nicht unbedingt die Dauer der Meditation zu erhöhen, sondern z.B. die „Trainingshäufigkeit". Du sitzt bislang 3x die Woche? Dann meditiere ab jetzt täglich. Du sitzt jeden Morgen und gibst dir Reiki? Dann praktiziere morgens und abends! Anschließend erhöhe Dauer, zuletzt die Intensität!

3.4.3. Das optimale Verhältnis von Belastung & Erholung

Sicher kennst du Menschen, die geradezu süchtig nach neuen Erlebnissen und Höhenflügen zu sein scheinen! Jedes Wochenende brauchen sie einen neuen Workshop, eine andere bahnbrechende Erfahrung; und allein zuhause herumzusitzen, ist für sie eine Qual, weil immer etwas Neues ruft. Wissbegierig, wie sie sind, wollen sie ständig mehr lernen, mehr erfahren, sind ständig auf der Suche, immer getrieben, weil sie im Außen irgendwie nicht finden, was sie suchen (sich selbst)!

Ich habe einmal eine wunderbare Geschichte eines berühmten Zenmeisters gehört. Er flog, um ein Meditations-Retreat anzuleiten ins Ausland und setzte sich gleich nach der Ankunft vor den Flughafen. Sein Freund, der ihn eingeladen hatte, fragte ihn, was denn sei und, ob sie nicht weiter wollten, doch er sagte, seine Augen schließend und einen tiefen Atemzug nehmend: „Wenn es an der Zeit ist, dann ja. Jetzt möchte erst einmal meine Seele hinterher- und hier ankommen, bevor es wieder weitergeht!" – Verstehst du, was uns diese Anekdote sagen will? In unserer getrieben Welt voller Möglichkeiten wollen wir manchmal zu viel, zu schnell, am besten alles auf einmal. Unser Geist ist damit vielleicht fein, doch andere Instanzen unseres Seins sind damit womöglich überfordert. Es braucht seine Zeit und seinen Rhythmus Neues zu adaptieren, im Alltag zu etablieren! – Viele Menschen haben den Zugang zum Bauchgefühl verloren, steuern geradezu ins Burnout. Alte Kulturen, Religionen und Geschichten lehren uns, regelmäßig innezuhalten: „Es gibt heilige Zeiten am Tage da sollst du nicht arbeiten, da sollst du beten!" – „Am siebten Tag sollst du ruhen und Gott lobpreisen!" – „In den Raunächten sollst du nicht spinnen oder Wäsche waschen oder …!"

Beim Sport meint dieses Prinzip, dass du nach dem Trainingstag einen Tag Pause brauchst, an dem sich die Muskulatur erholen, sich ausgleichen und wachsen kann. Im Sinne von Reiki meint es etwas anderes. Hier sollst du bitte nicht nach deinem Meditationstag, 24 Stunden kein Reiki fließen lassen. ☺ Hier heißt es eher: Mache nach deiner Praxis nicht sofort das Nächste. Halte einmal inne, lenk' dich nicht gleich wieder ab, mach' die Dinge ganz bewusst. Wie oft musste ich mich selbst ermahnen, nach der Meditation nicht gleich ans Geschäftigsein zu gehen.

Wenn ich es zulassen kann, noch eine Weile in Stille und Untätigkeit zu sein, kommen mir die genialsten Gedanken, wunderbare Erinnerungen und Vieles fügt sich einfach so. Jahre brauchte ich, um zu verstehen, dass das Reiki-Einstimmungs-Ritual nur die Hälfte der Miete ist. Das Ritual ist wunderbar, und hochenergetisch, aber in der Zeit, in der der Eingeweihte ganz mit sich selbst (und den Göttern) ist, passieren mindestens genauso viele Wunder: Hier träumt sich die Seele fort und ganz zurück, hier wirkt man sich heil, hier erinnert man sich an das, was es sich zu erinnern gilt!

Das Prinzip erinnert mich an den gesunden Rhythmus von Wachsen und Vergehen, von Geben und Nehmen. Ich kenne viele Reikimeister, die gerne geben, geben und immer mehr geben, … und ja, Reiki ermöglicht das auch, weil es immer weiter und weiter fließt …, doch mit jedem Klienten, den ich behandle, bleibt eben auch ein Teil seiner Energie/ seiner Krankheits-schwingung an mir heften, sorge ich mich nicht darum, mich nach jedem Kontakt auszustreichen/ mich zu reinigen und mich neu aufzuladen. Für mich ist es kein Wunder, dass so viele Reiki-Gebende krank sind, blitzt mir doch bei vielen Helfern das Phänomen Helfer-Syndrom entgegen.

Alles braucht und verlangt seine Zeit, die Reiki-Anwendung, und die Re-flektion des Erfahrenen hinterher. Wie viele meiner genialen Meditations-erfahrungen und Aha-Momente sind einfach wieder ins Vergessen gerutscht, weil ich mir keine Zeit nahm, sie aufzuschreiben und zu reflektieren?! Ich fasse mir selbst an die Nase, dass ich oftmals viel zu viel konsumiere (Bücher, Filme, Kontakte) und auch produziere (Posts auf Social-Media) – dieses ständige Getriebensein ist dabei ebenso verhängnisvoll, wie gar nichts zu tun, heißt das Prinzip doch „optimales Verhältnis von Belastung und Erholung. Heute gilt es als bewiesen, dass Unterforderung, genau wie Überforderung, absoluten Stress für unseren Organismus bewirkt. Die gesunde Mitte/ den Ausgleich zu finden, ist dabei manchmal durchaus ein herausforderndes Unterfangen. Du kannst ja selbst für dich einmal einschätzen, wo du dich auf der Skala zwischen Müßiggang und „Mehr-geben-als-du-solltest" befindest. Frage dich auch gerne, wann du dir zuletzt die Zeit genommen hast, deine wunderbaren Erlebnisse in einem Tagebuch festzuhalten und ggf. auch deine Träume zu protokollieren und auszudeuten.

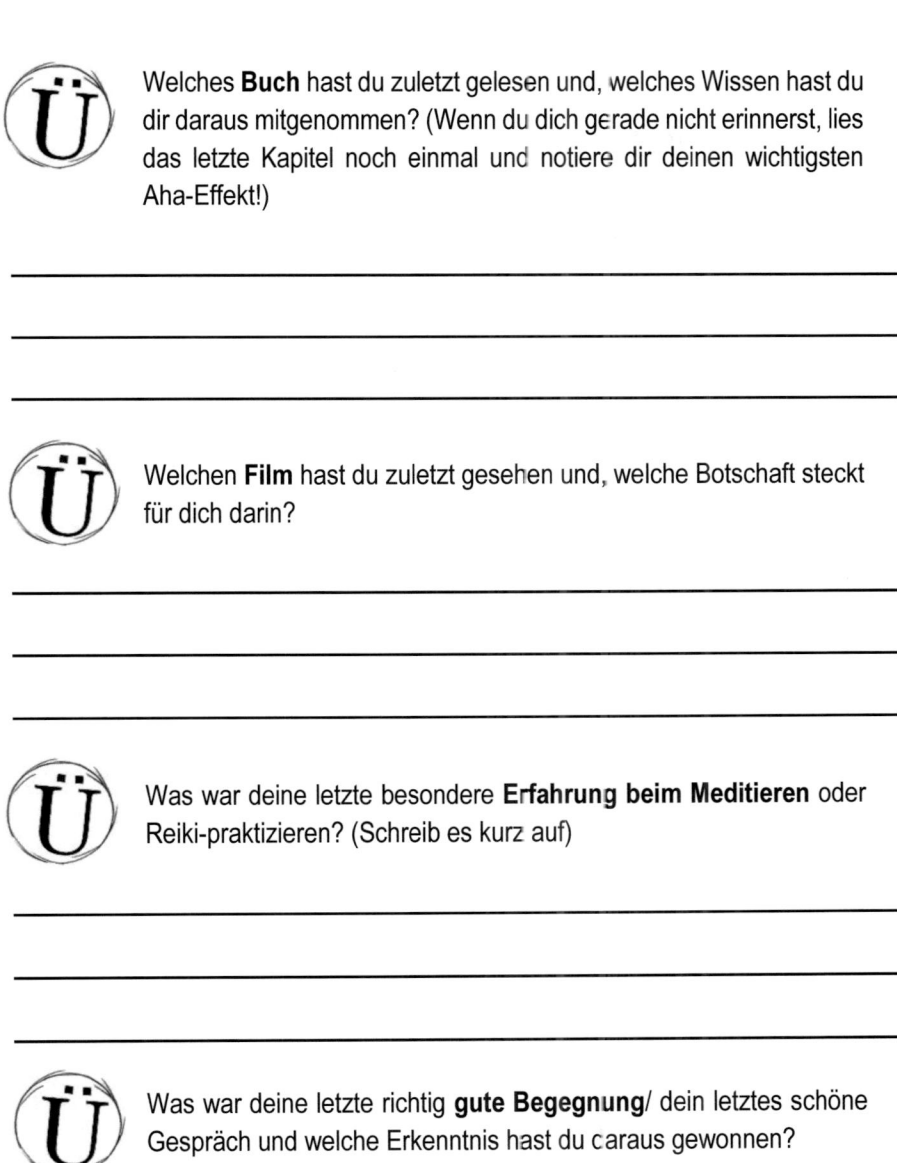

Ü Welches **Buch** hast du zuletzt gelesen und, welches Wissen hast du dir daraus mitgenommen? (Wenn du dich gerade nicht erinnerst, lies das letzte Kapitel noch einmal und notiere dir deinen wichtigsten Aha-Effekt!)

_____

_____

_____

Ü Welchen **Film** hast du zuletzt gesehen und, welche Botschaft steckt für dich darin?

_____

_____

_____

Ü Was war deine letzte besondere **Erfahrung beim Meditieren** oder Reiki-praktizieren? (Schreib es kurz auf)

_____

_____

_____

Ü Was war deine letzte richtig **gute Begegnung**/ dein letztes schöne Gespräch und welche Erkenntnis hast du daraus gewonnen?

_____

_____

_____

3.4.4. Das Prinzip der Belastungsvariation

Genau wie unser Körper ist unser Geist rasch gelangweilt. Im Fitness-training bedeutet dies, dass du den Plan alle 3 Monate umstellen musst, um langfristig Erfolge zu erhalten. Hier wechselst du die Geräte, die Trainingsmethodik (z.B. von Muskelaufbau zum Ausdauertraining), die Dauer und Intensität. Der Muskel, wie auch unser Geist braucht permanent neue Reize, um zu wachsen/ einen neuen Erfahrungsschatz zu gewinnen. Das widerspricht, wie ich nachfolgend erklären möchte, in keiner Weise dem „Prinzip der Dauerhaftigkeit & Kontinuität", denn du wechselst nur die Methodik, nicht die Sportart, das ist ein essentieller Unterschied!!!

An der Stelle der Langenweile, setzt bei vielen Menschen das Bedürfnis nach etwas Neuem ein. Abnehmlustige lassen von ihrem Ziel ab, weil die Pfunde nicht schnell genug purzeln; Trainierende geben auf, weil der Bizeps doch langsamer anschwillt als gedacht. Gute Beziehungen werden fallengelassen, weil nach etwa sechs Monaten die rosarote Brille vom eigenen Zinken rutscht; und Reikianer geben auf, weil sie meinen, alles erlebt zu haben und nichts Neues mehr erfahren zu können. Viele der Letztgenannten wenden sich dann einer anderen alternativen Heilweise zu, statt in dieser Methode einfach die Variablen zu wechseln. Du kennst solche Menschen sicherlich, die alle drei-vier Monate neue bahnbrechende Ideen haben, und dir immer vom nächsten, besten Wundermittel (das doch noch viel toller wirkt, als das Letzte) berichten. Sie hüpfen freudig von Methode zu Methode, können alles ein bisschen, jedoch nichts richtig und kommen nie in die ersehnte Tiefe!

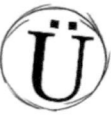 Was bringt deinem spirituellen Tun neuen Schwung?

_____

_____

_____

_____

_____

Methoden, die mir helfen ...

- **Tagesaffirmationen:** es gibt zig Kartensets oder Handy-Apps, die dir mit dem Aufstehen einen Tagesimpuls schenken, weil sie dein Bewusstsein auf ein ganz bestimmtes Thema lenken und erweitern; andere Apps erinnern dich mit Glockenklang ans Innehalten

- **Reiki-Meditationen:** du kannst eine Woche lang, jeweils über eine der Lebensregeln nachsinnen und meditieren; den Teil eines Reiki-Symbols zeichnen/ dich einspüren; Reiki atmen; mit Reiki Pflanzen behandeln/ einen Heilstein aufladen; eine Reiki-Meditation vervoll-kommnen: Gassho, Kenyoku-Ho, Joshin-Koyuu-Ho, Visualisie-rungstechniken, Aurameditationen, Chanten der Lebensregeln etc.

- **Reiki-Experimente:** Wasser aufladen und schmecken; zwei Pflan-zen kaufen und eine behandeln, die Unterschiede beobachten; das Reis-Experiment nach Masuro Emoto[30] durchführen; Energe-tisieren eines Ortes im Haus; dem Partner Fernreiki auf einen Körperteil senden, der dann in sich hineinspüren und herausfinden darf, welcher Teil beschenkt wurde etc.

- **Hausaufgaben bzw. eine Wachstums-Challenge:** eine Woche lang täglich 15-30 Minuten spazieren gehen; Tagebuch schreiben; kein Essen nach 18 Uhr; spätestens 22 Uhr schlafen gehen; Träume notieren/ deuten; täglich eine Unterhaltung zum Thema Lebensglück führen; ab 18 Uhr auf SocialMedia verzichten und stattdessen ein gutes Buch lesen; eine Woche keinen Zucker/ keinen Alkohol; Fremden ein Lächeln schenken; jeden Tag eine gute Tat etc.

- **Austausch mit anderen Reikianern** bei Reiki-Treffen oder auf größeren Reiki-Tagungen. Ich finde es z.B. unglaublich, dass ich Reiki seit nunmehr beinahe 2 Jahrzehnten anwende und trotzdem bei jeder Reiki-Convention, bei jedem Reiki-Festival dazulerne.

- **Meditationsratgeber lesen:** im „Orangenen Buch" von Osho z.B. findest du zig Techniken, die neue Impulse setzen, deine Reiki-Praxis erweitern und dadurch dein Vorwärtskommen beschleunigen!

---

[30] Vgl. seine Bücher „Wasserkristalle" & „Wasser und die Kraft des Gebets"

3.4.5. Dauerhaftigkeit & Kontinuität

Anpassungsreaktionen, gerade im Bereich Muskelaufbau dauern lange. Manifestation braucht auf der physischen Ebene manchmal Zeit/ Geduld. Im Fitnesstraining wirst du es merken: große Muskelpartien, wie die Beinmuskulatur, kannst du fast beim Wachsen zusehen; an kleineren Armmuskeln, wie dem Biceps, verzweifelst du beinahe, denn hier siehst du erst nach sechs Monaten wirklich Erfolge. Verstehst du? Manchmal braucht's ein halbes Jahr, in dem du dranbleibst, an dich/ den Erfolg glauben musst. Und wir reden hier von Anpassungsreaktionen gesunder Muskulatur. Wie sieht unsere Geduld aus, wenn wir einen erkrankten/ beschädigten Bereich mit Reiki versorgen? Wie geduldig sind wir da? Ich muss mich manchmal sehr darüber wundern, dass mancher Reikianer meint, er könne ein seit Jahren schmerzendes Knie mit einer einzigen Reikianwendung in einen jugendlichen Zustand zurückversetzen. Okay, wenn du Jesus bist und dein Gegenüber fest verwurzelt im Glauben ist, dann vielleicht, aber …! Du merkst schon, worauf ich hinaus will?! Manches braucht Zeit: Mit einer Reikigabe, entspannst du sicherlich den betreffenden Bereich, kannst ganz sicher auch die Schmerz- wahrnehmung des Klienten senken. Wenn's weniger wehtut, wird er vermut- lich seine Haltung korrigieren, was wiederum zu einer Verbesserung der Gesamtsituation führt, aber bedenke: Jedes Symptom hat seinen Sinn, seinen Grund, seinen Gewinn – ohne, dass du die Ursache aufknackst, kann es manchmal herausfordernd sein, Heilung in den Leib zu bringen, gerade wenn der Leibeigene (der Körperbesitzer 😊), nicht so recht vom Heilungs- erfolg mit Reiki überzeugt ist oder gar zudem Verstandsgewichse am Laufen hat (z.B: negative Glaubenssätze – wie die Aussage vom Hausarzt, dem Gott im weißen Kittel: „Das wird nie wieder!" – solchen Autoritäten gibt unser Geist leider einen sehr hohen Stellenwert, was meint, dass wir's glauben.)

Solch ein „Nein" akzeptieren viel zu viele unreflektiert und meinen, es würde „Es wird nicht wieder" heißen, wobei es schlichtweg bedeutet: „So wird's nicht wieder!" Wenn ich SO weitermache, wird's tatsächlich nicht wieder, denn ich gehe ja den Urgrund des Themas nicht an. Mein Auftrag lautet also: mein Leben wieder (mittels Reiki) in die eigenen Hände zu nehmen und die darin schändlichen Gewohnheiten auszuleuchten, dauerhaft und kontinuierlich.

Unser Glaube spielt dabei die allergrößte Rolle, denn wenn du dich beim Reikigeben fortwährend aufs „Aua" und „alles doof" und „Ich will's endlich weghaben" fokussierst, dann nährst du leider bloß weiterhin den Boden der Krankheit. Sicherlich kennst du Menschen, die seitdem du sie kennst über ihr Kranksein lamentieren, so dass du die Frage „Wie geht's dir?" nicht zu stellen traust. Wer Krankheit steht in den Vordergrund zu stellen SUCHT, selbst wenn's um Behandlungsmethoden der Krankheit geht, wird immer nur Krankheit FINDEN – „wer suchet, der findet"! – Lass uns wieder zum Sport springen:

Wichtiges Beispiel: Profisportler, die sich beispielsweise ihr Bein gebrochen haben und wochenlang ans Bett gefesselt sind, hörst du nicht jammern, ganz sicher nicht! Das Gegenteil ist der Fall: Sie erzählen dir, was sie alles tun und welche Hürden sie nehmen werden, wenn sie wieder wohlauf sind. Werden diese Sportler ärztlich untersucht, kriegen die „Götter in Weiß" ein ängstlich, scheues Zucken um die Augenbrauen und werden sichtlich nervös! Sie bekommen nämlich Untersuchungsbefunde, die so gar nicht sein können. Das Gewebe repariert sich außerordentlich schnell, und die Muskulatur baut sich wie durch ein Wunder kaum ab. – „Warte mal ...!", wirst du zurecht fordern und sagen: „Gab es da nicht ein Prinzip der Trainingswirksamen Belastung, das besagt, dass nur ein starker Reiz positive Veränderungen bringt und das Ausbleiben dieser Reize zum Muskelabbau führt???" – Richtig, doch bei Leistungssportlern scheint das nicht zu gelten und tut es doch, denn sie trainieren, unentwegt! - „Im Bett liegend, wie soll das denn gehen?", fragst du skeptisch und von der Seite prüfend, ob ich vielleicht einen Arzt brauche. „Sie trainieren mental, also in ihrem Geist." Sie ahmen dort denkend ihr Training nach, heben Hanteln, laufen einen steilen Hügel hoch, ... ganz so, als wäre der Körper vollkommen gesund und auf dem Höhepunkt der Fitness. Misst man die Aktivität der Muskeln, kommen Wissenschaftler tatsächlich zum Ergebnis, dass das Gedankentraining den Körper stimuliert. – Eigentlich keine neue Erkenntnis: Ein Mann muss nur an seine hübsche Krankenschwester denken und wird feststellen, dass all seine Lebensgeister sich ins Himmelreich heben. Eine Frau mit Sprunggelenksverletzung lenkt ihre Sinne ins nächste Schuhgeschäft und sieht sich bereits mit den nagelneuen Stöckelschuhen aufreizend durch ihr Leben schlendern. – Das ist **Mentaltraining**, wenn vielleicht auch etwas pauschal und verallgemeinernd – man (und Frau) möge mir dies nachsehen! 😊

Was bedeutet dieses Wissen für uns? Wenn du beispielsweise dein schmerzendes Knie mit Reiki behandelst, sei ein reiner Kanal, lass Reiki fließen, ohne die Krankheit weghaben zu wollen/ zu fokussieren. Sei einfach ganz bei der Sache und verstärke den Reikifluss. Sei auch ganz wach bei deiner Anwendung, ob Gedanken, Erinnerungen, Gefühle aufsteigen, ob der Byosen (die wahrnehmbare Krankheitsschwingung) sich abschwächt oder verlagert (Stichwort: Symptomverschiebung). Sei achtsam bei allem, was du tust.

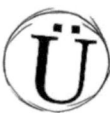 **Übung:** Unterstütze diese Anwendung möglichst zusätzlich durch **Mentaltraining.** Was also würdest du tun, wenn dein Körper wieder absolut gesund und leistungsfähig wäre? Stelle dir dies ganz bildlich vor, so als würdest du es jetzt gerade tun, dich an der Tätigkeit erfreuen und dankbar dafür sein, dass alles in göttlicher Ordnung ist! – Alternativ hierzu (wenn du keine Symptome/ Krankheit hast): **fokussiere dein SMARTes Ziel** (siehe Kapitel Selbstveränderung), auf eine Weise, als hättest du es bereits erreicht! 😊

_____

_____

_____

_____

_____

Tue dies nicht nur jetzt ein einziges Mal, sondern möglichst 3x täglich, gerade heute, kontinuierlich. Die Geduld wird sich auszahlen. Du kennst das vielleicht von einem anderen Beispiel: wir selbst sind für die langfristigen Ziele manchmal blind. Wenn meine Frau sich einmal wieder ärgert, was sie schon wieder nicht geschafft hat, wo sie erneut scheiterte und scheinbar immer noch und immer wieder in alte Muster tappt, muss ich ihr manchmal aufzeigen, welche Veränderungen ihr über die Jahre bereits gelungen sind. Lade dir, nachdem du ein halbes Jahr kontinuierlich Reiki praktiziert hast, einen alten Freund ein, der dich in dieser Zeit nicht gesehen hat. Er wird dich kaum wiedererkennen!

3.4.6. Das Prinzip von Individualität & Altersgemäßheit

Ich habe einige Jahre meines Lebens damit verschleudert nach der „richtigen" also effektivsten Meditationart zu suchen, praktizierte Zazen, die Dynamischen Meditationen nach Osho, Mantras und Mudras, (bis ich auf Reiki gestoßen bin und feststellte: „Hey, das ist mit allem kombinierbar")! – Ein wirklich guter Schritt zur Erkenntnis, war die Ahnung, dass ich mich nicht unbedingt für einen Weg entscheiden muss, sondern die Methoden miteinander vereinen kann. Der nächste Aha-Moment war, der wirklich etwas dauerte – ich bin manchmal nicht die hellste Kerze auf der Torte (aber leuchte beständig ☺) – dass es die einzig wahre und richtige Meditationsart, die jeder Mensch nutzen sollte, schlichtweg nicht gibt. (Was verdammt gut ist!)

Kein Trainer würde auf die Idee kommen, jedem Sportler im Gym den gleichen Trainingsplan mit denselben Übungen zu verpassen. Wenn's ein guter Trainer ist, der Ahnung hat, wird er dich fragen, ob du schon eine andere Sportart praktizierst, ob du in deinem Job körperich hart arbeitest (und, welche Bewegungen du dort ständig tust) oder eher im Büro sitzt. Er wird deine Ziele genauso berücksichtigen, wie deinen Erfahrungsschatz im Bereich Fitness, wird auch dein Alter, Grundfitness, Konstitution, Geschlecht, Gewicht, Vorerkrankungen, Medikamentenkonsum u.a. berücksichtigen – du bekommst im besten Falle einen auf dich zugeschnittenen, individuellen Trainingsplan, der deinen Bedürfnissen und Wünschen entspricht.

Warum sollte das im Bereich der Persönlichkeitsentwicklung und spirituellen Sinnsuche anders sein? Natürlich kann ich dir als Einsteiger als dein Reiki- & Meditationslehrer, weil ich aus dem Zazen komme und diese Praxis liebe, 90 Minuten Stillsitzen empfehlen. Wenn du aber ohnehin den ganzen Tag im Büro sitzt und einen akuten Bewegungsdrang hast und ohnehin keine fünf Minuten stillsitzen kannst, ohne einen Rappel zu bekommen, ist klar, dass du's nicht durchziehst, oder? Dass es heute also Meditationsmethoden und spirituelle Techniken, wie Sand am Meer gibt, ist im Grunde großartig, weil jeder, der sucht, seine ureigene, sein Herz berührende Methode, finden wird. Gerade den letzten Punkt finde ich mittlerweile wichtig: Finde und nutze eine Methode, die dich berührt, denn dann ist Disziplin vielleicht der Motor, die Freude aber der Treibstoff!!!

Zum Thema Altersgemäßheit[31]:

Mit Kindergartenkindern würde ich nicht über den Tod meditieren und mit Menschen im Altersheim nicht unbedingt über Sexualität (außer es soll die Lebensgeister wecken 😊)! Neben dem Berücksichtigen des Bewegungsdranges, müssen die Themen den Interessen der Zielgruppe entsprechen. Mit **Kindern bis zu 10 Jahren** praktiziere ich Märchenmeditationen und Märchentheater (eine sanfte Form des Familienstellens, bei der man sich auch in den eigenen Helden hineinstellt). Phantasiereisen und kleinere Achtsamkeitsübungen (die die Sinne ansprechen: lauschen, schmecken, sehen), alles auf spielerische Art und Weise. Eine einstündige, liegende Reikianwendung wird gerade von Jungs oft fast als Strafe empfunden – es entspricht nicht ihrem natürlichen Bewegungsdrang. Eine 5minütige Reiki-Massage oder das Handauflegen bei einem Märchen, wird als angenehm empfunden.

Mit **Jugendlichen** kann es dann neben Achtsamkeitsübungen (wie der Körperreise) auch mal heftiger zugehen. Sie kommen oftmals erst über die Katharsis (das vollkommene auf- und ausbrechen) in die Ruhe. Hier kommt bei vielen Mädchen wilder Tanz gut an, bei Jungs eher die dynamische Meditation oder Sport (Joggen, Klettern, Boxen, Ringen). In der Altersgruppe braucht es vornehmlich existenzielle Erlebnisse, wie ein Ans-Ende-der-Kräfte-Gehen oder Mutproben, die einem ein gutes Mindset abfordern. –

Mit dem **Erwachsenen** geht im Grunde alles, was „seiner Blase" entspricht, was er also nicht zu abgehoben findet, ihn dort abholt, wo er steht und, was seinen Bedürfnissen und Zielen entspricht. Diese Altersgruppe liebt und braucht die ausdauernden Reikianwendung, Berührungen und Umarmungen. **Alte Menschen** mögen das „Wegdämmern und Erwachen" mittels guter Geschichten (Märchen, Weisheitsgeschichten), Phantasiereisen unterlegt mit sphärischer Musik, gemeinsamer Gesang (Volkslieder, aber durchaus auch Mantras oder Taizé (meditative Kirchengesänge auf Latein) und vor allem Reiki-Berührungen. Gerade im Krankenhaus oder Altersheim, wäre es ein Segen, wenn jemand die Zeit hätte, dem Menschen nur die Hand zu halten!

---

[31] Ausnahmen bestätigen die Regel: natürlich findest du Kinder, die schon mit vier Jahren ohne Probleme eine Stunde im vollen Lotus sitzen. Ich kenne auch alte Junggebliebene, für die ekstatischer Ausdruckstanz das Größte ist!

Zum Thema Individualität:

Was in deinem Leben dran ist, zeigt dir deine **aktuelle Situation** und dein **derzeitiges Befinden**: glasklar. Du musst nicht meiner Meinung sein, aber ich fahre gut mit der Annahme, dass das Außen ein Spiegelbild meines Inneren ist. Alles, was ich in meinem Umfeld sehe, sind meine inneren Themen: Unfrieden mit den Nachbarn? Wo bin ich mit mir im Unfrieden? Geldknappheit? Wo bin ich mir nichts wert, wo meine ich, Glück nicht zu verdienen oder, wo habe verkappte Glaubenssätze, dass beispielsweise Geld sich negativ auf den Charakter auswirken würde? Mobbing? In welchem Bereich mangelt's mir selbst an Akzeptanz, an Selbstliebe? Auch **meine Krankheit/ die Symptome** sind wie angesprochen m.E. Sprachrohr der Seele, genau wie meine **Träume**. Leider haben viele verlernt, sich die Träume zu merken/ die Seelensprache auszudeuten. Früher wusste man:

Zur Wiederholung: „Ein ungedeuteter Traum ist eine vergebene Chance!"
Träume nicht zu verstehen, glich in frühen Kulturen dem Analphabetentum,
dass wussten die weisen Philosophen Griechenlands
bis hin zu unseren Psychologen/ Therapeuten, wie Freud, Fromm und Jung.
die sich mit der Weisheit der Träume beschäftigen.

Ich halte unsere Träume, gerade wenn wir sie zu besonderen Zeiten, wie Reiki-Einweihungen oder maßgeblichen Lebensphasen haben, für zutiefst wertvoll für die individuelle, spirituelle Arbeit. Darum sind Träume, Teil eines jeden unserer Reiki-Seminare. Eine Klientin träumte einmal in folgendes:

„Ich stand in dem Haus meiner Großmutter das aber vielmehr einem Palast glich. In der Mitte des Raumes war eine große, hölzerne Freitreppe mit herrlich geschmücktem Geländer. Oben auf der höchsten Stufe stand meine Großmutter, die zu mir herunterlächelte. Ich hielt für sie ein Geschenk in meinen Händen, denn sie hatte Geburtstag. Neben mir, links und rechts standen alle Verwandten, ebenso mit Geschenken, lächelnd, voller Vorfreude auf das, was kommen würde ...!"

145

Auszug aus dem nachfolgendem Traum-Coaching[32]:

Wie sie den Traum erzählte, standen ihr dicke Tränen im Gesicht und ihre Mimik war so weich, dass man die Frau einfach nur herzen wollte. Mit einem Ruck aber wischte sie sich die Tränen fort, schimpfte auf ihr „dummes Geheule" und erklärte, dass dies nur geschehe, weil sie sich nie von der Großmutter verabschieden durfte, sie hätte sie nie loslassen können. – Nun muss ich dir sagen, dass ich die Träumende vor ihrem Traum niemals so emotional, sanftmütig und voller Liebe gespürt habe. Selten war sie so berührt, was sie auch zum Ausdruck brachte: „Ich heule nie, nur hier bei dir beim Reiki!" – „Du Liebe, verstehe mich nicht falsch", sagte ich, „Ich sehe es auch gerne, wenn du lachst, aber gerade erlebe ich es als echte Befreiung, dass du deine Tränen kullern lässt. Lass bitte noch für einen Moment den Verstand aus. Wie fühlst du dich nach diesem Traum?" – „Na eigentlich gut!" – „Und uneigentlich? Bitte schließe noch einmal deine Augen. Sieh dich noch einmal in dem Raum stehen und schaue zu deiner Großmutter hinauf. Sieh ihr in die Augen. Was fühlst du?" – „Ich fühle mich glücklich, geliebt, lebendig, einfach gut", sagt die Teilnehmerin und wieder stehen ihr Tränen im Auge. „Fühlst du dich häufig so geliebt, so wohl in deinem Leben?", frage ich und die Tränen der Frau laufen. „Nein", sagt sie kleinlaut. „Siehst du, wovon dir deine Seele erzählt. Spürst du es?", frage ich und sie nickt. „Dieses großartige Geschenk, dass du deine Großmutter noch immer siehst, du dich von ihr geliebt fühlst, willst du ernsthaft loslassen???", frage ich lächelnd. Jetzt lächelt sie auch, während ein Tränlein nach dem anderen ihre Wange herunterrinnt.

„Schau mal: jeder Traum ist bedeutungsschwer. Du bist in einer Einweihung zu Reiki 2, hier geht es um das Loslassen mentaler Blockierungen, um Geistheilung, vielleicht sogar um Erleuchtung und deine Seele lässt dich von einem Geburtstag träumen. Gerade wird etwas neu geboren bzw. ist der Start von etwas Neuem, etwas Großem. Du bist da in einem Raum mit all deinen Lieben, mit deiner Großmutter. Fühl dich nochmal rein, wie viel Liebe in diesem Raum gebündelt ist, wie deine ganze Ahnenkette gerade heilt. Kein Groll, keine Angst, keine Traurigkeit, nur Dankbarkeit und Liebe … ist das nicht wundervoll? Ist das nicht ein Wunder?"

---

[32] Aus meinem Buch „Traum & Traumdeutung"

Die Träumerin nickt und weint. „Sieh und spüre dein Geschenk. Mache dir bewusst, wie viel du zu geben hast, wie viele Gaben du hast und damit andere beschenken kannst. Bedenke auch, in einem Traum bist du alles: Du bist das Geschenk" (sie lächelt und weint), „du bist alle Geschenke. Du bist du und du bist auch deine Großmutter. Stelle dich einen Moment in sie hinein. Schaue von der Treppe auf all die lieben Menschen herab, die gekommen sind, um dir zu gratulieren. Du bist es wert, du bist geliebt, geliebt von so vielen Menschen. … Jetzt sei wieder du selbst im Traum. Bedenke auch, dass die Großmutter Synonym für die große Mutter ist, für Gott bzw. die Göttin höchstselbst. Du stehst vor Gott … und sie lächelt dich an und du lächelst zurück. Was geschieht in dir, wenn du dir das so noch einmal vorstellst? Wie verwandelt sich die Szenerie?" Die Teilnehmerin schluchzt: „Ich fühle mich so geliebt, so umfassend geliebt. Ich liege in ihren Armen …!"

An dem kleinen Beispiel, wollte ich dir beschreiben, was Traum-Meditationen, **(die individuelle Ebene spiritueller Disziplin)** bewirken. Solche Übungen, besser gesagt To-Do-Empfehlungen unserer Seele, wie wir mit unseren Träumen auf der Selbsterfahrungsebene bis hin zum tiefen spirituellen Seinszustand arbeiten können, stecken in vielen Träumen.

Möglichkeiten mit dem Traum an sich zu arbeiten:

- Der Traum lädt ein, in Kontakt mit den Ahnen zu gehen und aus dieser Beziehung Kraft zu schöpfen. Du kannst die Grabstätten aufsuchen, dort verweilen, sich die Endlichkeit des Seins bewusstmachen und daraus noch mehr Lebensfreude zu schöpfen […]
- Eine andere Variante, in Kontakt mit den Ahnen zu kommen, wäre das Aufstellen eines Ahnenaltars […] – täglich kann man hier ein Licht entzünden, sich an schöne Momente erinnern und seine Dankbarkeit bekunden […]
- Wird mir hierbei bewusst, dass ich mit einem Teil meiner Ahnenreihe im Unfrieden bin, bin ich aufgerufen, Vergebungsarbeit zu leisten, […] z.B. mit Hooponopono […]
- Bei der inneren Traum-Arbeit kann ich immer wieder in das mir erzählte Seelenbild eintauchen, ganz gleich, ob es mein eigener Traum war oder er mir nur geschenkt wurde […]

Der alte Meister pflegte mittags stets ein Schläfchen zu halten, während die Schüler arbeiten oder meditieren sollten. Das freilich stieß vor allem den Faulen auf, die dies als große Ungerechtigkeit des Alten witterten. „Bevor wir ihn verurteilen, lasst ihn uns fragen, was er tut. Vielleicht hat er ja eine weise Antwort!?" – Kaum war der Meister also erwacht, rangen sich seine Schüler um ihn, um ihre Belehrungen zu erhalten. „Nun", sagte der Weise, „was glaubt ihr wohl, wo ich meine Weisheit herhabe? Jeden Tag reise ich in meinem Geiste ins Land der Träume und besuche die alten Weisen, wie es Konfuzius tat. Wenn Konfuzius schlief, machte er keine Pause, wie man von außen hätte denken können. Er lernte von den alten Weisen und gab die Erkenntnisse seiner Begegnungen nach der Traumreise an die Schüler weiter. Genauso mache ich es, um euch zu lehren!"

Als es einmal ein sehr heißer Tag war, dösten vielen der Schüler weg, anstatt sich in Arbeit oder Gebet zu vertiefen. Der alte Meister war sehr ungehalten, als er aus dem Nickerchen erwachte, und fragte sie streng, was sie da täten. Da antworteten sie, wie aus einem Munde: „Wir reisten im Geiste ins Traumland zu den alten Weisen, um unsere Fragen beantwortet zu bekommen!" – „Und, welche Fragen habt ihr gestellt und, welche Belehrung erhalten?", fragte der Meister prüfend, und glaubte schon, seine Schüler überlistet zu haben. „Wir haben die Weisen gefragt, ob unser guter weiser Lehrer, tatsächlich jeden Nachmittag zu ihnen käme. Sie sagten aber, dass sie Sie noch nie im Traumland der Weisheit gesehen hätten!" – Da verlor der alte Meister zum ersten Mal in seinem Leben alle Ernsthaftigkeit aus seinem Gesicht und lachte mit seinen Schülern, so schallend laut, dass selbst die Weisen im Traumland darüber munter wurden!

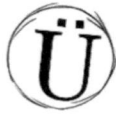

Versuche einmal die in der Geschichte beschriebene Übung. Kurz bevor du einschläfst, **bitte darum ins Traumland zu einem Weisen deiner Wahl zu reisen**; bitte darum, dich mit ihm verbinden zu dürfen und lasse dich im Traum von ihm lehren. Kannst du dir Träume schlecht merken, stelle dir einen Wecker, der dich 1 Stunde vor deiner Zeit aus dem Traum zurückholt. Dann ist er präsenter und du kannst ihn dir leicht notieren! Mit dem 2. Grad, kannst du dich auch übers HSZSN verbinden! 😊

Ü **Vielleicht hattest du ja auch einen Traum,** der dich bis heute nicht mehr loslässt, von dem du das Gefühl hast, er ist wichtig (auch möglich, dass er dir beim Lesen dieses Buches kam), dann bitte, schreib ihn auf:

_____

_____

_____

_____

_____

Ü **Hast du ein Gefühl** (ohne darüber nachzudenken; denn das Nachfühlen/ sich hineinstellen in die Symbole, ist spannender) **was er bedeutet?**

_____

_____

_____

_____

Der Weg mit Reiki, der über die derzeitige Herausforderung geht, ist m.E. der Königsweg, weil er das Thema direkt ins Auge fasst und anpackt. Die Gefahr, seine Schatten zu übersehen/ zu verdrängen, ist damit eher gering. Freilich gibt es aber auch den Weg, die Freude/ die Liebe zu mehren und genau darauf zu meditieren, was mir Kraft und Erfüllung bringt. Auch mit diesem Weg, glaube ich aus meinem derzeitigen Erfahrungsschatz heraus, werde ich mich nach und nach aufpolieren und meine Themen durchleuchten. Möglichkeiten wären hier, das Fokussieren deiner Ziele, so als wären sie bereits erreicht (Mentaltraining!) oder z.B. das Einbeziehen der natürlichen Jahreskreisfeste mit ihrem psychologischen Bezug (u.a. Ostern = Zuversicht; Erntedank = Dankbarkeit) – viel Freude, deinen ureigenen Weg zu finden! 😊

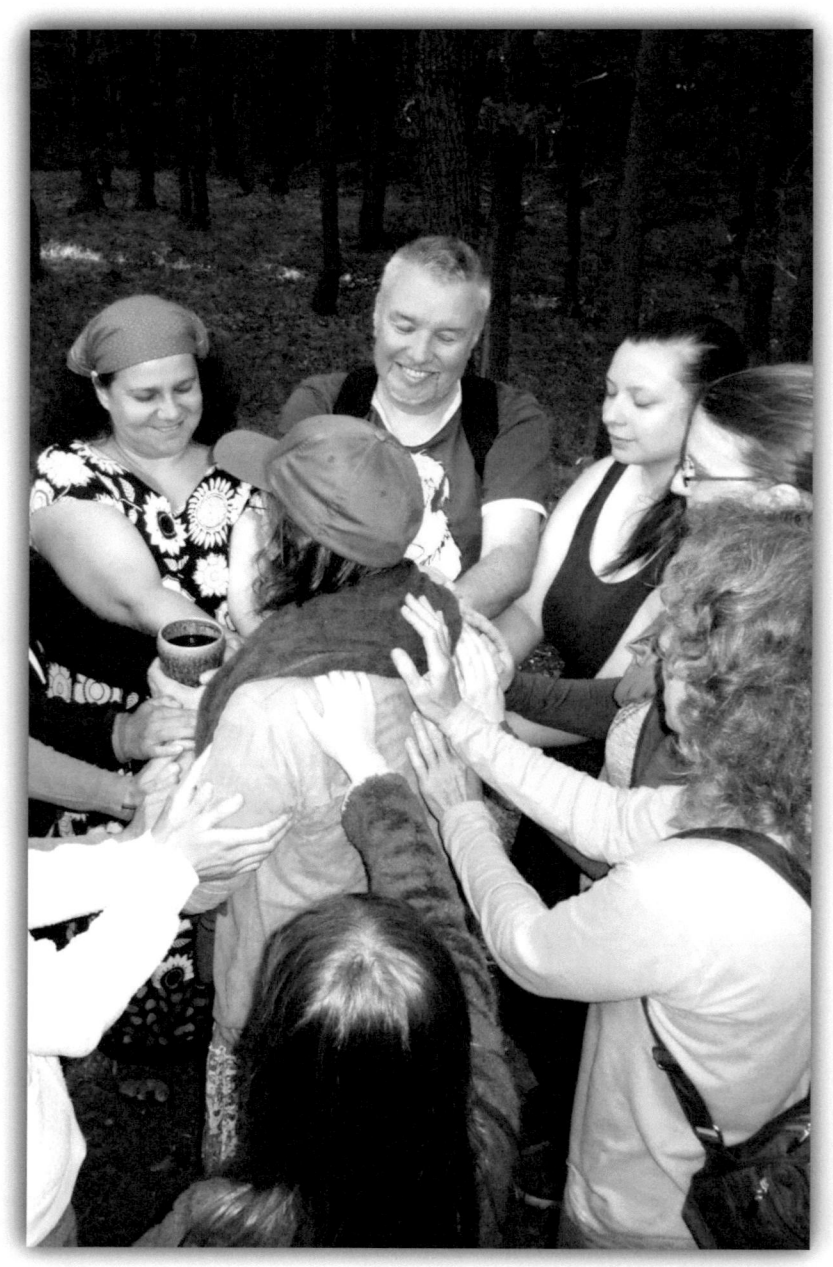

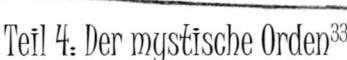

I m spirituellen Wirken und meinem Wunsch nach Persönlichkeitsentwicklung gibt's einen unglaublich verstärkenden Faktor: die Gemeinschaft. Usui Sensei und alle Reikimeister/ Lehrer nach ihm – wie auch jede andere spirituelle oder religiöse Bewegung – betonen die Wichtigkeit vom Zusammenschluss vieler Menschen „im Namen des Einen". Was sind die Vorteile davon, sich regelmäßig mit Gleichgesonnten zu treffen, ganz gleich ob's christliche Betgruppen bzw. eine Kirchengemeinde ist, eine buddhistische Sangha, ein Hexenzirkel, das Zusammentreffen eines Geheimordens oder eine Reiki-Gemeinschaft ist? Ich meine, die Vorteile müssen schon immens sein, wenn die Meister jeder Strömung darauf drängen?

Ü **Was glaubst du, aus deinem Erfahrungshintergrund, sind die Vorteile eines „mystischen Ordens",** also Menschen, die sich zum Meditieren und Reikipraktizieren zusammenfinden?

---

[33] Hierzu gibt es auch die Übersetzung der kosmischen Ordnung, auf die ich kurz am Ende des Buches zu sprechen kommen möchte (ab S. 279)

I ch staune immer wieder, was Reiki ist und was es in wenigen Stunden des gemeinsamen Seins so alles vollbringt. Rasch wachsen „fremde" Menschen so zusammen, als würden sie sich bereits seit Jahren kennen, als wären sie einander Bruder und Schwester (denn das sind wir eigentlich).

Ein Harzer Märchen erzählt von zwei Schäfern, die sich streiten, wann denn der Tag angebrochen wäre: wenn man die Tiere oder die Bäume voneinander unterscheiden könne. Sie fragten, um sich nicht weiter zu streiten, eine weise Frau. Sie sagte: Erst dann ist Tag, wenn du in die Augen eines Fremden schaust und darin deine eigene Schwester oder deinen Bruder erkennst!!!"

Wann gucken wir uns im Alltag eigentlich wirklich an? Wann begegnen wir einander? Selbst auf der Straße schauen wir oftmals weg, sagen höchstens noch flüchtig „Guten Tag" – anders vielleicht noch auf dem Dorf, wo jeder jeden kennt. Städter sind manchmal ganz verblüfft, dass sie in kleineren Gemeinden offen gegrüßt und angesprochen werden. Hast du schon einmal darüber nachgedacht, woher das Grüßen eigentlich kommt? In dunkleren Zeiten wusste man nicht, ob der Fremde, der einem dort entgegenschreitet oder reitet, Freund oder Feind ist. Mit der erhobenen rechten Hand, dem Handgruß, bzw. dem Zeigen der leeren, offenen Hand, demonstrierte man, dass man keine Waffe trug: „Ich komme in Frieden und grüße dich!" – Hinter der Floskel „Guten Tag", die wir heute dem Nächsten als Hallo und Tschüss entgegenwerfen ist in Wahrheit ein Weg- bzw. Tagessegen gemeint:

„Ich wünsche dir einen guten Tag, wünsche dir das Beste, möge Licht auf deinem Wege sein, mögest du finden, was du suchst, mögest du behütet auf allen Wegen sein, möge dir der Tag glücken/ gelingen, (im Wort „gut" steckt „Gott") mögest du Gott finden, in allem was dir begegnet!"

Löst das einen Aha-Effekt in dir aus? Ich finde es nicht nur erbaulich, sondern geradezu erhebend, zu wissen, wie viele gute Gebete wir mit einem schlichten „Guten Tag" aussenden und in die Welt bringen können.

Mutter Teresa sagte einmal: „Lass nicht zu, dass du jemandem begegnest, der nicht nach der Begegnung mit dir, glücklicher geworden ist. Lächle - du wirst nie wissen, wie viel Gutes ein einfaches Lächeln vollbringt!"

4.1. Kontaktaufbau

Ich las einmal davon, dass die Deutschen so kontaktscheu wären, wie wenig andere Menschen, vielleicht noch wie die Briten. Umso höher es in den Norden ginge, umso weniger berühre man sich in der Öffentlichkeit, obwohl sich jeder nach Berührungen sehne. Ich konnte das nicht glauben und wollte einen Feldversuch starten. Ich unterrichtete damals noch Erzieherinnen und ging mit meiner ganzen Klasse in die Innenstadt der Schule, an der ich unterrichtete und ich gab den Auftrag: Paare zu beobachten, die im Cafè saßen über einen Zeitraum von 15 Minuten. Wir wissen aus Erfahrung: Verliebte berühren sich ständig, wollen sich nicht wieder loslassen. Das baue nach einem halben Jahr rapide ab, sagen Forscher und meinen, dass viele Paare es mit unter fünf Berührungen an einem ganzen Tag begnügen lassen.

Das konnte und wollte ich nicht glauben und so saßen wir den Vormittag in der Innenstadt und beobachteten: Von den Ergebnissen war ich gelinde gesagt schockiert. Die meisten von über 100 Paaren, sahen sich in dem Zeitraum nicht einmal an, geschweige denn, dass sie miteinander sprachen – und wir reden von einer Viertelstunde, die sie schweigend nebeneinander- saßen, fast so, als wäre der andere nicht anwesend. Handy, Zeitung oder vorbeigehende Leute schienen interessanter zu sein als der liebe Mensch, mit dem man am Tisch sitzt. Drei von hundert Paaren haben es auf eine Berührung gebracht, ein Paar sogar auf drei – fast schon unerhört, dieser Austausch von Zärtlichkeiten im öffentlichen Raum. ☺ Quatsch, ich hätte ihnen am liebsten eine Medaille verliehen. Dieses Paar sah übrigens auch am glücklichsten miteinander aus, aber dass hast du dir sicher schon gedacht. „Menschen brauchen Berührungen, wie Wasser, Nahrung, Sonne und Luft zum Atmen", das ist kein chinesischer Spruch aus irgendeinem Glückskeks, sondern erwiesenes Forschungsergebnis.

Anfang des zwanzigsten Jahrhunderts gab es in vielen europäischen Ländern sogenannte Findelhäuser oder Säuglingsheime[34]. Hierher brachte man Kleinstkinder, die aus unterschiedlichsten Gründen keine Eltern mehr hatten. Die Zustände waren katastrophal, weshalb 70-90% der Kinder das erste Lebensjahr nicht erreichten. Als man aber die hygienischen Verhältnisse und die Ernährung erheblich verbesserte, änderte sich die Todesrate nicht merklich. So vermerkte der Kinderarzt Tugendreich im Jahre 1910: „Wir beobachten, dass Säuglinge, die noch nicht hochgradig erkrankt oder sogar gesund eingeliefert waren, in den Anstalten sich fortwährend verschlechterten bis zum schließlich erfolgten Tode" – das geschehe in einem dreistufigen Prozess: Unruhe, Resignation und einem Verfall, dem man zusehen könne. Diesen Prozess nannte man „Hospitalismus", heute heißt er „Deprivation". Das Einzige, was die Umstände verändern konnte, waren das Einstellen von Ammen, welche die Kinder regelmäßig hochnahmen, sie schaukelten, streichelten, an die eigene Haut nahmen, also Berührungen ermöglichten! Gerade an diesen Berührungen mangelt es Vielen im Alltag.

Mutter Teresa meint hierzu „In den entwickelten Ländern herrscht eine Armut der Intimität, eine Armut des Geistes, der Einsamkeit, des Mangels an Liebe. Es gibt heute keine größere Krankheit auf der Welt."

Schauen wir uns die Krankheitsstatistiken unseres Landes an, stellen wir mit Schrecken fest: seit Jahren steigen die Zahlen an häuslicher und schulischer Gewalt (Unruhe), an gefühlter Einsamkeit und Depression (Resignation) sowie an physischen Krankheiten aller Art (vornehmlich Herz- aber auch Geisteskrankheiten (Alzheimer etc.); womit dann auch die dritte Stufe des Hospitalismus – der Verfall – gegeben wäre)! Seit Corona verzichten viele gar im Dorf auf den Händegruß und selbst die Umarmungen, mit den Liebsten, gleichen oft flüchtigem Schulterklopfen, mit scheuem Abstand zueinander. Virginia Satir, eine der bedeutendsten Psychotherapeutinnen und „Mutter der Familientherapie" behauptete einmal: „4 Umarmungen brauchst du täglich zum Überleben, 8, um dich gut zu fühlen, 12 zum innerlichen Wachstum!"

---

[34] Vgl. www.psychologische-praxis,rielaender.de/Literatur/Hospitalismus.pdf

Wenn diese Art Berührungen über einen längeren Zeitraum ausbleiben, führe das nach Satir zum „emotionalen Verhungern", einhergehend mit dem Verlust von Lebensfreude und Selbstwertgefühl, was die Resilienz erheblich senke! Andererseits muss man eine echte Umarmung erst einmal aushalten können. Auch in meiner Familie gibt es Menschen, die das nicht können, auf Abstand gehen, obschon man es ihnen ansieht, dass sie eine warme, von Herzen kommende Berührung dringend bräuchten. Wir müssen uns scheinbar erst selbst nahekommen, unsere Bedürfnisse kennenlernen und uns annehmen, bevor wir anderen mitteilen können, was wir uns von ihnen wünschen. Sich selbst nahekommen, sich selbst berühren? Lass uns (ergänzend zum Kapitel Selbstakzeptanz) ein paar einfache Übungen kennenlernen ...

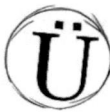 **Gehe also zuerst mit dir selbst in Kontakt:** Stelle dich barfuß auf die Erde/ ins Gras (an irgendeinem Ort, an dem du dich wohl fühlst). Berühre Mutter Erde, verwurzele dich in ihr, als wärst du ein Baum. Mit jeder Ausatmung werden deine Wurzeln tiefer und immer tiefer – spüre dein Wachstum ins Erdreich. Wenn du gut verwurzelt bist, beginne zu wachsen. Mit jeder Einatmung wirst du größer und größer, wächst dem Himmel entgegen, richtest dich zum Licht aus, wie es die Bäume tun. Spürst du die Wurzeln und die Anbindung zur Sonne? Sei ganz im Moment, spüre die Verbindung und genieße diesen Augenblick, des So-Seins. Du bist jetzt ein reiner Kanal, durch den Reiki wunderbar fließen kann. – Beschreibe dein Erleben!

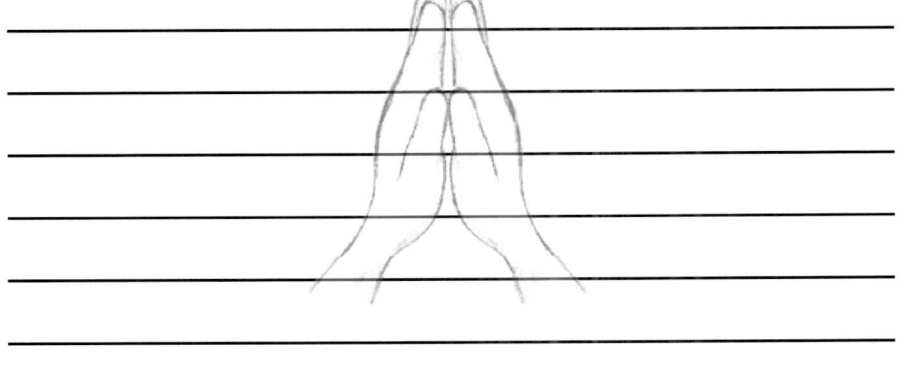

Das Koppeln aus dem NLP[35]: Eine sehr wirkungsvolle Ergänzung, kannst du ausprobieren, wenn du beabsichtigst, die Übung regelmäßig zu machen. Berühre im Moment, in dem du dich wunderbar fühlst, Daumen und Zeigefinger einer Hand und halte diese Geste für einige Atemzüge. Praktizierst du das regelmäßig, koppelst du deine verwurzelte Entspannung daran und kannst sie selbst in widrigen Situationen abrufen. Allein mit der Berührung der Finger, wirst du plötzlich geerdet sein, dich aufrichten, im Wohlgefühl bleiben.

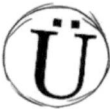

Im zweiten Schritt praktiziere die **Übung Schmerztablette** (du kennst sie bereits aus dem Kapitel Selbstakzeptanz): Bitte um Reiki und nimm dich selbst in den Arm, lass Reiki fließen und spüre nach, wie gut es tut, sich selbst zu halten! – **Stell dich so vor den Spiegel** und schaue dich an, begegne dir selbst. Schaue dir in die Augen und halte aus, ganz gleich, was aufsteigen mag. Sollten es heftige Emotionen sein, berühre neben der Schmerztablette die Finger, die dir die gekoppelte Entspannung vermitteln.

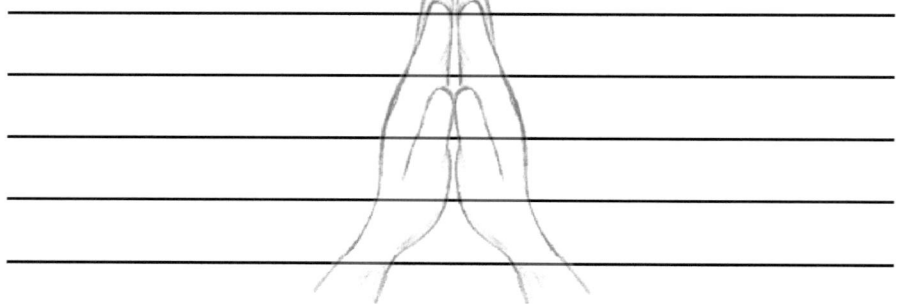

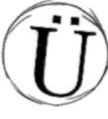

Für den dritten Teil stelle dich wieder vor den Spiegel (oder bleibe davor stehen, wenn der 2. Teil entspannt ablief) und lasse deine Arme sinken. Lass einfach los und werde ganz entspannt. **Schau dir in die Augen, immer tiefer bis an den Urgrund deiner Seele**. Verschmilz mit ihr und sei gespannt, was in dir aufsteigt, wenn du wieder ganz und gar mit deiner Seele verbunden bist. Bitte ruhig um diese Verbindung. (Wer den 2. Reiki-Grad hat, kann sich freilich für diese Übung auch über das HSZSN mit seiner Seele vereinen! ☺)

---

[35] NLP = Neurolinguistisches Programmieren

Spürst du den Frieden deiner Seele, das Glück, in dem sie ganz natürlich badet? Vielleicht steigt dabei ein wunderbares Lächeln auf!? **Lächelt dein Gesicht bereits?** Lächle, denn dein Spiegelbild (dein Gegenüber im Außen) wird selten zuerst lächeln. Sei du derjenige, der mit einem Lächeln Verbindung schafft! „Freundschaft mit dir selbst und Frieden, beginnt mit einem Lächeln" (Mutter Teresa).

Schritt 4 ist das Experiment „Nähe aufbauen" – Gibt es einen Menschen, dem du dich bereits vertraut und nahe fühlst? Dann übe mit ihm. Bitte ihn darum, ein fünfminütiges Experiment mit dir durchzuführen. Setzt euch gegenüber in ca. 1m Entfernung. Kommt zuerst bei euch an, gebt euch Reiki mit geschlossenen Augen und spürt, welche Gedanken und Gefühle bereits jetzt in euch aufsteigen. Sind es die eigenen oder die des Gegenübers? Nehmt alles aus der Vogelperspektive wahr, nehmt es wertungsfrei an, voller Akzeptanz. Dann öffnet die Augen und seht euch gegenseitig in die Seele (im Wissen darum, dass ihr einander Bruder und Schwester seid). Haltet dem Blick stand, weicht nicht aus. Was geschieht?

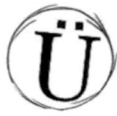

Schritt 5: Meinen Glückwunsch, wenn dir/ euch dies gelungen ist, denn die meisten Menschen spüren erst einmal eine riesige Verlegenheit, Unsicherheit, Selbstzweifel. Bei dieser Übung kommt oftmals das ganze innere Störmuster ungeschminkt zum Vorschein! Wenn du jetzt aber sagst „War doch kein großes Ding", dann lass uns weitermachen. (Wenn's doch etwas Großes war: Üben! 😊)

Im nächsten Schritt – ihr sitzt euch wieder gegenüber, schaut euch wieder an – **gebt** ihr **euch beide Hände, schenkt dem anderen eine Berührung**[36]. Lasst die Hände sich treffen und beobachtet bloß, was ihr bei dieser Berührung spürt, was sich entwickeln möchte, was in euch aufsteigen will. Nach weiteren fünf Minuten nehmt euch in die Arme und haltet euch – nicht mit Schulterklopfen und wieder loslassen – bleibt ganze fünf Minuten in der Umarmung stehen (alternativ geht auch liegend kuscheln). Kommen Widerstände allein beim Lesen auf, ist das völlig okay – bitte um Reiki, nimm deine Arme in die „Schmerztablette", nutze die gekoppelte Entspannung, um die aufkommenden Themen und Unsicherheiten auszuheilen!

Selbsterfahrung: Ich habe die Übung mehrmals gemacht und stets eine sehr, sehr, sehr intensive Verbindung zu meinem Trainingspartner erlebt. Habe ich schon erwähnt, dass die Verbindung intensiv war? 😊 Ich habe sie damals mit Verliebtheit verwechselt. Heute weiß ich, dass es sich eben so anfühlen kann, wenn sich zwei vorher (scheinbar) fremde Seelen wiederfinden, miteinander verschmelzen, woraus wirkliche Nähe entstehen kann. Bitte sieh das, was sich neu in dir regt, nicht wie ich, mit der rosaroten Brille. Nimm auch sexuelle Erregung war, doch lasse sie weiterziehen, wie Wolken am Himmel. Erfreue dich bloß daran, was du erschaffen hast: Verbundenheit! PS: Diese Verbundenheit kannst du auch nachträglich im Geiste herstellen!

---

[36] Ich lernte die Übung bei Tanmaya Honervogt kennen, u.a. Autorin der Bücher „Gefühle heilen mit Reiki" & „Reiki für jeden Tag"

Grunwald[37] formuliert es so: *„Einander fest in die Arme nehmen, an den Händen halten oder sanft streicheln – Berührungen sind die elementarste und heilsamste Form unserer Kommunikation. Es gibt kein Säugetier, das auf die Welt kommt und ohne Berührungen leben kann. Alle Wachstums- und Reifungsprozesse eines Säugetiers sind abhängig von körperlicher Stimulation"* – Mutter Teresa betrachtet Einsamkeit und das damit verbundene Gefühl, nicht erwünscht zu sein, gar als *„schlimmste Armut".*

Dieser Armut können wir Reikianer hervorragend gegensteuern – die ganz große Chance des spirituellen Ordens – besteht doch ein großer Teil aller regelmäßigen Reikitreffen daraus, uns gegenseitig Lächeln und Berührungen (also Reiki-Anwendungen) zu schenken. In Reiki-Kreisen, geführt durch einen pädagogisch und psychologisch geschulten Meister/ Lehrer, werden Meditationen zur Persönlichkeitsentwicklung, sowie kommunikative Experimente angeleitet und reflektiert, aufbrechende Konflikte und Emotionen direkt bearbeitet, wodurch alle inneren Anteile nach und nach lernen und verstehen: Ich bin okay und du bist okay. Auch in anderen Kreisen hat man mittlerweile die Notwendigkeit erkannt, wieder vermehrt Verbindung durch Berührung und Herzöffnung zu schaffen. So gibt es an vielen Orten mittlerweile Lachyoga oder Kuschelpartys, was uns nahelegen soll, dass Glücklichsein nicht das Ziel ist, sondern der Weg! – Im Rahmen von Reiki haben wir darüber hinaus, die wunderbare Möglichkeit in der Öffentlichkeit zu wirken, ohne für verrückt gehalten zu werden, was bei Lachyoga im Bus oder in der Warteschlange bei Aldi durchaus nicht der Fall ist. Freilich ist es dir überlassen, einfach dies Experiment zu machen: Bleibe stehen und lache ohne ersichtlichen Grund und das umgeben von Menschen. Prüfe gerne, was dein Lachanfall bewirkt, ob sie mitlachen und näherkommen, oder einen weiten Bogen um dich drehen und dir einen Vogel zeigen. Du weißt, glaube ich, was ich meine, oder? ☺
Die prüden Deutschen wären diesbezüglich zutiefst verwundert, bis verstört. Ein sanftes Reikilächeln aufzusetzen, bewirkt schon eher Nähe. Und du weißt es genau: Reiki fließt nicht nur durch die Hände, sondern aus dem Herzen, durch die Augen, den Atem, mittels unserer Aura. Tanke dich auf, bevor du das Haus verlässt, verbinde dich mit deinem Herzen und strahle Liebe aus!

---

[37] Dr. phil. Habil. Dipl.-Psych. Martin Grunwald im Happinez-Artikel Nr. 2/ 2015

4.2. Kontakttiefe - tiefe Wasser

Im Rahmen von Reikitreffen, im geschützten Reikiraum, wirft sich auch der Neuling zögernd aber zunehmend mutiger im Rahmen seiner Möglichkeiten in seinen eigenen Wachstums-Prozess. Warum? Weil er es ahnt/ spürt/ innerlich weiß, dass er hier unter wohlwollenden Menschen sitzt und von dieser Gemeinschaft aufgefangen wird, wenn es des Auffangens bedarf. Der Reiki-Meister/Lehrer ermöglicht authentische Begegnung und Berührungen, die trotz völliger Hingabe frei von sexuellem Begehren sind. – Der Schlüssel, meinem Gegenüber tief und respektvoll zu begegnen/ ihn (meinen Nächsten) wirklich zu sehen, wie er ist und was seine Bedürfnisse sind, ist, zuerst mich selbst zu erkennen. Das kann ich hervorragend durch die Spiegelwirkung, das Resonanzgesetz. Ich brauche die Menschen in meinem direkten Umfeld also bloß zu betrachten:

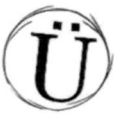

Mit welchen 5 Menschen verbringst du deine meiste Zeit?
Beschreibe kurz ihre wichtigsten guten Charaktereigenschaften.
Was schätzt du am meisten an ihnen?

Name: Eigenschaften:

_____

Name: Eigenschaften:

_____

Name: Eigenschaften:

_____

Name: Eigenschaften:

_____

Name: Eigenschaften:

_____

Albert Einstein sagte einmal: „Zeige mir die Menschen, mit denen du umgehst, und ich sage dir, wer du bist!" – All diese eben aufgezählten, guten Eigenschaften hast du selbst, sonst würdest du sie nicht erkennen. Ich will dir also gratulieren, du hast dich soeben selbst beschrieben. Warum das so ist? Weil ein Feedback oftmals mehr über denjenigen aussagt, der ein Feedback gibt, als über den, der es kriegt. Ein Feedback ist immer eine Selbstaussage! Dennoch ist es zutiefst spannend, sich einmal ein Feedback von deinem Gegenüber, von Freunden, von Kollegen, von deinem Chef (Arbeitszeugnis) zu erbitten und sehr genau zu prüfen: Womit bin ich gemeint, und was bezieht sich eher auf den Feedback-Geber. Alles Gesagte, was in dir Anklang findet, was in dir eine Stimmigkeit erzeugt/ was du zugeben musst und auch das, wogegen du dich entschieden wehrst, hat höchstwahrscheinlich etwas mit dir zu tun. Letzteres (also das, was wirklich und ganz sicher niemals-nicht dich beschreibt, nennt man gemeinhin den Schatten/ das Unbewusste). Spannend wird's vor allem dann, wenn viele dir das gleiche Feedback geben. Daraus kannst du eine großartige Übung im Rahmen des Reikitreffens machen ...

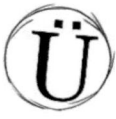 **Nimm dir 15 Minuten Zeit, um dir im Reiki-Kreis Feedback zu erbitten oder Feedback abzugeben.** Wichtig dabei ist: Bitte darum und akzeptiere, wenn jemand „Nein" sagt. Frage, bevor du ein Feedback gibst! Wenn du Feedback bekommst, darfst du ausschließlich „Danke" sagen und nachspüren, was es in dir bewegt. Rechtfertigungen sind nicht erlaubt! 😊 Wenn du weder ein Feedback geben noch erhalten möchtest, schweigt die ganze Gruppe, hält die Stille aus, wobei jeder prüft, was im Inneren vorgeht!

Eine Zen-Geschichte: Wie die Menschen sind

Ein junger Mann war einmal in eine ganz andere Gegend seines Landes gezogen und wollte nach einiger Zeit wissen, ob er sich hier jemals zuhause fühlen würde. Was liegt da mehr auf der Hand, als einen weisen Mann zu fragen, der Gott sei es gedankt, in diesem Ort ansässig war. So ging er also zu diesem hin, erbat sich eine Audienz und stellte seine Frage: „Werde ich mich hier wohl fühlen, sind die Menschen hier freundlich?" – „Wie sind denn die Menschen dort, wo du herkommst?", wollte der alte Weise wissen. „Oh" sagte der Junge sichtlich bedrückt, „dort waren sie wütend, böse, gierig. Sie haben gestohlen und betrogen", klagte der Junge. „So ist's hier auch", sagte der Alte. – Ein anderer Zuzügler fragte den Weisen genau dasselbe, und bekam auch die gleiche Frage gestellt: „Wie sind denn die Menschen dort, wo du herkommst?" – „Ach, dort sind sie stets freundlich und hilfsbereit, offen, zugänglich …", strahlte der Jüngling. „Genauso sind die Menschen, die du hier vorfinden wirst", sagte der Alte und dieser junge Mann verstand's.

Eine Zen-Geschichte: Der heilige Alte

„Wusstest du, dass hoch oben in den Bergen, ein alter Weiser lebt, der noch jede Frage eines jeden, der ihn aufsuchte, beantwortete?", riet der Priester dem Jüngling, der sich vom Leben gepeinigt fühlte. Ohne zu überlegen, packte der Wissbegierige die sieben Sachen und zog los, den alten Heiligen zu treffen. Drei volle Wochen währte die Reise, bis der Pilgerer ermattet aber glückselig vor der Hütte des Heiligen stand, der hier oben abseits des Trubels als Eremit lebte. Er klopfte zaghaft und ein alter Diener öffnete die Pforte. „Ich bin hier, den Heiligen zu sehen, zu sprechen!", sagte der junge Mann und bat um Einlass. Der Diener führte den Mann durchs Häuschen, und der Mann schielte in jeden Raum, hoffentlich den Heiligen zu erspähen: Der Diener fragte, was denn der Grund seiner Reise wäre, worauf der junge Mann nur sagte: „Das will ich dem Heiligen schon selber sagen!" – Plötzlich standen sie wieder vor der Haustür und der Pilger sagte verdutzt: „Aber ich wollt doch den Heiligen sprechen!" – „Das hast du bereits", sagte der Diener lächelnd: „Erkenne in jedem, der dir begegnet, ganz gleich, wie gering er dir erscheint, auch den Heiligen, der in ihm lebt. Tust du das, erledigt sich das Problem von selbst, das dich zu mir getrieben hat – einen guten Tag!"

Selbsterfahrung: Wundere dich bitte nicht, wenn diese Übung zum authentischen Miteinander durchaus auch heftige Emotionen aufwirft, denn genau dafür ist sie da. Nimm dich notfalls mit der Übung „Schmerztablette" selbst in den Arm und heile dich aus. – Meine allererste Feedbackrunde im Rahmen meines Studiums, bei meinem Professor und Reikilehrer Dierk Trempler – ja, ich hatte einen großen Selbsterfahrungsteil im Pädagogikstudium und das große Glück, Reiki über Jahre an der Uni in Lüneburg lernen zu dürfen – löste in mir größtes körperliches Unbehagen bis hin zu fieser Übelkeit aus. Ich spürte echte Angst in mir aufwallen und war mit der Nachricht, dass da ein „mächtiges Maß Aggression" in mir wohnt, überhaupt nicht zufrieden. Ich hätte dem Feedbackgeber am liebsten meine Argumente rechtfertigend links und rechts um die Ohren geschlagen, ihm eingehämmert, weshalb wirklich keine Aggressionen in mir sind. „Was denkt sich diese dumme Sau eigentlich, so was zu behaupten? Pissnelke, oder was ..., du Lieber!? ☺) Tatsächlich empfand ich den Feedbackgeber ebenfalls als sehr aggressiv, meine Reaktion allerdings zeigte mir sehr deutlich, dass es eben auch mein Thema war, obschon ich mich bloß als Gutmensch und Pädagoge sah!

Dieses Phänomen wird mit dem **Johari-Fenster** beschrieben. Es gibt eben Bereiche, die sind mir und meinem Gegenüber bekannt: nicht zuletzt durch SocialMedia bin ich eine öffentliche Person. Man sieht meine Fotos, kennt das Geschlecht, kann das Alter erraten, die Größe, die Hobbys und, mit wem wir verkehren. Dann gibt es einen Bereich, den ich und mein Gegenüber nicht kennen: das große Unbekannte/ Unbewusste. Jeder Mensch hat ein privates Selbst, nur ihm bekannt, meistens gut behütet: die Geheimnisse, aber eben auch all die defekten Zaunlatten, die schon lose rumhängen, bei dem massenhaft Schrauben locker sind, was jedem klar ist, außer uns sebst! ☺

	Mir bekannt	Mir unbekannt
Anderen bekannt	*öffentlich*	*Blinder Fleck*
Anderen unbekannt	*Geheimnis*	*Unbekannt*

Das Spannende an dem Zaunlattenschiefstand des Anderen ist, dass wir dessen Handlungsbedarf nur erkennen, weil er mit unserem Hand in Hand geht! Du kannst am anderen nicht wahrnehmen, was du selbst nicht bist (im Guten, wie im Verhaltensoriginellen ☺). Wenn du dich also fragst, was deine Schatten sind, wo du mit der Persönlichkeitsentwicklung ansetzen kannst, dann schau dir einfach an, was dich an den 5 Menschen, mit denen du die meiste Zeit verbringst, am meisten nervt. Dieses Resonanz- oder Spiegelgesetzt besagt nicht, dass du genauso bist, sondern dass du ein Thema mit dem Thema hast. Begegnest du z.B. immer wieder narzisstischen/ selbstverliebten Menschen, darfst du dich ruhig einmal fragen, inwieweit du dich selbst liebst. Bist du oft mit aggressiven Exemplaren der Gattung Homo Stenkerus konfrontiert, wäre es interessant zu überprüfen, ob du deine Aggressionen unterdrückst/ gegen dich selbst richtest oder, ob du sehr viel beharrlicher für das einstehen könntest, was deine Wünsche sind!? ☺

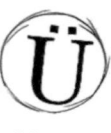 **Welche nervigen/ unausstehlichen Charaktereigenschaften haben die 5 Menschen, mit denen du die meiste Zeit verbringst?**

Name: _____ Eigenschaften: _____

_____

Name: _____ Eigenschaften: _____

_____

Name: _____ Eigenschaften: _____

_____

Name: _____ Eigenschaften: _____

_____

Name: _____ Eigenschaften: _____

_____

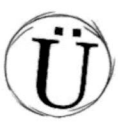

Und, hast du dich entdeckt? Was sagt das über dich aus? **Welche eigenen Schattenthemen werden dadurch offenkundig!** Sieh vor allem das ausführlicher an, wovon du meinst, dass es mit dir definitiv nichts zu tun hat! 😊 Was sagt das über deine Wünsche und Bedürfnisse aus?

_____

_____

_____

_____

_____

_____

_____

Eine andere wunderbare Übung in das **Stopp- oder Theaterspiel** nach Osho. Stelle dir deinen Wecker 5x am Tag. Wenn er klingelt, halte inne, stoppe jede Bewegung und jeden Gedanken. Wobei bist du gerade? Welche Handlung unterbrichst du/ welchen Gedanken? Alles, was dir deine Sinne darbieten, ist ein wundervolles Theaterstück, für dich inszeniert. Was wollen dir die Schauspieler sagen? Was ist das für ein Stück, ein Drama, Action oder eine Komödie? 😊

_____

_____

_____

_____

_____

Mache dir beim Beobachten des Theaterstücks bewusst und erinnere dich immer wieder daran: alle Schauspieler sind auf der Suche nach irgendetwas, die Wenigsten haben es gefunden! Alle sind sich ähnlich, sind Brüder und Schwestern, wollen dasselbe: ihr Glück mehren und Leid vermeiden. Sie alle sind also auf dem Weg, ihr Glück zu machen, jeder auf seine ganz eigene Weise. Die siehst ihnen an – und hier ist das Theaterstück spannend – wie weit sie noch vom Glück/ von sich selbst entfernt sind. Du siehst es an der Haltung, am Strahlen ihrer Augen, daran, wie zugänglich sie sind, wie offen und lebensfroh, wie stillvergnügt mit sich selbst; du siehst es in ihrer Aura. Das Leben ist dabei keine ewige Leiter nach oben. Vielmehr scheint es dem Spiel „Try-and-error" zu gleichen, ein Suchspiel, in dem wir Kindern die Hilfssignale „Kälter" oder „Wärmer, viel wärmer, heiß. Juchhe, du hast es!" geben.

Ein Mensch ist durchsichtig, du kannst es sehen, wenn du reiner Kanal bist und bleibst. Wie dein Gegenüber mit dir in Kommunikation tritt, verrät, wo er derzeit in seinem Suchspiel steht. Kann er dir viel geben: ein Lächeln, eine Umarmung, Zeit; kann er dir zuhören und dich wertschätzen, selbst wenn du eine andere Meinung hast, dann ist er im Inneren reich. Fühlst du dich in seiner Anwesenheit bedingungslos geliebt, strömt er diese Liebe aus, muss sie in ihm wohnen. Selten wirst du Ärger mit einem haben, der frisch verliebt ist. Dieser Mensch schwebt über den Dingen (in der „siebten Wolke", heißt es)! Erinnere dich, wie's war, als du verliebt warst – Vielleicht bist du ja gerade ins Leben verliebt?! – gab es etwas, dass dich auf die Palme brachte? 😊

„Palmenbringer" zeigen überdeutlich, schreien geradezu in die Welt hinaus: „In mir ist ein Mangel. Ich kann meine Bedürfnisse derzeit nicht alleine stillen!" Wir könnten Mitgefühl mit ihnen haben, jedoch nur, wenn wir ganz in unserer Kraft sind, denn ansonsten sitzen wir ja oben auf unserer Palme und zeigen dem anderen wiederum unsere Bedürftigkeit, unseren erlebten Mangel im Moment. Schauen wir uns derzeit das Theaterstück an, das wir Alltag nennen, sind nur wenige Menschen gänzlich frei von drängenden Wünschen an den anderen. Das „Theaterspiel" lässt dich viele Prozesse der Kommunikation mit deinem Nächsten durchschauen. Du entdeckst, neben all den Sachinfos (die manchmal nur scheinbar im Vordergrund stehen), welche Selbstaussage die Person tätigt (wie es ihr geht), wie sie zu dir steht, wozu sie dich auffordert/ sprich: was sie sich von dir wünscht (aber das vielleicht ungünstig ausdrückt)!

E in junger Mönch ging nicht gerne in die nahe Stadt. Er hatte das Gefühl, dass die Leute ihn belächelten, für seinen Watschelgang, die orangene Kutte, die Haare, die immer zu Berge standen, für seine Schüchternheit undundund … doch er musste trotzdem. So führte er den beladenen Esel am Strick in die Stadt und der alte Mönch ging den beiden, wie immer voraus.

Wie sie aber auf den Marktplatz kamen, wars dem jungen Mann, als würden die Leute ihre Köpfe zusammenstecken und tuscheln und wirklich hörte er: „Sieh dir die beiden an. Da haben sie einen Esel und gehen zu Fuß!" – Am nächsten Tag bat der junge Mönch den Alten doch in die Stadt zu reiten, dass die Leute nicht so daherreden. Wie der Alte aber einritt, tuschelten die Leute. „Sieh dir den Alten an, wie wohlgefällig er auf dem Grautier sitzt und den jungen Mönch alle Arbeit machen und zu Fuß gehen lässt. Gehört sich das?" Das war selbst dem Alten zu blöd, dass er sagte: „Morgen sollst du reiten!" Wie jedoch der Junge einritt und der Alte nebenher schritt, tratschte die Menge: „Sieh dir das an: der verzogene Knabe sitzt hoch zu Ross und lässt seinen alten Meister gehen!? Wo bleibt da der Anstand und die Ehre, welche die Jungen den Alten schulden? Pfui Teufel!"

Am nächsten Tag saßen beide Mönche auf dem Esel und ritten in die Stadt ein, nur dass die Leute nichts zu reden fanden. Die aber schimpften: „Sieh dir die faulen Kerls an, da muss der arme Esel sie beide tragen und noch den schweren Karren ziehen – das arme Tier, schämen sollten sie sich wirklich!" – Da reichte es dem jungen Mönch. Er bat den Alten abzusteigen, gab ihm den Strick des Esels in die Hand, spannte den Karren ab und zog den Karren selbst in die Stadt hinein, dass der Esel nicht so leiden müsse. Wie die Menschen dies Bild nun sahen, zeigten sie auf die Mönche und hielten sich die Bäuche vor lachen. „Sieh dir diese Esel an! Da haben sie einen Esel und ziehen den Karren selber!"

In diesem Moment verstand der junge Mönch, dass ganz gleich, was er tun und, wie sehr er es versuchen würde, anderen zu gefallen, Leute eben reden. Von da an tat er nur noch das, was er wollte, wie er wollte und war zufrieden. Wenn nun noch jemand über ihn redete, dankte er ihm, dass man ihn für wichtig genug erachtete, im Mittelpunkt des Lebens des anderen zu stehen!

167

4.3. Kontaktkonflikte als Chance - Unruhige Fahrwasser

D ieses Aneinanderrumpsen ungünstiger Ausdrücke, bedürftiger Menschen sorgt im Alltag oftmals für ziemlich unruhiges Fahrwasser, nicht? Im Grunde ist das großartig und notwendig! Hätten wir es nämlich gelernt, auf dem Kanal des Lebens zu schiffen oder würde uns zumindest das Wellensurfen Freude bereiten, dann könnten wir die sanften (und zugegeben manchmal groben Hinweise) unserer Seele verstehen und den Kurs ändern!

Selbsterfahrung: Nur manchmal und immer seltener werdend, bin ich von meiner Partnerin genervt. Sie ist mir nicht schnell genug. Dann halte ich inne, betrachte meine innere Bedürftigkeit, in diesem Falle Ungeduld, kommuniziere das heilsam und sorge für mich. – Manchmal fühle ich mich ungeliebt, weil ich von ihr nicht bekomme, was ich mir wünsche. Doch, wer sagt, dass sie dafür zuständig ist, meine Wünsche zu erfüllen? Immer besser bekomme ich es hin, „Stopp" zu sagen, innezuhalten, mir meiner eigenen Bedürftigkeit bewusst zu werden und mir exakt die Liebe selbst zu schenken, derer ich im Moment so dringend bedarf. Ich bitte dann um Reiki, lege mir die Hände auf, beschenke mich selbst. Aus diesem erfüllten Seinszustand heraus, ist es viel leichter auf den anderen zuzugehen. Für meine Muse ist es dann ein Leichtes, meine Wünsche zu achten, weil ich ihr Sein achte; weil ich innerlich reich bin, Reichtum ausstrahle/ Kraft schenke und dies zu mir zurückstrahlt!

Mein Professor erinnerte uns daran, dass es nur 2 Arten von Menschen gibt: „Freunde und ... genau: ... Lehrer!" Alle Menschen, die dich so richtig an die Grenze bringen, dich triggern, kannst du als Spiegel deines Selbst betrachten, von mir aus als „Arschengel", denn von ihnen lernst du am meisten. Du lernst, was du willst und, was du nicht willst. Du lernst es knallhart, manchmal immer wieder, eindringlicher, bist du's kapiert hast. Ein tolles Geschenk deiner Seele: Wachstum, um das du nicht drumherum kommst. 😊

> „Wenn wir jetzt keinen Frieden haben, dann deshalb, weil wir vergaßen, Gott ineinander zu sehen. Wenn wir keinen Frieden haben, dann deshalb, weil wir vergessen haben, dass wir zueinander gehören, dass wir uns manchmal als Segen begegnen und manchmal als Lektionen." (Mutter Teresa)

Den Menschen als „Arschengel" in deinem Leben zu akzeptieren und zu beschließen, von ihm zu lernen, meint weder das gutzuheißen, was er tut, noch dich langfristig seinen Lektionen auszusetzen. An erster Stelle steht die Selbstfürsorge. Du würdest ja auch nicht weiter die Schulbank drücken, wenn du das Abi in der Tasche hast oder eine Fahrstunde nach der anderen bezahlen, obwohl du bereits den Führerschein besitzt. Lektionen brauchst du nur solange, bis du es begriffen hast. Begreifst du es aber nicht, kannst du deine Arschengel so oft in den Wind schießen, wie du willst, es wird nur immer ein neuer Lehrer mit gleicher Lektion an deine Haustür klopfen. Das kannst du als unfair betrachten, dann bespielt dich noch dein Ego oder aber du entschließt dich, zum Spielmeister aufzusteigen und Spaß an den Lernprozessen deiner Seele zu haben. Der erste Schritt besteht m.E. darin, die Arschengel zu erkennen und ihnen für ihre Lektion tatsächlich zu danken. Wenn du sie hingegen noch verurteilen möchtest, spielst du noch ihr Spiel, nicht deines. Wenn du noch bewertest und verurteilst, bist du noch in deinem Ego der Bedürftigkeiten gefangen und erkennst einfach nicht, dass die Person dir nur etwas antat, weil sie hochgradig bedürftig ist, weil es ihr an Liebe und Weisheit mangelt. Bevor du sie verurteilst, müsstest du erst „eine Weile in ihren Schuhen gelaufen" sein/ sie und ihre Geschichte kennengelernt haben. Wenn du sie dann immer noch verurteilst, bist du selbst nicht in Liebe! *„Verurteilt man, hat man keine Kraft und Zeit sie zu lieben!"*, so Mutter Teresa.

Eine wunderbare Spielwiese, um sich eine neue Art der Konfliktlösung und Persönlichkeitsentwicklung anzugewöhnen, ist die Reiki-Gemeinschaft. Unsere regelmäßigen **Reiki-Treffen** können beinhalten, dass wir authentisch und gewaltfrei miteinander kommunizieren lernen und das auf einem Fundament der Wertschätzung füreinander. Seit beinahe zwei Jahrzehnten biete ich mittlerweile Reikitreffen an und freue mich immer, wenn ein Arschengel neu in die Gruppe kommt. Du bemerkst es daran, dass er anders ist, Dinge anders sieht und zum Ausdruck bringt und plötzlich viele Störmuster die ansonsten angenehm entspannt dahinplätschernden Abende sprengen. Ein Teil der Gruppe ist daraufhin oftmals verärgert – eine kleine Erinnerung: Gerade heute ... ☺ – und fordert nicht selten den Verweis des Störenfrieds, den Ausschluss aus der Gruppe (und das, wo wir doch mit Reiki lernen wollen, einander zu akzeptieren und zu lieben)!

Auf den Reiki-Meister/ Lehrer, der dieser Gruppe den Raum bietet, kommt nun einiges an Arbeit zu, wenn er nicht zuvor auf die Forderung „des alten Egos" hereinfällt. Schmeißt er den Störenfried raus, verwehrt er der ganzen Gruppe die einmalige Chance auf Wachstum. Inwiefern Wachstum anliegt, muss jeder für sich beantworten, denn in jedem (auch dem Leiter) werden unterschiedliche Themen/ Arbeitsaufträge der Seele wach. Wäre dem nicht so, gäbe es die Störung nicht.

Entscheide ich mich für den Rausschmiss, wird schon bald ein neues Störthema auf einem meiner Meditationskissen schaukelnd sitzen und die Gruppe aus dem Takt bringen. Das ist ein normales Phänomen der Gruppen-psychologie: entferne ich den Störer, übernimmt prompt ein anderer seine Rolle. Schmeiße ich diesen raus, geht es weiter und immer weiter. Auf diese Weise kann ich die gesamte Gruppe bis auf den Nullpunkt dezimieren, sprich: die Gruppe löst sich auf, worauf ich vielleicht meine, das Problem gelöst zu haben. Oft aber werde ich dann früher oder später verwundert feststellen, dass obwohl ich nun ganz mit mir allein im Raum zu meditieren versuche, der Störenfried noch schallend lachend anwesend ist! – Akzeptiere ich hingegen die Störung, mache ich sie sogar zum Ausgangspunkt der eigenen Meditation/ zum Thema des Treffens, klärt's sich meist rasch von allein. So habe ich schon oft genug erlebt, dass der Störenfried von sich aus merkt, dass er nicht in die Gruppe passt und wieder geht, sobald das Thema (weshalb er für jeden der Gruppe da war) angeschaut und gelöst worden ist. Ist das nicht spannend? Meines Erachtens ist das einer der allerwichtigsten Aspekte unseres „mystischen Orden": miteinander zu lernen und zu wachsen!

„Störungen haben Vorrang"[38] und Konflikte gehören angesprochen, z.B. mit der Technik der **„Gewaltfreien Kommunikation"**[39]: Formuliere hierzu dein Anliegen in 4 Schritten, zuerst deine Beobachtung (möglichst frei von Bewertungen), dann, was die Beobachtung mit dir macht: dein Gefühl; schließlich deine daraus resultierenden Bedürfnisse und zuletzt einen machbaren, positiv formulierten Wunsch ans Gegenüber!

---

[38] Ein wichtiges Postulat zur Arbeit mit Gruppen aus der TZI („Themen-zentrierten Interaktion") nach Ruth Cohn
[39] Vgl. das Buch „Gewaltfreie Kommunikation – eine Sprache des Lebens" nach Marshall B. Rosenberg

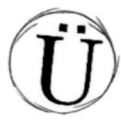

Lass uns einmal auf den nächsten Seiten mit der Person arbeiten, die derzeit in deinem Leben den größten Erzrivalenstatus für sich beansprucht, **dein Endgegner**, der märchenhafte Schurke, wer ist das? Gib ihm gerne einen Spitznamen:

Erinnere dich nun an diese Person, denn vermutlich solltest du ihr dringend mal deine Meinung geigen (hast es dich aber bisher vielleicht nicht getraut hast oder nicht gewusst, wie. Stelle dir vor, wie die Person vor dir steht und dir geduldig zuhört (auch wenn letzteres im Alltag nicht der Fall ist, male es dir so aus, wie du es dir wünschst, die Gedanken sind frei! ☺). Erzähle ihr, welche **Beobachtung** du gemacht hast und verzichte dabei auf Bewertungen und Verallgemeinerungen wie „nie" oder „immer"). **Sage ihr, was dieses Verhalten mit dir macht, wie du dich fühlst.** Welches deiner **Bedürfnisse** verletzt es? Stelle eine **Bitte**[40], die konkret für dein Gegenüber machbar, positiv formuliert und überprüfbar ist. Stell dir vor, wie du selbstbewusst für dich eintrittst und vor dem anderen stehst. Wie verhält er sich darauf, nimm es wahr und schreibe deine Sätze und dein Erleben hier nieder!

---

[40] Vgl. SMARTe Zielsetzung

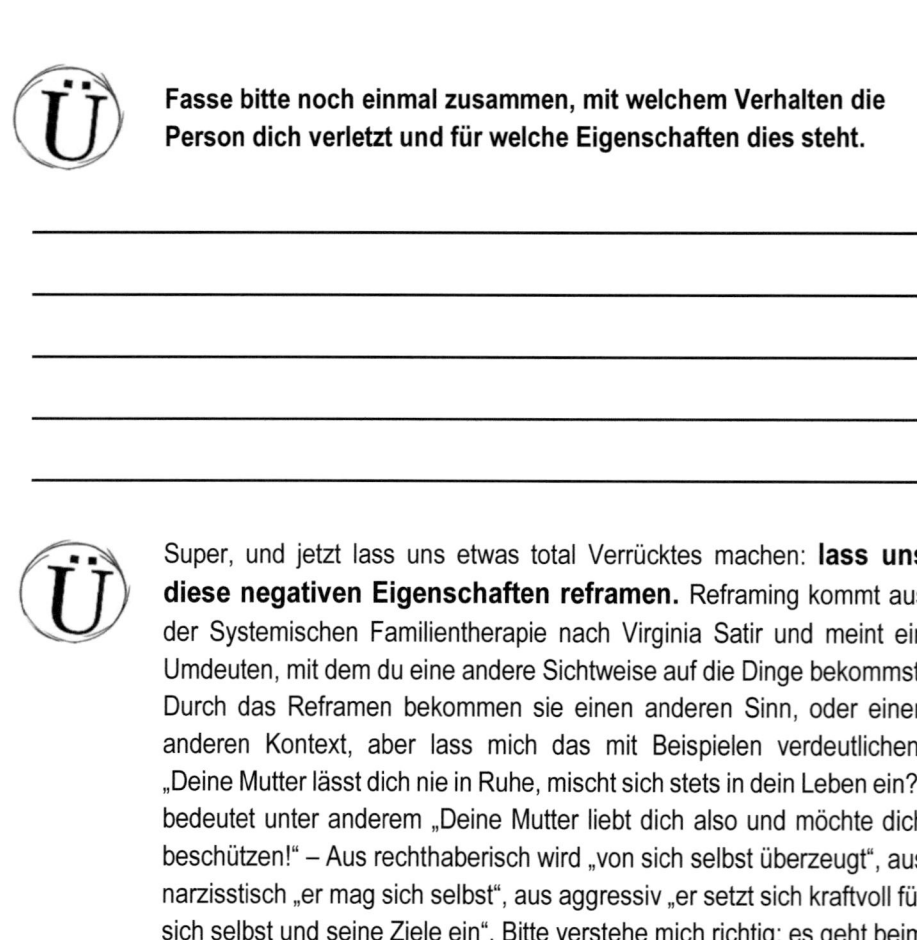

Fasse bitte noch einmal zusammen, mit welchem Verhalten die Person dich verletzt und für welche Eigenschaften dies steht.

_____

_____

_____

_____

_____

Super, und jetzt lass uns etwas total Verrücktes machen: **lass uns diese negativen Eigenschaften reframen.** Reframing kommt aus der Systemischen Familientherapie nach Virginia Satir und meint ein Umdeuten, mit dem du eine andere Sichtweise auf die Dinge bekommst. Durch das Reframen bekommen sie einen anderen Sinn, oder einen anderen Kontext, aber lass mich das mit Beispielen verdeutlichen: „Deine Mutter lässt dich nie in Ruhe, mischt sich stets in dein Leben ein?" bedeutet unter anderem „Deine Mutter liebt dich also und möchte dich beschützen!" – Aus rechthaberisch wird „von sich selbst überzeugt", aus narzisstisch „er mag sich selbst", aus aggressiv „er setzt sich kraftvoll für sich selbst und seine Ziele ein". Bitte verstehe mich richtig: es geht beim Reframen einzig darum, noch eine weitere Perspektive zu erkennen, nicht darum, ein Verhalten gutzuheißen! Wir erforschen lediglich kurz: „Gibt es etwas Gutes am Schlechten?"

_____

_____

_____

_____

_____

E in Graf hatte einmal einen Garten auf den er besonders stolz war. Ja, dieser Garten war perfekt, bis eines Tages an einer Stelle eine Pflanze wuchs, die da wirklich nicht hingehörte. In seinem Leben war doch alles so akkurat, so perfekt, wie konnte es da sein Garten nicht sein. Selbstredend entfernte er das Pflänzchen sofort. Am nächsten Tag aber standen dort zwei goldgelbe, wunderschöne doch von ihm gehasste Blümelein: Löwenzahn. Er merzte beide Pflanzen aus, und war zufrieden, bis er am nächsten Morgen vier Pflanzen trotzig wachsen sah. So ging das immer fort und fort und wirklich, seine ganze Kraft und Zeit investierte er bald, den immer üppiger wachsenden Löwenzahn zu bekämpfen, und er musste ihn selbst ausstechen, trotz Grafentitel, denn sein Gesinde verstand sich nicht auf Gartenpflege. Ganz gleich aber, wie viele der Pflanzen er ausmerzte. Für jedes ausgestochene Blümelein, so schien es ihm, kämen zehn hinzu. „Was ist das für ein seltsamer Zauber?", fragte er sich und beschloss zum Gärtner des Königs, einem alten Zen-Mönch, zu gehen, denn dieser Garten war in allem perfekt.

„Alter, Weiser, bitte gewähre mir eine Audierz", bat der Graf den Gärtner des Königs, was unter seiner Würde war, denn er war Graf und sein Gegenüber nur ein einfacher Gehilfe, doch immerhin ging's um seinen Garten. „Was kann ich gegen diesen vermaledeiten Löwenzahn tun? Er breitet sich ungehindert aus. Ich kann ihn einfach nicht bezwingen." – Der Zen-Meister dachte eine Weile nach und beobachtete dabei immer wieder den unruhigen Grafen, der von einem Bein hin und herwippte. Nach einiger Zeit gab er einen Ratschlag, doch der Graf wehrte ab: „Hab' ich schon versucht." Auch zwei weitere Ideen hatte der Graf bereits ausprobiert. Wieder und wieder versuchte der Zen-Mönch Anläufe zu nehmen und verriet dabei all seine besten Gärtnertipps, doch der Graf sagte fortwährend: „Das alles hab' ich doch versucht, doch nichts will helfen!" – Es nutzte auch nichts, dass der Gärtner versuchte, durch die Blume zu sprechen, er konnte es noch so blumig formulieren, bis er schließlich sagte: „Ich befürchte, mein lieber Graf, wenn das alles nichts nutzt, dann müsst ihr den Löwenzahn lieben lernen!" – Paracelsus würde sagen: „Dort, wo die Krankheit entsteht, ist auch das Heil zu finden!", denn jede Pflanze ihren Sinn hat, auch wenn wir ihn noch nicht verstehen.

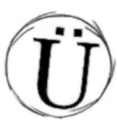

Wie bereits angesprochen, ist es meist so, dass wir mit einem gewissen Menschenschlag immer wieder konfrontiert werden, weil unsere Seele meint, es bräuchte eine dringende Lernerfahrung. **Was also ist deine Lektion daraus?** Was verrät das unausstehliche Verhalten über dich, über deinen blinden Fleck??? Sieh ihn dir an, und gib dir gerne Reiki auf all die Körperbereiche, die bei der Frage schon anklingen! 😊

_____

_____

_____

_____

_____

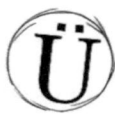

Ich will dir ein Geheimnis verraten: Aus meiner Praxis heraus kann ich dir sagen – und freilich kann ich mich in deinem Fall irren – dass es selten wirklich um die Person geht, mit der du gerade den Konflikt austrägst. **Oft liegt der Grund des Themas tiefer im Unbewussten verborgen.** Dieser aktuelle Arschengel hinterlässt ein Gefühl in dir, richtig? Wenn du mutig bist, schau einmal, was geschieht, wenn du dich ganz in dieses widrige Gefühl hineingibst. Verstärke es, lass deinen ganzen Körper erbeben (im Wissen darum, dass du dich mit der **Reiki-Schmerztablette** wieder rausholen kannst). Lass dich hineinfallen in das Gefühl. Steigen Bilder auf, kommen Erinnerungen? Wie alt oder klein bist du?

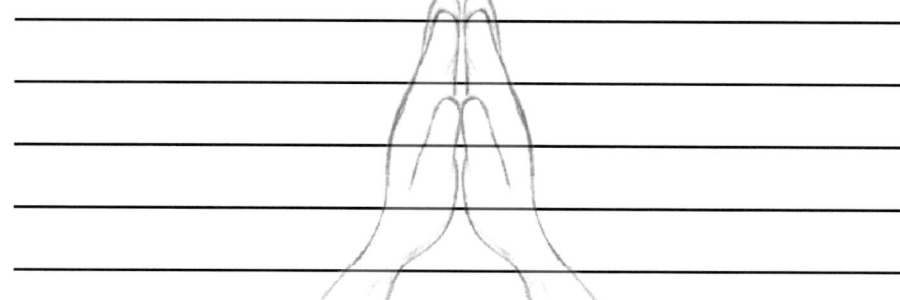

Vielleicht hast du mit der letzten Übung den richtigen Adressaten gefunden, dann „Herzlichen Glückwunsch" – praktiziere mit ihm die Übungen der letzten Seite und prüfe, ob sich etwas für dein Herz verändert! 😊 – Wenn die Übung nichts bewirkte, außer dir eben deinen derzeitigen Arschengel aufzuzeigen, auch gut, dann machen wir bei dem weiter und werden „ihn fertig machen"! Du hast richtig gelesen: „Lass ihn uns fertig machen!" – Je nach Kontext sollte man das auch reframen. Ich meine nämlich nicht, ihm zu schaden, das auf keinen Fall. Nimm z.B. das Spiel „Mensch ärgere dich nicht". Wenn du hierbei jemanden im ernsten Tonfall sagst: „Ich mache dich fertig!", meint das ja auch etwas anderes, nicht? Wie sieht es nun beim Spiel des Lebens aus, in dem sich zwei Seelen versprachen, dem jeweils anderen Lernerfahrungen zu schenken? „Ich mache dich fertig!" könnte hierbei auch bedeuten: „Ich bringe dir etwas Wesentliches bei!", im Sinne, dass du fertig/ vollkommen bist bzw. ausgelernt hast/ dein Seelendiplom erhältst und nicht weiterstudieren (also dich inkarnieren) musst! 😊 Fertig heißt einfach, dieses Kapitel zu beenden, mit einem Thema abzuschließen. Das ist nämlich auch so ein Ding: Wenn du dich vom Leben, dem großen Lehrmeister, betrogen oder vergackeiert fühlst und deine Hausaufgaben einfach nicht machst, sie ignorierst und gehst (also deinen Arschengel vor der verstandenen Lektion in den Wind schießt), bekommst du dasselbe Wachstumsthema oft in einem anderen Gewand wieder und wieder auf dem Silbertablett präsentiert.

Sicher kennst du das von Freunden, die immer wieder an die gleiche Art Partner kommen, immer wieder wegen nervigen Nachbarn umziehen, ihren Job wegen Mobbing verlassen müssen, richtig? Würden sie einen solchen Teufelskreis auch bei dir erkennen? Wenn ja, in welchem Lebensbereich?

_____

_____

_____

_____

_____

Wenn du dich nicht in einem solch wiederholenden Muster befindest, will ich dir erneut gratulieren. ☺ Dann hast du es vielleicht einfach „nur" mit einem verhaltensoriginellen Menschen zu tun. Dass dir das Leben Lektionen verpasst und du von diesem Menschen lernen kannst, dran ändert sich nichts. **Zum Beispiel kannst und solltest du lernen, dich von sogenannten „Energievampiren" abzugrenzen.** Die Formulierung ist vielleicht etwas grob gewählt, denn normale „Hollywood-Blutsauger schlürfen dich mit Vorsatz aus. Unsere Energievampire (Menschen, die dir bei jeder Begegnung Kraft und Nerven rauben) wissen oftmals überhaupt nicht, was sie auf Schwingungsebene mit dir tun. Sie spüren nur, dass sie sich nach einer Unterhaltung mit dir besser fühlen. Menschen in helfenden Berufen (Pädagogen, Lehrer, Sozialarbeiter, Ärzte, Therapeuten aber auch Reiki-Gebende) können ein Lied davon singen und sind selbst oftmals Opfer von Burnout, Depression, Tabletten – oder Drogensucht. Der stete Umgang mit niedrigschwingenden Menschen wirkt sich auf unsere eigene Schwingung aus, manchmal ohne, dass wir das erst einmal merken! Die Psychologin Eva Jaegi fragt in diesem Zusammenhang in ihrem Buch „Und wer therapiert die Therapeuten"!?

Dummerweise gibt es Menschen, die uns vielleicht schon unser ganzes Leben lang Kraft kosten, die wir aber dennoch nicht gehen lassen können oder wollen: die eigenen Eltern, die Kinder, die Kollegen oder der Chef. In diesem Fall müssen wir **1. Grenzen setzen.** Uns abzugrenzen uns „Stopp" zu sagen oder „Halt, bis hierhin und nicht weiter", ist gerade in der Erziehung unserer Kleinsten absolut essentiell. Unsere Kinder brauchen Grenzen, liebevoll gesetzt aber konsequent eingehalten, ansonsten laufen wir Gefahr, uns unsere eigenen Terroristen zu erziehen. Als Pädagoge habe ich das oft genug bei jungen Eltern erlebt, die alles richtig machen und ihrem Kind nie „Nein" sagen wollen. Gib aber einmal ihrem Schreien nach Süßigkeiten im Laden nach, dann spürst du, wie nachhaltig du von ihnen erzogen wirst! Gesunde Grenzen zu setzen, ganz individuell, je nachdem, mit wem du welchen Abstand brauchst, ist für mich nichts anderes als **gelebte Selbstiebe**[41]. Ich finde es unglaublich, wie viele Erwachsene – es gibt großartige Gruppenspiele, die ich oft auf Teamweiterbildungen anleite – über ihre Grenzen treten lassen und es nicht einmal wagen, entschieden „Stopp" zu sagen!

---

[41] Vgl. „Selbstliebe – Reise zum neuen Selbst" von Berger-Loewenstein

2. braucht es ein Schutzschild für den Alltag (den wir möglichst mindestens 2-3 am Tag erneuern, vgl. hierzu das Kapitel „Spirituelle Disziplin"). Manche Begegnungen lassen sich einfach nicht vermeiden, weshalb du dich dafür wappnen solltest. Bitte wappne dich nicht aus der Angst heraus, denn eine solche Rüstung wird den Kontakt zum anderen minimieren. Ein Kampf ist umso wahrscheinlicher, wenn sich zwei Menschen in Rüstung gepanzert mit Schwert und Schild feindselig gegenüberstehen. Ich rüste mich lieber aus der Liebe heraus. Mit Reiki ist das ganz einfach!

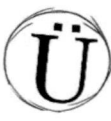 **Übung „Lichtmantel"** – allein, wenn du dich mit Reiki verbindest und während einer Begegnung verbunden bleibst (ganz bewusst Reiki einatmest, dir lässig eine Hand auf den Körper legst und diesen Bereich ausatmend versorgst), wirst du feststellen, dass du von Energievampiren schlechter ausgesogen werden kannst, selbst wenn du angezapft wurdest. Mit Reiki fließt dir einfach mehr Kraft zu als ab – wie wunderbar! 😊

Noch wirkungsvoller ist aber die Technik „Lichtmantel", die du zuhause erst 2-3mal üben solltest. Stelle dir dazu einfach folgendes vor: Du siehst dich vorm inneren Auge vor deinem Kleiderschrank stehen, weißt aber, dass dort jetzt ein besonderer Mantel hängt, ein Mantel aus purem, dich aufladenden und schützenden Licht. Öffne den Kleiderschrank. Siehst du, wie er strahlt? Welche Farbe hat er heute für dich? (Die Farbe kann ganz nach deinem Bedürfnis wechseln!) Wirf ihn dir über/ zieh ihn dir an und spüre, was sich dadurch verändert. Merkst du, wie du wächst, wie du heller strahlst, dich besser fühlst, energiegeladener wirst? Ist es nicht unglaublich, was allein diese Vorstellung bewirkt!?

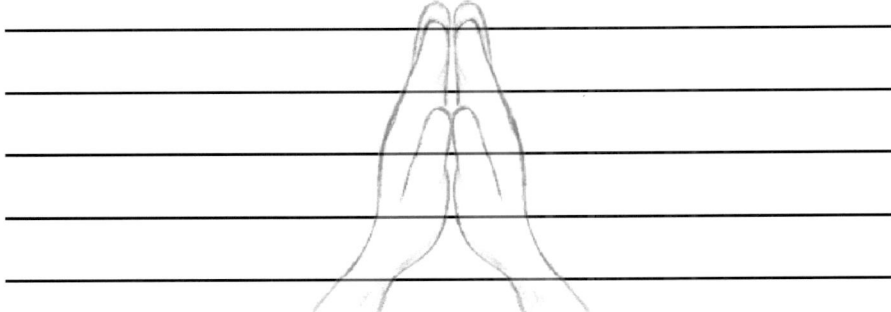

Eine Zen-Geschichte: Der beste Schwertkämpfer[42]

„Wer ist der beste Schwertkämpfer?", fragte ein Krieger seinen Meister, der ihn vors Kloster in den Wald schickte, dort zu dem großen Felsen hin, den solle er beschimpfen und beleidigen. „Warum um Himmels Willen sollte ich das tun", fragte der Schüler. „Der Felsen wird mir keine Antwort geben!" – „Dann greife ihn mit deinem Schwert an", befahl der Meister. „Warum sollte ich das tun? Mein Schwert wird zerbrechen", meinte der Schwertträger verwundert und schüttelte den Kopf. „Dann schlag eben mit deinen Fäusten auf den Felsen ein", riet der Meister entschlossen und ballte seine Faust. „Aber, mein Herr, das ist verrückt. Sagt mir doch bitte nur, wer der beste Schwertkämpfer ist", bat der Schüler. „Es ist der", mahnte der Weise, „der dem Felsen gleicht und jedem Angreifer ohne seine Klinge überhaupt zu ziehen wiederspiegelt: Es wäre verrückt, wenn du es wagst, weil du einen Felsen nicht besiegen kannst – sei dieser Felsen!"

Der beste Ringer

Der gleiche Meister hatte noch einen Krieger, welcher der beste Ringer des Landes war, zumindest immer dann, wenn es um nichts ging. Auf den Turnieren aber ließ sich dieser Brocken, der „Große Woge" hieß, selbst von viel schmächtigeren Gegnern besiegen. „Es ist die Aufregung. Ich fühle mich zwischen all den tausend Menschen so unbedeutend, so klein!" Da nahm der Meister „Große Woge" mit an einen Bach und ließ ihn sich das klare Wasser anschauen. „Sieh hinein in den Fluss", sprach der Meister. „Denkst du das Wasser denkt: den Stein, den werde ich fortschieben, töten, zerbersten, besiegen? Das Wasser kümmert sich gar nicht um den Stein, als gewaltige Woge nimmt es sich seinen Raum, fließt darüber hinweg oder drumherum und siegt über alles, ohne siegen zu wollen. Einfach, weil es seiner Natur entspricht. Schon ein steter Tropfen höhlt den Stein, ohne es zu wollen, einfach durchs Tun. Meditiere darüber, dass du keine Tropfen, sondern eine große Woge bist." – In dieser Nacht wurde der Ringer so groß in seinem Geiste, dass es fortan niemand mehr mit ihm aufnehmen konnte!

---

[42] Vgl. Hans Heß: Erzählbar II – 112 Top-Geschichten für den professionellen Einsatz im Seminar & Coaching

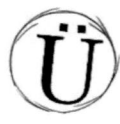

Lass uns einmal experimentieren, am besten in deiner Reiki-Gruppe: Stellt euch gegenüber auf. Entscheidet euch, wer Nr.1 und wer Nr. 2 ist. Nummer 1 bleibt stehen, schließt die Augen und spürt, Nummer 2 geht auf 1 zu. Ab wann merkt Nummer 1 die 2 im Feld, ab wann wird es unangenehm? Nummer 1 öffnet die Augen und betrachtet den Abstand. Macht dasselbe noch einmal mit offenen Augen. Wieviel Abstand ist zwischen euch?

Jetzt schließt bitte beide die Augen. Nummer 1 wird das Innenleben verändern, während Nummer 2 in sich hinein fühlt und prüft, ob er angezogen oder abgestoßen wird. Einmal kann sich Nummer 1 mit **Reiki und dem schönsten Moment** verbinden. Erinnere dich an eine Situation, in der du dich ganz und gar geliebt fühltest, nur **Liebe** warst und Liebe schenken wolltest. Fühle dich ganz und gar ein. – Im Wechsel dazu ziehst du deinen Lichtmantel an, lässt aber **spitze Dornen** nach außen hin wachsen. Stell dir vor, wie sie länger, immer länger und spitzer werden. – Nummer 2 prüft (ohne dass 1 sagt, ob er gerade das eine oder andere tut), ob er sich abgestoßen oder angezogen fühlt. Anschließend werden die Rollen gewechselt viel Spaß. ☺

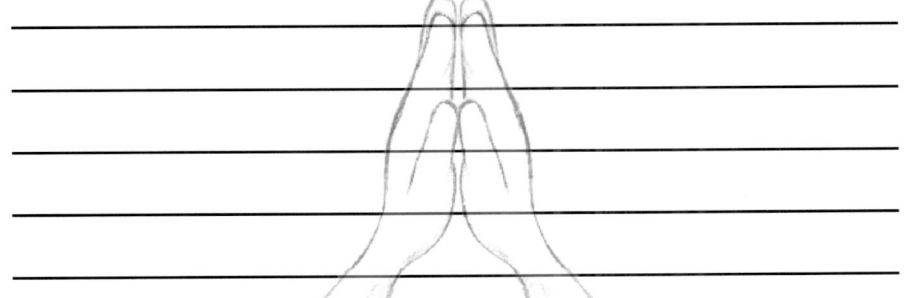

Vielleicht kannst du dir vorstellen, wozu du den Mantel der Liebe einsetzen kannst und, wozu den Dornenmantel!? Wenn ich Streit mit meiner Muse habe, tauche ich mich selbst in die Liebe und das Verständnis für meine Bedürfnisse, die ich mir von ihr wünschen würde. Aus der Haltung meiner Selbstliebe heraus, ist der Konflikt schon fast behoben. Ich selbst werde zugänglicher. – Wenn mir hingegen jemand viel zu nah auf die Pelle rückt – und vor allem Frauen kennen Aufdringlichkeiten – packe ich meine Dornen aus, und stelle immer wieder schmunzelnd fest, dass mein Gegenüber weicht!

Manchmal – man muss doch sagen „leider" – bin ich mir der Dornen, die ich ausstrahle nicht bewusst. Viele Schwierigkeiten z.B. mit Kollegen entstehen, weil ich unbewusst Schutzmauern hochziehe, anstatt Brücken zu errichten. Manch einer wirkt zum Beispiel unnahbar, obwohl er bloß schüchtern und verunsichert ist; ein anderer verletzt vielleicht, um nicht selbst verletzt zu werden, ganz nach dem Motto „Angriff ist die beste Verteidigung"! – Erkenne ich mich und einen meiner Abwehrmechanismen, kann ich mir Reiki auf den Körper geben, achtsam und neugierig erkunden, woher das Unwohlsein rührt.

Selbsterfahrung „Mrs. Schnepfe": ich hatte eine Kollegin, die ich dermaßen doof fand, dass ich sie im Geiste Frau Schnepfe nannte. Ich empfand sie als hochnäsig, schnippisch gegenüber ihren Schülern und eigentlich schien ihr das eigene Aussehen das Wichtigste zu sein. Du kannst erahnen, dass unsere Kommunikation hakte. Wir waren uns gegenseitig eher unsympathisch, was dumm war, weil sie mir zugeteilt wurde, wenn ich Fragen hätte. Als es wie „von Zauberhand" mit ihr immer schwieriger wurde, hinterfragte ich mein Tun und stellte erschrocken fest, dass ich Gutmensch und Reiki-Meister genau das Gegenteil von dem tue, was ich tun sollte. Ich bewertete sie im Geiste, beleidigte sie im Grunde und fokussierte mich immer auf das, was sie für mich unsympathisch machte, wo sich unsere Ansichten deutlich voneinander trennten. Diese Trennung spürten wir im Außen. „Spannend", fand ich, denn das war selbstgemacht. Ab da konzentrierte ich mich nur darauf, wofür ich sie sympathisch finde: 1. war's ihr durchaus wichtig, dass ihre Schüler etwas lernen; 2. achtete sie auf ihr Äußeres, was man von Pädagogen nicht immer sagen kann; & 3. war sie tatsächlich sofort für mich da, wenn ich eine Frage hatte – ich war ehrlich schockiert: nicht darum, weil Mrs. Schnepfe auch gute Eigenschaften hatte, sondern weil ich's glatt übersehen hatte[43], was unglaublich unachtsam und wenig wertschätzend von mir war. Noch dazu war's wenig clever, weil ich, wenn ich jemanden abstoßend finde, unsympathisch auf ihn wirke! Im Ratgeberkosmos gibt es eine Vielzahl von Büchern, die dir zeigen, wie du unwiderstehlich wirst. Aus meiner Erfahrung wirkst du auf Jemanden sympathisch, wenn du ihn echt sympathisch findest, was ein ganz einfacher psychologischer Trick ist: die Sympathieübung!

---

[43] Vgl. den Horn-Effekt und andere Denk- & Wahrnehmungsfehler im Buch „Glaub nicht alles, was du denkst" von Alexandra Reinwarth

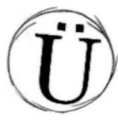

Probiere die **Sympathieübung** bitte einfach einmal aus. Nimm dir wieder deinen Lieblings-Arschengel und notiere, wofür du ganz ehrlich deinen Hut vor ihm ziehen musst. (Hier gelten freilich auch die reframten Eigenschaften!) Das ist jetzt wichtig: Jeden Tag mindestens 3x5Min. und auch dann, wenn du der Person begegnest, denke an die 3 Eigenschaften, für die du deinen Engel sympathisch findest. Danke ihm ruhig dafür! 😊

Allein mit einem ernstgemeinten „Danke" (und sei es nur deine Dankbarkeit für die Lektion), wirst du deine inneren Prozesse und die Beziehung zur betreffenden Person maßgeblich verändern können – das weiß ich aus eigener Erfahrung: Nach nur drei Wochen konnte ich mit Frau Schnepfe, die ich fortan im Geiste nur noch mit richtigem Namen ansprach, super kommunizieren, auch wenn wir keine Freunde wurden! – Sehr eindrücklich aber blieben mir meine Denkfehler. Mein eigenes Ego war es schließlich, das mich aufs Glatteis führte. Solche Gedanken- und Wahrnehmungsfehler, wie den eben beschriebenen **Dorn-Effekt**, tragen wir alle in uns. Das Gegenstück hierzu ist der **Halo-Effekt**, was besagt, dass wenn jemand unserer Meinung nach, eine großartige Eigenschaft hat, dieser Heiligenschein alles andere überstrahlt. Wir sehen dessen Schattenseiten schlichtweg nicht, was ein jeder von uns vom Verliebtsein kennt, ist ein Beispiel doch die „rosarote Brille". Eine wesentliche Herausforderung, die sich über die Realität und sich auf unser Erleben legt, sind all die erlernten inneren Glaubenssätze. Was du glaubst tritt ein, denn der Glaube versetzt Berge. Wir können uns gesundglauben oder krank, können glauben, dass wir Opfer der Umstände sind und uns jeder etwas Böses will und werden dies bestätigt finden (der **Pygmalion-Effekt**).

Am Ende geschieht es dir nach deinem Glauben, was bereits Jesus lehrte. Was also will ich glauben? Ich will glauben, dass Liebe die beste Arznei ist, wie der Wunderheiler Paracelsus es behauptete!

Liebe ist die beste Arznei, doch manchmal braucht Heilung Zeit, viel Zeit. Mutter Teresa sagte einmal: „Wer Liebe sät, muss auf die Ernte warten können" und mahnte, wir sollen geduldig sein und mit Freude weitergeben. Ab und zu jedoch, finde ich, ist's einfach gut, sich auch im Loslassen zu üben. Ich darf verstehen, dass ein „Ende mit Schrecken besser ist, als ein Schrecken ohne Ende". Manch ein Energievampir hat mich eine wichtige Zeit meines Lebens begleitet. Diesem Menschen sage ich **zum Abschied** von Herzen:

„Danke für die wertvolle Lektion – jetzt aber ist's Zeit, dass du deinen Weg weitergehst und ich meinen. Für deinen, wünsch ich dir alles Glück der Erde." Manchmal dürfen wir uns bewusstwerden, dass wir das Beste gegeben haben, auch wenn es nicht genug war. *„Alles, was war, musste genau so kommen, dass es auf diesen Moment – auf das „gerade heute" – hinauslief. Bisher hatte ich vielleicht nicht die Kraft es anders zu machen. Jetzt aber steigt die Ahnung in mir auf, dass es anders werden muss, um besser werden zu können, darum lass ich los.* **Ich lasse dich los!** *Gerne erinnere ich mich an unsere besten Momente, danke für die Geschenke, die wir uns machten. Ich bewahre mir alles Gute in meinem Herzen, doch dich lass' ich nun los! Bitte verzeih mir, was ich dir antat, weil ich's nicht besser wusste oder konnte. Es tut mir leid, von Herzen leid. Ich danke dir für dein Vertrauen, deine Zeit, deine Geduld und dafür, dass du mich in Frieden ziehen lässt. Vergewissere dich der Liebe unserer Seelen, die sich auf dem Weg eine Zeit lang brauchten, um zu wachsen. Ich vergebe dir und akzeptiere, was du geben konntest und, was nicht. Ich akzeptiere deinen Weg und lass dich in Frieden ziehen.*[44] *Lass uns als gereifte Seelen voneinander verabschieden, denn mich ruft die Freude/ die Liebe. Möge ich fündig sein. Mögest auch du finden, was du suchst!"*

Hinter einem solchen Herzensabschied steckt das Geheimnis der paradoxen Intervention: erst, wenn ich loslassen kann, ist es bedingungslose Liebe!

---

[44] Vgl. die hawaiianische Vergebungsmeditation Hooponopono

Eine Zen-Geschichte: Dein Gesicht vor der Geburt

*E*in Zenmeister hatte einmal – weil er im ganzen Land berühmt für seine Weisheit und das Strahlen seiner Augen war – ungeheuer viele Schüler, zumindest solche, die es werden wollten. Umso mehr aber kamen, desto unglücklicher wurde unser Meister, denn alle wollten ihr eigenes Strahlen finden und waren so ungeschickt bei ihrer Suche. Immer wieder und wieder löcherten sie den Meister mit derselben Frage – wie man zur Erleuchtung käme – und wirklich: der Meister ließ keinen Weg aus, es mit Worten zu beschreiben, doch versuche einem Blinden mal die Welt der Farben zu erklären. Der Meister musste scheitern und war so traurig drum. In großer Klarheit sah er, dass ein jeder Schüler eine Maske trägt, viele eine andere zwar, doch letzten Endes bloß Masken, die das innere Leuchten verdeckten. Er hatte viele von diesen Fratzen selbst einst getragen und sie alle dann durch einen großen wunderschönen Moment abstreifen können. Er erzählte den Schülern von seinen Erfahrungen, ließ sie jeden Weg gehen, den er selbst bis hierher gegangen war, doch jeder von ihnen hielt stoisch an seiner Maske fest.

Endlich hatte der Meister genug. Er rief alle Schüler zu sich und gab ihnen eine Aufgabe: „Zeigt mir euer Gesicht vor eurer Geburt!" – Alle schauten sich bloß fragend an und niemand, wirklich niemand konnte oder wollte ihm das rechte Gesicht zeigen. Da schmiss er einen jeden aus dem Kloster mit der Vorgabe, nicht eher zurückzukommen, bis die Aufgabe erfüllt sei, das „Gesicht vor der Geburt" zu demonstrieren. Von da an übte jeder Schüler Gesichter und Fratzen schneiden vorm Spiegel … stundenlang. (Während Don dies erzählte, entlockte er seinem Gesicht mir gänzlich unbekannte, sehr komische Ausdrücke – die Zuhörer hielten sich den Bauch vor Lachen!) Diese sonderlichen Gesichter musste sich der Zenmeister am Folgetag anschauen, war aber äußerst unzufrieden, bis er die ganzen Mönche erneut des Klosters verwies und sagte: „Kommt mir morgen wieder!" Tagtäglich wiederholte sich das Spiel, bis der Meister endgültig die Nase voll von den unverständigen Brüdern hatte: „Wehe euch, ihr kommt eher wieder, als dass ihr das Gesicht vor eurer Geburt gefunden habt!" – Bedröppelt verschwanden die Mönche, worauf sich die meisten wieder ihrem normalen Tagwerk zuwandten und arbeiten gingen, so wie du und ich.

Nur einer, einer blieb vor dem Kloster sitzen und meditierte über das wahre Gesicht. Er war eigentlich nicht einmal ein Mönch, sondern nur der Ziegenhirte, aber was soll's, er wollte es probieren. Er saß da tage- und wochenlang, bis es Winter und entsetzlich kalt wurde. Der Hirte aber rührte sich nicht und meditierte, bis seine Haut sich vom gelblichen ins Bläuliche verfärbte und ihm schwante, dass er nur noch wenige Stunden vorm Erfrieren hatte. Wie er so kurz vorm Tode stand und dem Gevatter mutig ins Angesicht blickte, nur um sein wahres Gesicht zu finden, da überkam ihn ein Lächeln, so süß, so wunderbar, so strahlend, so weltvergessen liebend, dass alle Welt hätte ahnen können: Er hat's gefunden! So stand er mühsam auf, klopfte mitten in der dunkelsten Nachtstunde an die Pforte und der Meister höchstselbst zog die Tore auf, lächelte wie sein Schüler, der in dieser Nacht ebenfalls zum Meister geworden war. (eine Zen-Geschichte, die dich zum Meditieren einlädt - erzählt nach Don Alexander auf dem Reiki-Festival 2024)

4.4. Echte Gemeinschaft & der Dienst am Nächsten

Verabschieden wir uns von unserem Gegenüber, lassen wir ihn und unsere Erwartungen los, kann eine **wirkliche Begegnung** und eine **echte Freundschaft** zweier Seelen stattfinden. Und „solch eine echte Freundschaft ist ein Geschenk Gottes", sagte Mutter Teresa, uns daran erinnernd im Gegenüber – ganz gleich, ob's der Nachbar, Kollege oder die verzogene Göre ist – stets Gott zu erkennen. 😊 Was würde das in meinem Denken, Fühlen und Handeln verändern, wüsste ich dass Gott durch dich zu mir spricht? Wäre ich nicht plötzlich viel aufmerksamer und liebevoller? Würde das Hier und Jetzt nicht gleich viel kostbarer werden?

> „Es geht nicht um das, was wir tun oder wie viel wir tun",
> so Mutter Teresa, „sondern darum, wie viel Liebe wir in das Tun legen!"

Und es ist unglaublich, wie viel mehr Energie und Liebe im Raum ist, wenn mehrere Menschen in einem Geiste zusammenkommen. „Wo zwei oder drei in meinem Namen versammelt sind, bin ich mitten unter ihnen", sagt Jesus und bezieht sich damit auf das Phänomen, dass die Schwingung von Liebe, Glaube und Einheit in einer Gemeinschaft massiv verstärkt wird. Jeder Reikianer, der schon einmal auf dem Festival oder der Convention war, hat es am eigenen Leib erlebt: wenn viele Menschen gemeinsam meditieren und Reiki praktizieren, potenziert sich ihre Energie. Das Ganze ist eben doch mehr als die Summe seiner Teile. Die **potenzierte Energie** ist für mich im Aspekt des „spirituellen Ordens" eines der größten Geschenke von Reiki, neben der authentischen, wertschätzenden Kommunikation und dem gegenseitigen Lehren in Sachen Persönlichkeitsentwicklung. Wem das zu spirituell ist, der begnüge sich einfach mit folgendem logischen Vorteil guter Gemeinschaften:

> Ich kann Dinge tun, die du nicht tun kannst, du kannst Dinge tun,
> die ich nicht kann - zusammen können wir Großes bewirken. Mutter Teresa

Auch das Reiki-Symbol betont die Wichtigkeit in Gemeinschaft zusammen zu wirken, wobei die Wirkung im Ki aufgeht, in reiner Energie[45]. Diese potenzierte Energie fühlen wir auf mehrtägigen Reikitreffen, aber auch bereits bei einem Reiki-Abend, an dem wir zusammen lachen, weinen; uns trauen, heikle Themen anzusprechen, bei denen wir zwischen „Muggeln" vielleicht Angst hätten, ausgelacht zu werden. In einem solchen Kreis von Menschen stellen wir plötzlich fest: „Du hast ja die gleichen Ängste wie ich! Und du? Du hast etwas Ähnliches erlebt? Und du hast dieselben sonderbaren Wahrnehmungen, siehts und hörst Dinge, die eigentlich kein anderer spürt? Im Rahmen dieses Ordens ist alles okay. Jeder ist in seiner Andersartigkeit willkommen, denn er ist anders als sie, ist anders als ich, bin anders als du ... und trotzdem wollen wir im Grund das Gleiche: Wir versuchen Leid zu vermeiden und Glück zu finden. – Im Herzen suchen wir alle nach demselben: einem Ort und einer Gemeinschaft, an dem wir willkommen sind, wie wir sind. Das Gesagte heißt nicht, dass wir uns nicht aneinanderstoßen. Wo Menschen aufeinandertreffen, gibt's immer Reibung. Doch wie man sich „reibt", macht den Unterschied. Warum haben wir in der Schule nie gelernt, uns liebevoll miteinander zu streiten; dem anderen respektvoll Feedback zu geben; unser Gegenüber mit anderer Meinung nicht als Feind, sondern eben bloß als Bruder oder Schwester mit einer anderen Meinung zu sehen? Diese Abende dienen nicht nur dem Gespräch, sondern auch der Praxis: wir laben uns aneinander, tanken auf, meditieren, schenken uns Reiki und erzählen uns unsere schönsten Reiki-Geschichten. Solche Geschichten schenken Zuversicht.

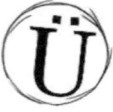 **Hast du solch ein wunderbares Reiki-Erlebnis?**

---

[45] vgl. Kapitel 2.2.2. dieser Arbeit

„Zusammen können wir Großes bewirken, wobei nicht jeder etwas Großes tun muss. Es genügt, kleine Dinge mit großer Liebe zu tun", so Mutter Teresa. Wenn ein jeder von uns bloß etwas Kleines tut, zum Beispiel ein Gebet spricht, kann allein dadurch etwas Unglaubliches angeschoben werden. So bewies Emoto[46], dass die gemeinsam ausgerichtete Geisteskraft mehrerer hundert Menschen die Wasserqualität eines ganzen Sees erheblich steigern konnte. Andere Studien belegen, dass schwerkranke Menschen für die gebetet wurde (ohne, dass sie davon wussten), insgesamt viel weniger Tabletten brauchten als Vergleichspersonen, weniger Schmerzen und weniger Komplikationen bei den Behandlungen/ Operationen hatten. Auch wurden sie früher aus dem Krankenhaus entlassen, so Vera Birkenbihl und Prof. Dr. Büssing[47]. Ich wünsche mir diesbezüglich eine qualifizierte Studie zur **Wirksamkeit von Fernreiki[48],** obschon ich weiß, wie gut es tut, und wie großartig das Feedback dazu ist, wenn wir in unserer Gruppe Reiki schicken („sich großartig fühlen" ist freilich kein empirisches Ergebnis 😊) Mit der Kraft der Gebete für den Betenden selbst, wollen wir uns im Kapitel der Lebensregeln beschäftigen.

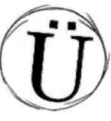

Hier abschließend möchte ich dich fragen, wie du beabsichtigst, **die Welt** durch dein aktives Tun (nicht unbedingt zu retten aber doch) **ein bisschen besser zu machen**, als du s e vorgefunden hast!

---

[46] Vgl. das Buch „Wasser und die Kraft des Gebets" (Masaru Emoto)
[47] Artikel „Wie Gebete helfen" von Arndt Büssing (Arzt, Professor für Lebensqualität, Spiritualität und Coping an der Universität Witten/Herdecke und Forschungsprofessor am Kompetenzzentrum für Christliche Spiritualität an der Philosophisch-Theologischen Hochschule Münster)
[48] Wer Fernreiki bekommen möchte, kann sich u.a. an den Heilkreis des Reiki-Verbandes richten: heilkreis@reiki-verband-deutschland.de

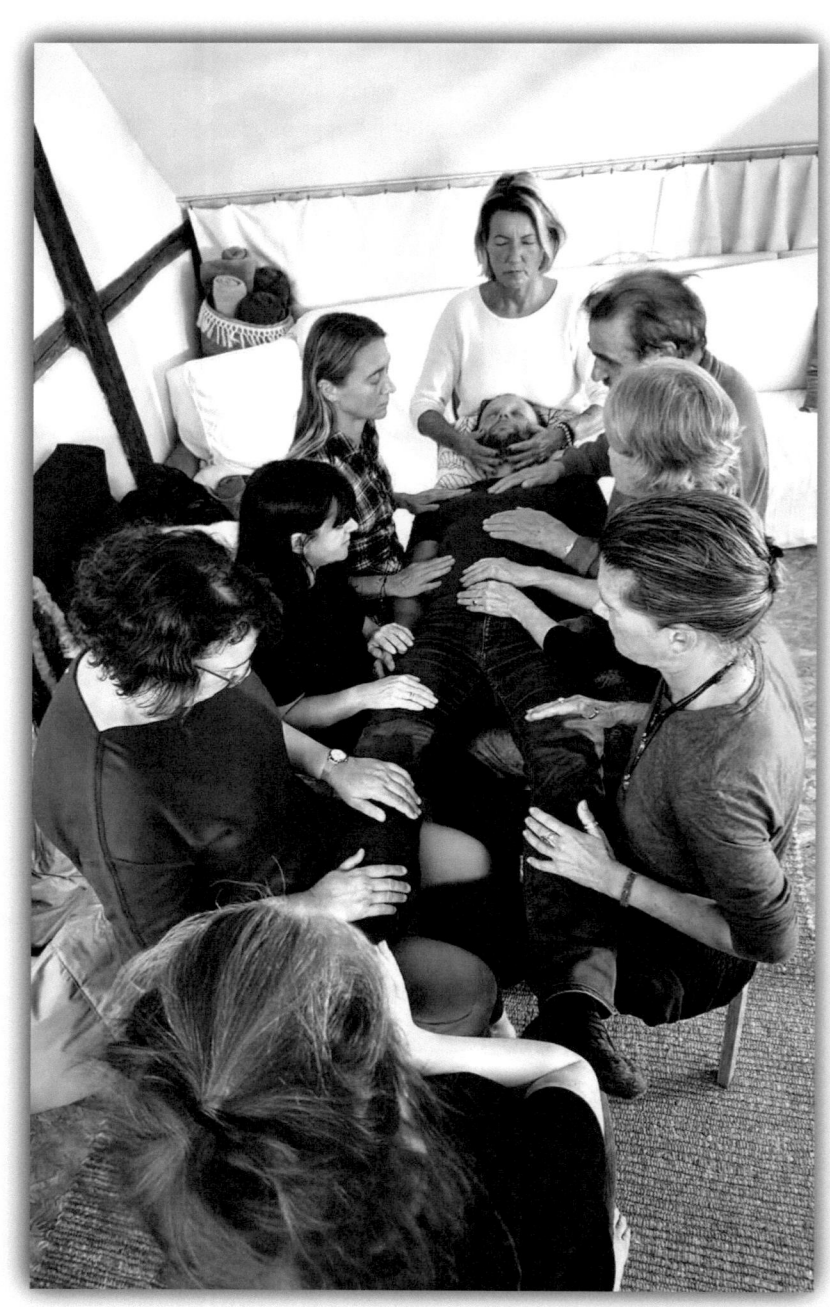

„Gokai" - Die Lebensregeln

Die Lebensregeln schaffen die Basis für ein gleichmütiges Herz. Wenn du dich gegen die beschriebenen Regeln wendest, ist Unruhe in dir und diese Unruhe wirkt sich auf das Außen aus. In einer dermaßen unruhigen Welt, ist es keine einfache Aufgabe, heilende Kräfte zu entfalten![49]

Heilende Kräfte zu entfalten, was ja die Grundidee von Reiki ist, wäre nicht leicht, denn gerade wenn wir Reikianer beginnen würden, spirituell diszipliniert an unserem Karma zu arbeiten, würden wir wütende Sturmwellen aufdecken und verstehen, dass wir diese ohne es zu bemerken, geschweige denn zu wollen, viele Jahre lang in die Welt hinausgeschickt haben. Diese Wellen freilich schlagen zu uns zurück, unentwegt, weshalb es so wichtig ist, ein großes stabiles Schiff/ einen ruhigen Raum zu haben. Diesen Raum etablieren wir nach Don durch die Lebensregeln: sie geben uns bei regelmäßiger Praxis Stabilität, Frieden und Ruhe. In allen Kulturen würden spirituelle Regeln als Basis einer intensiven Praxis[50] betrachtet werden, wobei unsere fünf Reiki-Regeln sich gut in unseren Alltag integrieren ließen, ganz im Gegenteil zu den z.B. 227 Hauptregeln eines Bhikku/ eines buddhistischen Mönches. Trotz ihrer wunderbaren Einfachheit und Klarheit – anhand derer wir uns altäglich ausrichten/ orientieren und reflektieren können – erfüllen sie die wichtigsten drei Aspekte des buddhistischen achtgliedrigen Pfades: 1. „Sila" (moralisches Verhalten), 2. „Samadhi" (konzentrierter, stiller, erleuchteter Geist) & 3. „Panya" (Weisheit, Einsicht in die Dinge, wie sie wirklich sind)! „Immer wenn wir scheitern", sagt Don gleichmütig, „müssen wir nur wieder aufstehen und üben, [...] um mit fortwährender Praxis stets feiner und edler in unseren Handlungen und Beziehungen zu werden."

---

[49] Don Alexander im Interview mit Peter Mascher im Buch „Die Reiki-Lebensregeln" von Frank Doerr, S. 26 ff.
[50] Vgl. Kapitel 3.4. dieser Arbeit: um Erfolge auf welcher Ebene auch immer zu erzielen, muss unser spirituelles Tun intensiv genug sein!

Mikao Usui Sensei führte die Lebensregeln als Hilfestellungen ein, um die eigene Spiritualiät und Heilkraft zu stärken. Sie würden helfen, betonte er, ein moralisches Leben zu führen, das dem spirituellen Wachstum, einem liebevollen Herzen und dem inneren Frieden dienlich ist. Er bezeichnete die Arbeit mit den „Gokai", als die „Geheime Methode das Glück einzuladen" und als „Spirituelles Heilmittel unzähliger Krankheiten für Seele & Geist":

kyo dake wa	Gerade heute
ikaru-na	ärgere dich nicht
shinpai suna	sorge dich nicht
kansha shite	sei dankbar
gyo o hageme	arbeite hart an dir
hito-ni shinsetsu-ni	sei freundlich zu allen Wesen

(nach Hayashi Sensei)

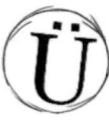 **Übung: Bitte lies dir die Lebensregeln wieder und wieder durch, zuerst laut, dann leise. Lese sie so lange, bis du sie verinnerlicht/ auswendig gelernt hast. Wie geht es dir?**

_____

_____

_____

_____

_____

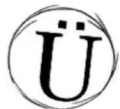 **Übung: Usui Sensei empfahl folgende Methode, mit den Reiki-Lebensregeln aktiv zu arbeiten:**

asayu gassho shite - kokoro ni nenji

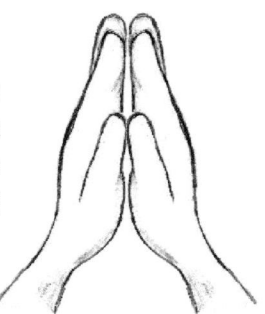

> „Lege deine Handflächen morgens und abends in Gassho zusammen und bringe deinen Geist ins Hier & Jetzt. Lass beide Hände vor dem Herzen verschmelzen und spüre tief hinein in die Verbundenheit von Herz und Geist"

kuchi tonaeyo

> „Rezitiere die Lebensregeln laut oder im Geiste!"

Diese Technik wird im esoterischen Buddhismus auch als das Anwenden der „Drei Geheimnisse" bezeichnet (Körper (Mudra), Rede (Mantra) und Geist (Visualisierung: ausrichtender Gedanke)) und soll der Körper-Geist-Einheit Gesundheit schenken und dem Herzen Frieden.

So weit so gut, doch wie setzen wir diese Empfehlung Usuis in der Praxis um? Im Wissen darum, dass es für unseren Geist am hilfreichsten ist, etwas Neues zu adaptieren und zu einer heilsamen Gewohnheit auszubauen, wenn es die Form eines festen Rituals hat, sollten wir gut schauen, wie und wo wir diese Übung in den Alltag integrieren.

Hast du einen Lieblingsort, an dem du die Übung abhalten kannst?
Wo also willst du sie praktizieren?

Wie kannst du diesen Lieblingsort in deinem Zuhause gestalten, dass er noch kraftvoller wirkt? (z.B. mit dem Errichten eines Altars, auf den du eine Kerze stellst, einen Heilstein, das Reiki-Symbol im Bilderrahmen etc.)

Wann, wie oft und wie lange willst du die Regeln im Alltag rezitieren? (Welche Zeiten passen gut zu dir? Ich praktiziere gerne täglich 7, 13 und 19 Uhr; meiner Frau – als Langschläferin – passen eher 9 und 21 Uhr. ☺ Am vorteilhaftesten finde ich, wenn wir uns 3x täglich Zeit für die Praxis nehmen, mindestens 5-12 Minuten. Was hältst du für passend und realistisch?)

Willst du die Lebensregeln auf Deutsch oder Japanisch rezitieren? (Meine Empfehlung wäre, dass du es auf Japanisch probierst, sprich sie auch laut vor dich hin, dass wird dir auch anfangs helfen, fokussiert zu bleiben. Du wirst den Unterschied merken, wenn du etwas chantest, ohne es zu verstehen: Dein Kopf wird still werden und dein Herz sich aufschließen. Eines der Geheimnisse der Lebensregeln ist m.E. in ihrem Klang verborgen. Du nimmst dir selbst eine wichtige Erfahrung, wenn du sie im Stillen verwendest. Letzteres tue gern, wenn du in der Öffentlichkeit bist. Wenn du deine Wege gehst, intoniere sie mit jeder Ausatmung und lasse sie ein Teil deines achtsamen Gehens werden!)

Einer der Reiki-Meister/ Lehrer, die mich neben meinem Lehrer Dierk Trempler, am meisten beeindruckt und geprägt haben, war und ist Don Alexander. Er betonte, dass die Reiki-Regeln besonders für Menschen geeignet sind, die keiner strengen religiösen oder spirituellen Praxis folgen. Solche Regeln, würden nach ihm eine Grundlage der intensiven Praxis und des spirituellen Seins darstellen, weil sie die Basis für ein gleichmütiges Herz bilden würden. Menschen, die nach ihnen leben, strahlen Stabilität, Frieden und Ruhe aus. Wenn jemand Reiki nur als Technik praktiziert und die Lebensregeln nicht verkörpert, spüre man dies. *„Es ist für andere nicht gerade inspirierend, uns zuzusehen, wie wir die Hände auflegen, während dabei der Eindruck entsteht, dass unser ganzes eigenes Leben nach Heilung ruft!"*

Genau das wiederum erlebe ich wieder und wieder bei vielen Reiki-Meistern, die so gar nicht in ihrer Kraft zu sein scheinen, obschon sie darauf schwören, sich täglich eine Stunde lang Reiki zu geben. Der Unterschied ist vielleicht der, dass man es nicht mechanisch tun darf, wobei ich wirklich niemandem zu nahe treten möchte. Ich stelle an meiner eigenen Praxis fest, dass Meditation nicht Meditation ist, und Gebet nicht Gebet. Es gibt Tage, da bin ich nicht ganz bei mir, bloß in Gedanken, nicht in meiner Kraft/ meinem Herzen. An solchen Tagen spreche ich die Lebensregeln manchmal mechanisch … und trotzdem tut es mir gut. Ich merke, mein Geist sammelt sich, und ich fühle mich gewappneter für den Tag. Wenn es bloß das wäre, ist es okay, oder nicht?! An anderen Tagen aber bin ich angebunden, weil ich dieses Angebundensein aus ganzem Herzen erbitte. Ich fühle mich dann nahezu gehoben und die Worte, die ich spreche, erfüllen mich zutiefst.

Das Gebet fließt so wunderbar aus mir heraus, dass weinen könnte vor Glück.
Im selben Atemzug fließt eine Kraft in mich ein, eine Liebe,
die mich in meinen Grundfesten erschüttert und mich gleichsam heilküsst.
Das Maß an Liebe und Kraft, das ich in mein Gebet gebe/ hineinlege,
wird mir wieder zuteil. So, wie ich mich hingebe, wird mir gegeben!

Eine Zen-Geschichte: Was ist das rechte Gebet

Ein Prophet stieg einmal auf seinen Berg, um dem Einen wieder nahe zu sein, als er einen Bettler im Dreck knien und beten sah. Nun, das wollte sich der weise Mann wirklich nicht entgehen lassen und lauschte nur. Da saß dieser Einfaltspinsel in der falschen Haltung an dem falschen Ort und faselte die falschen Worte, und was das für Worte waren: „Ach, Großer, Erhabener, du wunderschön Lieblicher, ich werde dir deine verlausten Haare kämmen, deinen zerschundenen Körper waschen, dich umarmen, wenn du Not hast und mit dir streiten, wenn es des Kampfes bedarf. Ich werde dich lieben, weil jeder doch der Liebe bedarf ...!“ – „Och, halt endlich ein. Bitte höre auf, solch plumpe Worte zu sprechen. Das kann sich doch niemand anhören, schon gar nicht der Allerbarmer. So kannst du doch nicht den Erhabenen anreden“, sprach da der Prophet streng und maßregelte den Lumpensack mit einem abschätzigen Blick, nur um ihn weiter zu maßregeln: „Unser Herr soll Läuse im Haar haben, und einen geschundenen Körper? Unser Herr ist das Licht! Weshalb soll er deiner Umarmung bedürfen? Er hat weder Not noch Streit, und braucht keine Liebe (und ganz sicher nicht von dir), er ist die Liebe, armer Tropf!“

„Es tut mir leid, weiser Meister. Ich bin ein einfältiger Mann und weiß es nicht besser“, sagte der Arme da und bat: „Bitte lehrt mich das rechte Gebet, wenn es in eurer Macht steht, einen Dummkopf zu unterrichten.“ Da kam der Prophet näher (nur nicht zu nah, denn die Läuse sollten schon bleiben, wo sie waren), setzte sich zu dem Armen auf den Boden und zeigte ihm die rechte Haltung, das rechte Mudra und die richtige Losung. Wieder und wieder übten sie es, wohl einige Stunden lang, bis der Prophet mit Freuden sah, dass ihm das schwere Werk gelungen war. „Danke, tausend Dank mein Herr!“, sagte der Arme und wollte seinem Meister schon die Füße küssen, als dieser abwinkte und sagte: „Ich muss weiterziehen und unserem Herrn droben, Rede und Antwort stehen!“ Wie der Prophet an der Spitze des Berges angekommen war und meinte, nun großes Lob zu bekommen, schalt ihn Gott: „Was denkst du dir, Mensch? Dieser Bettler hat ein so schönes Gebet gesprochen, hat seinen ganzen Leib hineingeworfen, sein Herz verschenkt und mit wahrer Inbrunst gebetet. Selten habe ich etwas Schöneres vernommen, und du? Du lehrst ihn hohle Phrasen!?“ Traurig ging der Prophet vom Berg, bat den Armen um Verzeihung und darum, von ihm lernen zu dürfen!

Exkurs: Die Wirkung regelmäßigen Betens

Mittlerweile gilt es als wissenschaftlich bewiesen, dass das Beten auf unterschiedlichsten Ebenen unseres Seins positive Auswirkungen zeigt. Wer regelmäßig betet, heißt es, ist glücklicher, zufriedener, weniger einsam, gesünder und lebt länger (im Schnitt 6 Jahre)! In über 1.200 Studien (!!!) ergab sich ein ganz klarer positiver Zusammenhang zwischen unserem persönlichen Glauben und körperlicher Gesundheit, betont der Psychologe Michael Utsch[51]. Das freilich ist keine neue Erkenntnis, denn bereits der Wunderheiler Paracelsus[52] benannte den Glauben als einen der wesentlichen großen Bereiche, um „den inneren Arzt zu wecken, der nicht nur äußere Wunden verbindet, sondern dich wahrlich gesundet".

Eine bahnbrechende Untersuchung der Carstens-Stiftung[53] (der ich weder angehöre und die auch vermutlich nicht nach mir benannt wurde ☺) ergab für das Rosenkranzbeten u.a. folgende gesundheitliche Verbesserungen: Steigerung des prosozialen Verhaltens, Abnahme von Schlafstörungen, Senkung des Blutdrucks, Abnahme von chronischen Schmerzen, Reduktion der Symptome von Depression und anderen psychischen Krankheiten. Bei nur zweimaligem wöchentlichen Beten beschreiben die Studienteilnehmer die deutliche Zunahme von Entspannung, innerem Frieden und Seelenruhe; die Selbstbeherrschung/ Selbstdisziplin nimmt zu, man fühle sich belebter, wirke freundlicher und gelassener auf seine Mitmenschen, die Zuversicht und Dankbarkeit wachse, die Fähigkeit zu vergeben nehme zu und Stress wird weniger belastend und besser händelbar empfunden. Bei täglichem Gebet ist sogar eine Veränderung der Hirnstruktur erkennbar!

Eine positive Wirkung erzielten in der Studie sogar die Teilnehmer, die nur mechanisch beteten, ohne zu wissen, was sie dort vor sich hinsprachen. Allein das Chanten/ der Klang des Gebetes vollführte eine heilsame Kraft. Bei dem, der auch herzlich ergriffen war, waren die Ergebnisse noch größer!

---

[51] Von der Evangelischen Zentralstelle für Weltanschauungsfragen (EZW)
[52] „Ens spirituale" (die Kraft unseres Geistes/der Glaube) & „Ens Deale" (der reine Kanal/ Kontakt zu Gott), vgl. mein Buch „Die beste Arznei ist die Liebe"
[53] Forschungsteam: Dr. Barbara Stöckigt, PD Dr. Michael Teut und Prof. Dr. Benno Brinkhaus von der Charité Universitätsmedizin Berlin

Dies alles scheint auch unser Begründer von Reiki – Usui Sensei – gewusst zu haben, steht doch ein Teil des Reiki-Symbols (die 3 Münder bzw. Teilpersönlichkeiten, zwischen dem Teil der Wolke und dem der Arbeit) sinnbildlich für das Gebet.

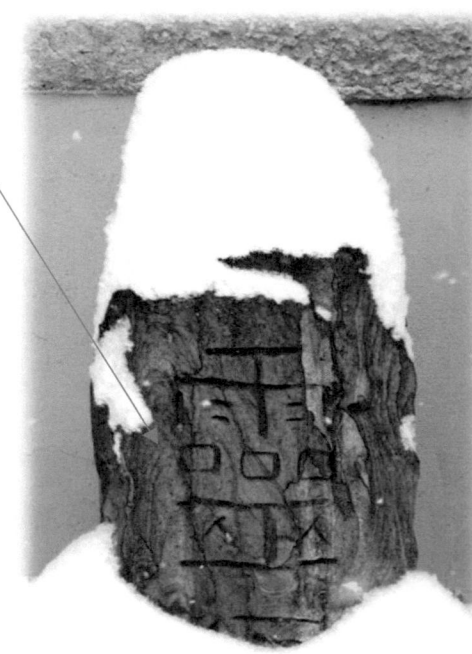

Für mich ergibt sich für das „Rei" aus Reiki damit u.a. folgende Bedeutung: Wenn ich an mir (innerlich) arbeite – auch durch die Mithilfe des mystischen Ordens (meines Gegenübers), Reiki praktiziere und bete, verwandle ich was kommt (die Zukunft, mein Karma), selbst wenn es Regen ist, in Segen!

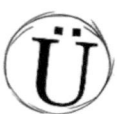 **Übung Rosenkranzbeten mit den Lebensregeln**

Als ich von der Wirkung des Rosenkranzbetens las, fertigte ich mir eine Perlenkette an (meine Mala siehst du auf dem Foto rechts) und rezitierte die Lebensregeln komplett mit jeder Perle. Ob du dich für die traditionellen 108 Perlen entscheidest, oder für eine etwas überschaubarere Zahl, hängt u.a. von dem Zeitbudget und deinem Glauben ab. – Probiere diese Technik ruhig einmal aus und experimentiere dabei, ob dir die Lebensregeln auf Japanisch, Deutsch oder einer x-beliebigen anderen Sprache besser gefallen – von Herzen viel Freude!

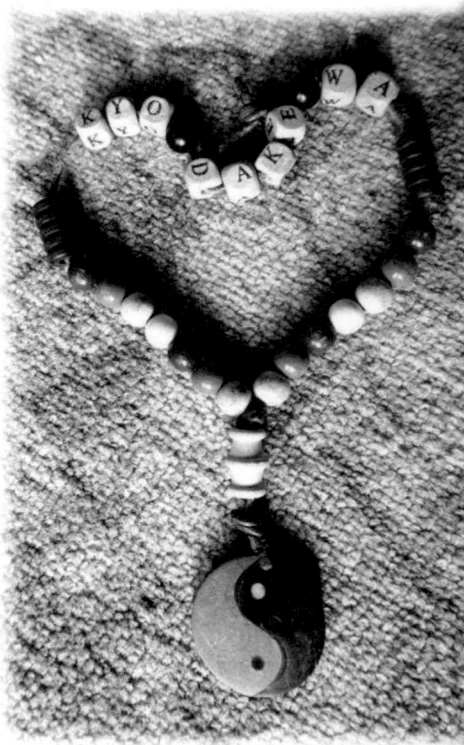

196

E inige weitere spannende Möglichkeiten mit den so scheinbar simplen Reiki-Lebensregeln in tiefe Meditation zu gehen, habe ich von meinem Freund Peter Mascher[54] gelernt: er nennt dieses Vorgehen, z.B. beim Chanten auf die kleinsten inneren Vorgänge zu achten, Traumkörpermeditation oder Prozessarbeit:

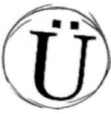

Prozessarbeit im Gassho: Setze dich bequem hin, nimm die Hände in Gassho - das hilft dir deine Geisteshaltung und Herzenskraft zusammen zu bringen (jap.kokoro) - und beginne deine Lebensregeln laut zu chanten, oder zu denken. Nimm die Form, die dir am liebsten ist. Welches Wort/ welche Regel spricht dich heute am tiefsten an, wobei geschieht eine Resonanz in deinem Körper. Achte auf die kleinsten Impulse. Erlaube dir, alles zuzulassen, was aufsteigen möchte. Erlaube dir, zu träumen. Wohin reisen deine Gedanken? Wenn du dich irgendwo blockierst, frage dich, warum du dich davon abhältst, weiter zu träumen. Verstärke die Impulse, auch wenn es unangenehm wird. Lass alles aufsteigen und halte es aus. Beobachte bloß, ohne es zu bewerten. Irgendwann wird sich der Prozess von selbst beruhigen – er ist ausgeheilt. Das Interessanteste an dieser Arbeit kannst du in Worten oder einem Bild festhalten. Notiere es gleich, dass es dir im Geist erhalten bleibt! 😊

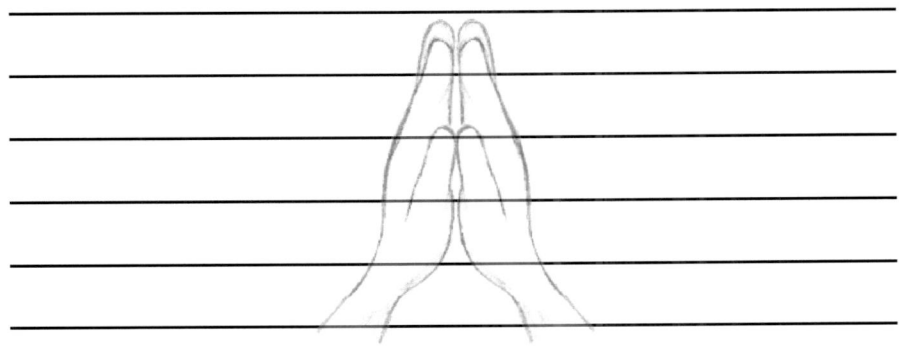

---

[54] Eine Einführung hierzu findest du auch im Buch „Die Reiki-Lebensregeln von Frank Doerr, S. 170 ff.

 Der nächste Schritt ist, beim Rezitieren der Lebensregeln im Liegen, Sitzen oder Stehen, nachzuspüren, bei welcher Regel/ welchem Wort, **Bewegungsimpulse in dir aufsteigen.**

Sprich die Regel mehrfach laut oder leise und erlaube dir zu träumen, dich zu bewegen. Sobald der kleinste Impuls in dir aufsteigt, verstärke ihn, folge ihm. Lasse ihn sich in deinem ganzen Körper ausbreiten und sei Beobachter von dem, was geschehen will. Vielleicht entstehen auch unangenehme Bilder oder Figuren, gehe trotzdem hinein und nimm die Impulse achtsam wahr. Habe Mut, sie immer wieder von Neuem anzuregen, ganz darin aufzugehen. – Arbeitest du so in und an dir, steigen auch Themen auf, die du ansonsten weggestoßen hättest, wodurch sich die Herausforderung aber nur vergrößert. Das Akzeptieren und Annehmen, das sich Hingeben und Einfühlen in die Schatten bewirkt Heilung, ist spielerische Friedensarbeit!

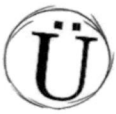 Als dritten Weg nutze den Raum. **Suche dir einen Platz, an dem du dich wohl fühlst/ der sich stimmig für die Arbeit anfühlt,** und beginne wieder damit, die Lebensregeln zu zitieren.

Nimm nun zitierend den Raum um dich herum wahr und prüfe wieder, welche Regel dich am meisten anspricht – mit der mache weiter. Lass sie deinen Körper spielerisch durch den Raum bewegen, bis zu einem Punkt, an dem du innehalten möchtest. Verweile hier und gestatte dir, in Tagträumen zu versinken, dich von Dingen im Raum anziehen zu lassen. Spiele mit dem Ding, nimm es mit all deinen Sinnen wahr. Inwiefern gehört es zur Traumfigur deiner Lebensregel? Beobachte aufsteigende Prozesse staunend, wie ein neugieriges Kind. – Spürst du, wie sich dein Verständnis der Regeln vertieft?

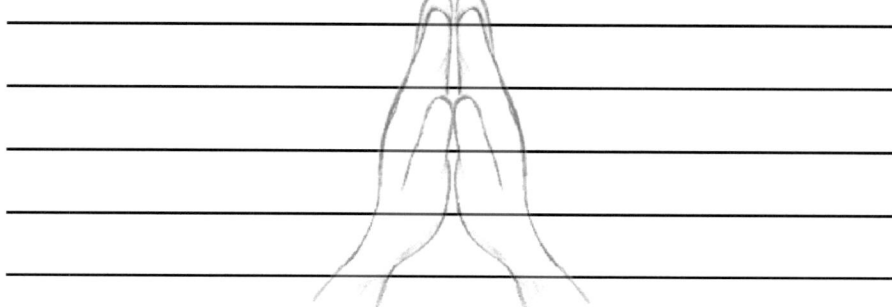

Reiki zu leben, meint für mich auch, den Tod zu ehren,
den Toten zu gedenken, unseren Ahnen und Lehrern.
Ein großartiger Reiki-Lehrer und Freund war Peter Mascher
- möge er in Frieden ruhen & mögen seine Ideen ewig weiterleben!

Töne dich in Frieden

(ein Nachruf für den Reiki-Meister/Lehrer Peter Mascher)

P eter habe ich auf der Reiki Convention im Jahre 2011 als Übersetzer seines Lehrers Don Alexander kennenlernen dürfen. Für mich waren sie ein Dreamteam, bezogen auf enorme Präsenz, tiefes Wissen und einer unglaublichen Herzlichkeit. - Peters fast spielerischer (und doch absolut ernsthafter, um nicht zu sagen perfektionistischer) Umgang mit Reiki beeindruckte mich zutiefst. Bei ihm habe ich gelernt, dass Reiki so viel mehr ist als „Hände auflegen" und „mit Techniken arbeiten" - er schulte mich in Präsenz bei allem, was ich tat. Er erinnerte mich immer wieder, in Verbindung zu gehen mit meinem Herzen, meinem Körper, meinem Geist, um z.B. durch sanfte Reiki-Bewegungen, durch Tönen, Klang oder Gesang, an meine Prozesse zu kommen. Aus seiner Erfahrung entwickelte er seine „Prozessarbeit", eine Technik über allen Techniken, die schon allein beim liebevollen Anschauen des Selbst, viele meiner Themen knackte.

Am beeindruckendsten empfand ich seinen „Miniworkshop Traumkörper-gesang", den er 2013 im Gut Hübenthal gab. Er ließ uns tief atmen, in jede Pore unseres Körpers, dort die Blockaden erspüren, die Emotionen wahrnehmen und allein das Tönen der Silbe „a" brachte so Vieles in Bewegung.

Komm, lass uns kurz gemeinsam für uns und Peter tönen, ... lass das „aaa" aus deinem Herzen heraus fließen und wieder in den Leib zurückströmen. Lass es all deine Blockaden lösen, so dass unsere Tränen für und um Peter einfach fließen, fließen dürfen. Töne, weine, fühle, lächle.

Dann töne, was in dir ist, töne dich in den Traumkörper hinein, und reise mit ihm in die schönste Erinnerung mit Peter. Siehst du ihn vor dir und siehst du ihn lächeln? Dann sage ihm gerne von Herzen deinen Dank, wünsche ihm Frieden, auf dass er nun in anderen Welten Magie erfährt und verzaubert.

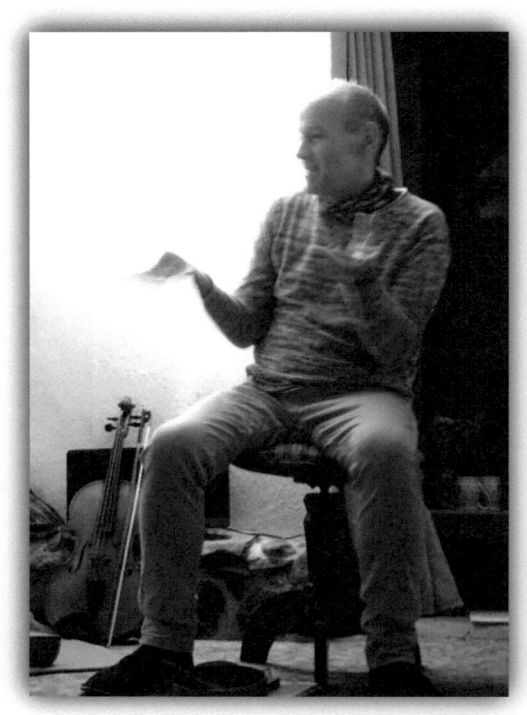

Mich hat sein Traumkörpergesang von 2013 dermaßen bewegt, dermaßen in meinen Grundfesten erschüttert, mich zerstört und golden wieder errichtet, dass ich es noch heute, 11,5 Jahre später, vor Augen habe, so als wäre es gestern gewesen. - Peter sagte damals: „Ein Vogel singt nicht, weil er eine Antwort möchte. Er singt, weil er ein Lied hat!" - Mit seiner Art des Seins, hat er mir mein Lied ans Herz gebracht. Allein aus diesem Grund wird er immer einen Platz in meinem Herzen haben. So will ich dich mit seinen Worten einladen: "Schaue einmal, welcher Bereich deines Körpers gerade im Moment der Wichtigste ist! Lege dir dort deine Hände auf und spüre in dich hinein. Welcher Ton hat dieses Zentrum der Weisheit? Gib diesem Klang einen Raum ... du wirst staunen, wieviel Liebe du darin findest!"

Mich hat Peter ein ganzes Stück weiter zum Licht geführt, am 20.12.24 ist er nun selbst ins Licht gegangen. Mein Mitgefühl gilt seinen Kindern, allen Angehörigen und Herzensfreunden 🕯 ... immer sein & dein Freund, Carsten

(PS: das wunderbare Foto von Peter stammt von unserem 10. Reiki-Treffen im Harz, Bad Suderode)

200

Exkurs: Die Verwandlung der Lebensregeln mit der Zeit & Die Wirkung von Sprache

Takata hat einige der japanischen Ideen zu internationalen Ideen abgewandelt, weil Lebensregeln kulturell sehr unterschiedlich sein können. „Sei gut zu allen Wesen!" hieß dann z.B. „Ehre deine Eltern, Lehrer und die Älteren!". In Japan ist diese Regel glasklar und wird quasi mit „der Muttermilch eingesogen", so dass sie nicht extra formuliert werden muss. Takata formulierte auch: *„Sei dir der vielen Segnungen bewusst, die in dein Leben kommen!"* – Sie sprach sehr oft über Dankbarkeit", erinnerte mich Paul Mitchell, einer der für mich ganz großen Reiki-Meister/Lehrer, die ich auf meinem Reiki-Weg kennenlernen durfte. „Sie meinte mit Dankbarkeit, nicht nur das Gefühl in sich zu haben, sondern diese Kraft auch nach außen zu tragen." **Unsere Lebensregeln haben demnach eine viel tiefere, weitreichendere Bedeutung, als manch einer vielleicht annimmt:**

„Gerade heute sei dankbar", bedeutet demnach,
nicht nur erfüllt von Dankbarkeit zu sein,
sondern das Bedürfnis zu spüren und täglich auszuleben,
etwas zurückzugeben, Gutes zu tun, Reichtum zu teilen, dem Leben zu dienen.

Das Gesagte wiederum impliziert, dem Leben nicht zu schaden. So bin ich zum Beispiel meinem Körper, dem Tempel meiner Seele, überaus dankbar, z.B. dafür, dass er überaus gesund und leistungsfähig ist ..., obschon ich ihn regelmäßig absichtlich vergifte, z.B. durch Zucker, Kaffee und Alkohol, zu wenig Bewegung und fehlende Entspannung. Wahre Dankbarkeit hingegen würde sich laut Takata Sensei darin ausdrücken, nach und nach zu unterlassen, was den Körper schädigt und ihm stattdessen stetig mehr zuzuführen, was ihm dient![55]

---

[55] Vgl. Kapitel 1.1. dieser Arbeit (Säulen der Gesundheit)

Ein zweiter wichtiger Bereich, der oft dafür sorgt, dass Regeln sich änderten, sind die Begrifflichkeiten an sich. **Worte sind manchmal eben nicht nur eng gefasst, sondern sind pure Energie. Sie sind Schwingung!**

Schon vor beinahe 20 Jahren fasste Christel Seligmann[56] ihre Gedanken zu den Lebensregeln wie folgt zusammen: „Vertiefe ich mich in die Lebensregeln, spüre ich, dass die Worte Ärger und Sorge derart belastet sind, dass es mir nahezu Bauchschmerzen bereitet. [...] Für Reiki wäre es angemessener, wenn eine wirklich lebensbejahende Ausdrucksform den Lebensregeln eine positive Energie gäbe!" Sie formulierte z.B. statt „Gerade heute, ärgere dich nicht" – „Gerade heute, will ich voller Freude sein!" – „Gerade heute, vertraue ich dem Leben" würde das „Sorgen" ersetzen. Sie betont die Wichtigkeit, sich mit größter Achtsamkeit in jedem Augenblick des Tages auf das zu fokussieren, was angestrebt wird: *„Gerade heute, versuche nicht, perfekt zu sein, aber übe dich darin, jeden Tag etwas besser zu leben als den Vorherigen und gib (gerade heute) dem Tag die Chance, der schönste deines Lebens zu werden!"* So machte Seligmann aus „ärgere dich nicht" - „sei glücklich in dir", aus „sorge dich nicht" - „sei zuversichtlich" und aus „arbeite hart" - „gib dein Bestes".

Ich selbst habe die Lebensregeln in meinem Reiki-Leben einige Male verändert, nutzte zuletzt aber wieder die altbekannten Verse. Im Rahmen meiner Arbeit für dieses Buch, dachte ich noch einmal darüber nach und hatte das dringende Bedürfnis Don Alexander nach seiner Meinung zu fragen:

„Guten Morgen, lieber Don, darf ich dich etwas über die Lebensregeln fragen? Als ich vor fast 20 Jahren mit Reiki anfing, benutzte ich die Lebensregeln, wie ich sie von meinem Lehrer bekommen hatte: „Gerade heute ärgere oder sorge ich mich nicht!" Dann begann ich, sie umzuformulieren, da Worte Schwingung sind. Den „Ärger" ersetzend, sagte ich: „Heute bin ich voller Liebe", und anstatt mir keine Sorgen zu machen, sagte ich: "Gerade heute bin ich zuversichtlich!" Seit vielen Jahren verwende ich aber wieder die ursprünglichen Regeln bzw. chante sie auf Japanisch. – Jetzt frage ich mich erneut, ob eine Umformulierung angebracht wäre; ob die positive Formulierung die Lebensbejahung von Reiki besser unterstreicht!? Was denkst du darüber?"

---

[56] Vgl. den Artikel „Gedanken zu den Lebensregeln" von Christel Seligmann im Reiki-Magazin 04/1997

Don schrieb: *„Die 5 Regeln des Reiki sind ein sehr fruchtbarer und reicher Boden für Erkundung und Inspiration. Seit den Anfängen von Reiki in Amerika und Europa, sind mehrere, hauptsächlich **interpretierende Übersetzungen** aus dem Japanischen erschienen. Für mich besteht das Problem darin, dass die Interpretationen die Bedeutung auf der Ebene des Verständnisses des Interpreten fixierten. Ich glaube, dass die Übersetzung so wörtlich wie möglich sein sollte, damit jeder Schüler in der Lage ist, sie entsprechend dem Niveau seines eigenen Verständnisses zu empfangen. Dann können Reiki-Lehrer in den Reichtum der Möglichkeiten reisen, wenn diese Lebensregeln ihren Schülern vermittelt werden. Wir sollten uns auch darüber im Klaren sein, dass der Meiji-Kaiser die Bürger ermutigte, fünf moralische Regeln für ein gutes und harmonisches Leben zu praktizieren. Es gab auch aus alten Zeiten Richtlinien für Shugenja[57], der in den Bergen praktizierte, die fünf Regeln zu befolgen. Alle diese Regeln ähnelten den Reiki-Regeln von Usui.“*

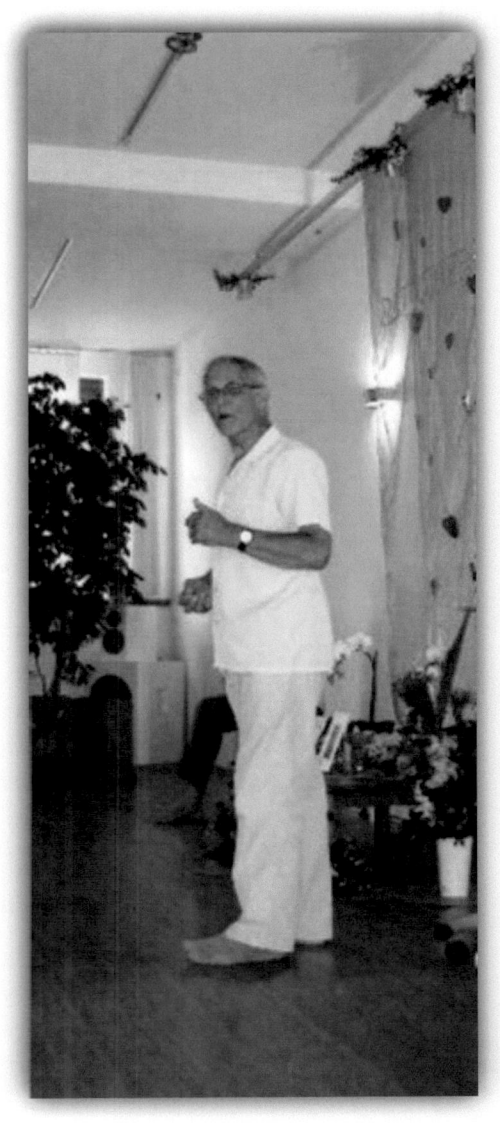

---

[57] Anhänger des Shugendo, einer alten japanischen Religion (übersetzt: „Weg zur Einübung von Wunderkräften"), die asketisch in den heiligen Bergen lebten und magisch-religiöse Rituale vollzogen (Heilzauber, Wahrsagerei etc.), um das „Buddha-Werden in diesem Leben" zu erreichen; Foto: Don Alexander auf der Reiki-Convention 2011

Kyo dake wa - „Gerade heute ...“

„Sei achtsam, in jedem Augenblick des Tages ...“

Ikaru na - „... ärgere dich nicht“

„Tu das nicht!“; „Sei frei von Ärger!“; „Sei glücklich/ voller Freude!“; „Sei im inneren Frieden!“; „Sei in deiner Mitte!“, „Sei achtsam, in jedem Augenblick!“; „Beobachte das Auftreten von Wut & Verblendung - ergründe die Ursachen!“

Shinpai suna - „... sorge dich nicht“

„Hab keine Angst!“; „Sei voller Zuversicht!“; „Vertraue dem Leben!“; „Genieße den Augenblick!“; „Sei reinen Herzens & klaren Geistes!“

Kansha shite - „... sei dankbar

„Erkenne das Geschenk des Lebens an!“; „Sei mitfühlend und dankbar anderen Wesen und Pflanzen gegenüber!“; „Ehre deine Eltern und die Älteren!“

Gyo o hageme - „... arbeite hart (an dir & deinem Karma)“

„Widme dich dem Studium!“; „Sei fleißig!“; „Widme dich bedeutungsvollen Handlungen!“; „Verdiene den Lebensunterhalt mit ehrlicher Arbeit!“; „Diene gut (dir & dem Nächsten)!“; „Finde deine Berufung/ den rechten Lebenserwerb!“

Hito ni shinsetsu ni - „... sei gut zu allen Wesen.“

„Sei freundlich zu den Nachbarn!“; „Wünsche allen Wesen Liebe & Weisheit!“; „Sei gütig zu den Menschen!“; „Verschmelze mit dem universellen Geist!“

5.0. Kyo dake wa - „Gerade heute, ..."

Gerade heute möchte ich mich in den Lebensregeln üben, um den Geist zu heilen, denn ich weiß, dass der Geist meinen Körper heilt. Dass es nicht ausreicht, nur den Körper zu behandeln, nicht einmal wenn's mit Reiki ist, erkannte auch Usui Sensei, der aus genau dem Grund die Lebensregeln etablierte. Eine Veränderung meiner Lebenssituation zum Positiven kann ich nur im Hier und Jetzt, im gegenwärtigen Moment erwirken. Weder auf das Gestern noch auf das Morgen habe ich Einfluss, wenn ich nicht gerade heute, im Hier und Jetzt, mir das Große Licht, die Erleuchtung – die unser Meistersymbol darstellt – vergegenwärtige. Dies ist der Schlüssel zum spirituellen Erwachen, darum betonen die Lebensregeln diesen wundervollen Moment. Es nimmt uns den Druck, unser ganzes Leben dem Dienst anheimstellen zu müssen. Selbst die längste, sehr fordernde Reise beginnt mit einem kleinen Schritt. So halten uns die Gokai an, kleine Schritte zu gehen, es geht nur ums Heute. Wie kann ich heute gegenwärtiger/achtsamer sein? Und morgen? Morgen frage ich mich dasselbe und werde vielleicht eine neue Antwort finden. Es geht nur darum, wieder zu fragen, mein Bewusstsein zu schärfen und meinem Geist zu verdeutlichen, stetig beim Wesentlichen zu bleiben. Dieses beständige Handeln, kann mein Herz verwandeln, mich zur Heilung auf allen Ebenen führen, mich zum mystischen Alchimisten machen.

Vieles wurde in dem Buch bereits gesagt, wie ich meine Aufmerksamkeit schärfen kann, angefangen von Meditation und regelmäßigen Reiki-Ritualen, wie dem Zitieren der Lebensregeln, dem Ziehen einer Achtsamkeitskarte, dem Führen eines Tagebuchs, der Reflektion meiner Träume oder einfach dem Innehalten, Stillwerden und Schauen, was mich gerade heute umgibt:

> In welcher Schwingung bin ich gerade, was sende ich aus und, welche Eindrücke strömen auf mich ein?
> Was will ich mir (meiner Gesundheit/ meiner Seele) heut' Gutes tun?
> Wie mache ich gerade diesen Tag zu etwas ganz Besonderem?
> Was war meine gute Tat des Tages?
> ... der schönste Gedanke/ Augenblick/ die beste Begegnung?
> Welche Inspiration/ welchen Wunsch ziehe ich in die Traumwelt?

Gerade heute verstehe ich durch die Lebensregeln, dass es auf diesen Tag ankommt, aber warum ist das Hier und Heute so wichtig? Wann will ich sonst damit beginnen, für mich und mein Leben Verantwortung zu übernehmen, und die Welt um mich herum schöner zu machen? Wann, wenn nicht heute, will ich mit dem, was ich denke, tue und in die Welt hinaus sende, mein Karma verändern? Mich erinnern die Regeln also daran, dass ich nicht ewig lebe, denn alles ist vergänglich und darum so unendlich kostbar. Mich erinnern sie auch daran, dass es von mir abhängt, dass ich mächtig bin, etwas bewirken kann. Es geht hierbei nicht um äußere Autoritäten, nur um innere Motivation, die Grundlage meines Handelns ist Einsicht. Jedes von außen aufgelegte Gebot nimmt uns ein Stück Freiheit, beraubt uns unserer eigenen Entscheidung. Ein aus innerem Antrieb heraus geleistetes Gelübde hingegen bestärkt unsere Freiheit und generiert in uns eine neue geistige und spirituelle Kraft. „Alle Lebensregeln verfolgen den Zweck der bewussten Steuerung unserer Ego-Impulse. Solche Bewusstheit bewirkt, dass wir uns nichts vorwerfen und bedauern müssen. Das macht unser Herz froh. Ein frohes Herz ist unbeschwert. Mit unbeschwertem Herzen finden wir inneren Frieden. Innerer Frieden schenkt Glückseligkeit. Glückseligkeit fördert unverkrampfte Konzentration. Unverkrampfte Konzentration schärft unsere Wahrnehmung der Wahrheit. Die Wahrnehmung der Wahrheit führt zur Befreiung!" (Horan[58])

---

[58] Laxmi P Horan in „Die Reiki-Lebensregeln" von Frank Doerr, S. 53

Nicht zuletzt finde ich den Gedanken spannend, dass ich mich „gerade heute" entscheiden kann, auf welche Form der Lebensregeln ich mich konzentriere. Chante ich sie alle, auf deutsch oder japanisch oder nutze ich nur eine, formuloiere ich sie um? Das System unserer Lebensregeln ist, wie Don formulierte, vielleicht tatsächlich so offen gehalten, dass wir sie jeden Tag neu für uns uminterpretieren und darin wirkliche Weisheit finden können. Vielleicht geht es also gar nicht um die einzig korrekte Übersetzung!?! Vielleicht ist es viel wichtiger, was sich für mich und für dich im Hier und Jetzt richtig anfühlt?! Vielleicht geht es gerade darum, die Lebensregeln jeden Tag neu aus der Haltung des „Anfängergeistes" zu betrachten, so eben, wie ein Kind durch die Welt geht, täglich Neues entdeckt und sich wundert und sich freut und staunt.

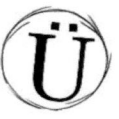 Apropos: Gerade heute lass uns ein kleines Experiment probieren: wenn möglich, **lass dir einmal von einem Kind die Bedeutung der Lebensregeln erläutern.** Hörst du mit offenem Herzen zu, wirst du erstaunt sein, wie weise diese kleinen Lehrmeister sind!

(Auch „Muggel" – forscherweise aus Harry Potter entlehnt, aber respektvoll gemeint; sprich „scheinbar" normale, unspirituelle Menschen/ Nicht-Magier – haben manchmal unglaublich spannende Antworten, wenn du sie nach dem Sinn der einen oder anderen Lebensregel befragst!!!)

_____

_____

_____

_____

_____

_____

_____

Der Junge eines Bergdorfes hatte eine wichtige Aufgabe: jeden Morgen zum Sonnenaufgang sollte er frisches Wasser von der Quelle holen, eben in jenem Moment, da die Sonne aufging, denn dann hätte der Quell die größte Kraft. Der schönste Moment des Tages für ihn war der Abstieg vom Berg hinter dem jetzt die Sonne aufging zu seinem Dorf. Immer wieder musste er den Abstieg unterbrechen, minutenlang stehenbleiben, einfach in die Weite schauen und staunen. Dort drüben, auf der anderen Seite des tiefen Tales, auf ebenso einem hohen Berg, wie sein Dorf stand, war eine zweite Siedlung, doch diese war anders als seine, denn jedes Haus hatte goldene Fenster! „Eines Tages", schwor er, „wenn ich stark genug bin, werd' ich den Gewaltmarsch wagen. Ich werde es schaffen, im Dorf der goldenen Fenster zu sein!" Sein Sehnen wurde immer größer und damit auch seine Unzufriedenheit in einem Dorf zu wohnen, in dem's nur normale Menschen in normalen Häusern mit normalen Fenstern gab. Morgen würde er die Reise wagen und es würde großartig werden, doch zuvor besuchte er den Zen-Meister in der kleinen Klosterzelle. Es hieß, dass der Meister als junger Mönch auch einmal drüben, aber zurückgekommen war. „Vielleicht ja, um die Menschen hier zu lehren, was zu tun ist, um goldene Fenster zu kriegen", dachte der Junge und hörte von ihm, dass die Antwort in der Zeit liege. Er müsse Ab- und Aufstieg unbedingt vor Einbruch der Dunkelheit schaffen, sonst wäre die Suche vertan.

Das nahm sich der Junge freilich zu Herzen, stand sehr früh auf und begann den Abstieg, als die Sonne hinter seinem Ort erwachte. Die golden funkelnden Fenster des Nachbarortes sah er noch lange, bis er die Baumgrenze erreichte und der Kieferntann ihm die Sicht versperrte. Er musste sich sputen, noch schneller laufen, denn der Weg war weit und das Schwierigste, der Aufstieg, lag ja noch vor ihm. Pausen machte er also nicht, erst als die Beine zitterten, lahm wurden, ihm den Dienst versagten, musste er ruhen. Dann begann der Aufstieg, stundenlang, was dem Jungen alles abforderte, ihn alles kostete, beinahe auch das Leben, denn am Steilhang wär' er beinahe gestürzt – doch dann war's geschafft, gerad noch im rechten Moment. Doch welch' Schreck: Das fremde Dorf, es sah aus, wie Seines, kein einziges goldenes Fenster! Wie er aber erstmals sein eigenes Dorf von Weitem sah, im Licht der untergehenden Sonne, da hatte ein jedes Haus, auch Seines, goldene Fenster!

Einst hetzte ein reicher Mann durch die blinkende Stadt. Er musste noch zum Tuchmacher, zum Gewandschneider, und zum Schuhmacher. Dort kam er vollkommen abgehetzt an. Währenddessen umschwirrten ihn zwei Diener, die unentwegt Aufträge erhielten, fortliefen, wiederkamen, um genauso rasch zu entschwinden. Der Reiche tupfte sich den Schweiß von der Stirn, während er den Armen vor seiner winzigen Werkstatt in der Sonne sitzen sah. „Hey Schuster, was ist mit dir, bist du krank? „Ach iwo", lachte der Angesprochene und gab mit einem seligen Lächeln hinzu: „Ich trink nur etwas Sonne, bevor ich diesen Apfel esse!" – „Hast du keine Arbeit, Mann? Müßiggang ist aller Laster Anfang!", sprach der Reiche weise. „Sieh dir deine Hütte an, winzig wie sie ist. Und einen Lehrling hast du nicht? Nicht einmal einen Diener?" Der Schuster wiegte den Kopf hin und her, ohne das Atmen zu vergessen, während sich der Reiche in Rage redete: „Soll ich dir raten, wie's anzufangen ist, dass es dir von Armut Geplagten bald besser geht?" – „Wenn's sich nicht vermeiden lässt", seufzte der Schuster. „Als erstes, lass die Pausen sein, dann schaffst du bis Mittag vier Schuhe mehr. Von dem Geld kannst du dir Ende des Jahres eine größere Werkstatt leisten, einen Lehrling anstellen, der schafft mit. So hast du am Ende zweier geschäftiger Jahre ein größeres Haus und so viel Geld, dass du dir noch zwei Lehrlinge suchst, die dein Geselle betreut. Du schaffst nur Aufträge ran." – „Ich liebe doch das Schustern", warf der Arme ein. – „Ja, aber das rentiert sich nicht. In fünf Jahren bist du ein gemachter Mann, lässt zehn Leute für dich schwitzen und kannst genüsslich in der Sonne sitzen! Und?"

Zufrieden mit dem Finanzkonzept und den visionierten Plänen nickte der Reiche bedächtig, tupfte sich den Schweiß von der Stirn und fragte den Schuster nervös: „Sprachlos, was?" Noch immer grinste er selbstzufrieden. „So ist's, wenn man hört, dass es einem in zehn arbeitsreichen Jahren richtig gut gehen könnte!" Da drehte sich der Schuster um und besah sich seine kleine Werkstatt in dem winzigen Haus, musterte dann den herrlich roten Apfel in seiner Hand, trank noch einen Atemzug Mittagssonne, beugte sich zum Reichen vor und sagte: „Mir geht's schon gut und bevor ihr kamt, saß ich ebenso genüsslich in der Sonne, wie ich es gerade tue. Wer barfuß geht, den drücken die Schuhe nicht. Einen guten Tag, mein Herr!" – Da lehnte sich der Arme zufrieden ans Häuschen und ließ den Reichen mit offenem Munde stehen.

5.1. Ikaru na - „ ... ärgere dich nicht"

Manche sagen auch: *„Tu das nicht!"; „Sei frei von Ärger!"; „Sei glücklich & voller Freude!"; „Sei im inneren Frieden!"; „Sei in deiner Mitte!"* – *„Es geht nicht darum, nicht ärgerlich werden zu dürfen, sondern nur zu verstehen, dass es dir nichts bringt!"*[59]

Die beste Art mit Ärger umzugehen, ist zu verhindern, dass er entsteht, denn Ärger wirkt nicht nur schädlich im zwischenmenschlichen Bereich, sondern als Stress direkt auf unseren Organismus. Nierenprobleme, Herz-Kreislauf-Erkrankungen, cholerisch bedingter Bluthochdruck, Selbstverletzung, bis hin zum Krebs, aber auch die Depression (als Aspekt des Nichtauslebens von Emotion als Lieber-gar-nicht-mehr-fühlen-wollen) sind Ärger-Krankheiten. Sie entstehen, wenn wir Wut über Jahre unterdrücken oder freien Lauf lassen. Unsere Lebensregel **meint nicht, Ärger** (oder alle anderen Emotionen, die hier gemeint sind) nach dem Motto „Deckel drauf und gut" **zu unterdrücken,** oder zu vermeiden, sondern letztlich **die Ursache in uns selbst zu finden** und die alten Strukturen, Muster und Prägungen auszuheilen. Das gelingt mir, bin ich ein Beobachter der inneren Prozesse. Dann sehe ich die Wut aufwallen, aber identifiziere mich nicht mehr damit. Ich falle auch nicht mehr auf die Urteile meines Egos herein, dass die Situation und mein Verhalten zu erklären sucht oder mich selbst kleinredet: „Doch, der Ärger ist berechtigt, du dumme Sau, du" oder „Oh Herr Gott nochmal, gerade heute darf ich doch nicht wütend sein!" – Oh doch, ich darf wütend sein, denn diese Emotion ist ja da. Wenn sie da ist, hat sie eine Berechtigung, einen guten Grund. Fatal wäre nur anzunehmen, dass es mir das Recht gäbe, sie ungelenkt auszuleben, auf Kosten der Mitmenschen oder der eigenen Gesundheit. Gefühle sind weder gut, noch schlecht, sie sind. **Der Ärger** z.B. **ist** umgedeutet einfach **eine unglaubliche Kraft,** die in den Ausdruck meiner Wünsche und Ziele fließen möchte. Lass uns den Ärger zuerst akzeptieren. Er ist da. Der Weg vom Ärger (Ist-Zustand) zum inneren Frieden und zur Heilung (Soll-Zustand) führt einzig und allein über das bedingungslose **Akzeptieren des Hier und Jetzt!**[60] Den tiefen Urgrund des Ärgers kennenzulernen ist Teil zwei, die Ursachen zu wandeln der dritte Schritt!

---

[59] Volker Höh beim Vortrag über die Gokai auf dem Reiki-Festival 2024
[60] Ute Wehrend in Doerr: „Reiki-Lebensregeln" S. 187 f.

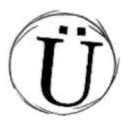

Reflexion: Denke/fühle dich einmal in deine **Lieblings-Ärgerthemen?** In welchen Situationen könntest du so richtig aus deiner Haut fahren. Gibt es Großmeister, die dich mit einem Blick oder einem Wort zur Weißglut bringen? Du kannst dies auch als Partnerübung machen. Dein Gegenüber beginnt mit dem Satzanfang „Ich ärgere mich über/ wenn …" und du beendest ihn. Notiere deine Ärgerthemen gerne …

_____

_____

_____

_____

_____

Ärger ist immer eine Zweitreaktion und hängt mit unseren immens wichtigen Urimpulsen zusammen. Sie sollten einst das Überleben der Menschheit sichern, indem wir einen gehörigen Energieschub bekommen, der es uns ermöglicht, entweder gegen den Säbelzahntiger zu kämpfen oder eben doch lieber vor ihm fortzulaufen. „Kampf oder Flucht", heißt also das alte Spiel, das wir heute noch spielen, selbst in Ermangelung wirklicher Gefahren. So fühlt sich manchmal unser Ego angegriffen und bedroht oder unser inneres Kind nicht gesehen und wertgeschätzt. Wir dürfen also, wenn wir regelmäßig mit Ärger konfrontiert sind, Erforscher dessen werden, woher die heftige Emotion rührt, was primär darunter liegt. Mit Reiki haben wir tolle Möglichkeiten, entweder unser „Inneres Kind" über die Symbole des 2. Grades zu besuchen oder uns die Hände aufzulegen, sobald wir den Ärger in uns aufsteigen spüren. Wo sitzt er gleich, unser Ärger, und was bewirkt dieser Distress im Körper? Bluthochdruck z.B. oder Nierenleiden bei chronisch ärgerlichen/ cholerischen Menschen. Hier sollten wir in der Reiki-Entspannungs-Anwendung unbedingt Herz und Nieren ausgiebig mit Reiki bedenken. Wer Stresssymptome oder gar Ärger bedingte Krankheiten aufweist, sollte sich freilich an einen Arzt oder Therapeuten wenden. Reiki kann in der Unterstützung solcher Therapien m.E. wahre Wunder bewirken, wobei darauf achtzugeben ist, wirklich an der Ursache anzusetzen, um nicht dauerhaft bloß Symptome zu bekämpfen!

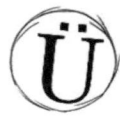

Übungen: Was kann ich kurzfristig tun, um Herr über meinen Ärger zu werden? Gerade heute soll **ICH** mich nicht ärgern, ist nicht so einfach, doch kann ich mittels einiger Techniken zum Erforscher/ zum Experten der eigenen Gefühlsregungen werden! 😊

➢ Sobald ich Ärger spüre, kann ich ihm sagen **„Stopp"**, um nicht das alte einstudierte Programm meines Egos ablaufen zu lassen

➢ Wenn ich den **Ärger im Geiste umdeute**, mich nicht über den Ärger ärgere, sondern sage „Spannend" oder „Interessant", habe ich bereits angefangen, hinter dessen Fassade zu schauen

➢ **Gedankenspiele:** 1. Wenn ich morgen sterben würde, wie wichtig wäre dann dieses Thema noch, über das ich mich jetzt ärgere!? 2. „Lieber Ärger, ich habe jetzt leider keine Zeit für dich. Magst du bitte heute Abend, gegen 19 Uhr wiederkommen?" (Klappt gut, weil wir die Identifikation mit dem Ärger loslassen, indem wir ihn ansprechen!)

➢ Ein **Ärger-Tagebuch** über drei Wochen geschrieben, wird mir in der Rückschau zeigen, dass es ganz ähnliche Themen sind, über die ich mich aufrege

➢ **Partnerinterview:** Ich sage meinem Gesprächspartner „Ich muss …" beende den Satz – Er formuliert um „Du entscheidest dich also für …!"

➢ Ich erzähle dem Gesprächspartner von einer **Kindheitserinnerung**, in der ich mich unwohl und unfair behandelt fühlte. Mein Gegenüber hört nur zu, sieht mir nur in die Augen (Werden mir Gefühle bewusst, die mit meiner jetzigen Situation in Verbindung stehen?)

➢ Ich lasse mich einmal ganz bewusst **in den Ärger hineinfallen**, stampfe mit dem Fuß, springe, laufe, schlage auf einen Boxsack ein, kämpfe mit meinem Gegenüber mit Schwimmnudeln (Variation: Kissenschlacht). Genial sind Oshos Dynamische Meditationen. 😊

Wichtig: Frauen und Männer (Mädchen und Jungen) gehen gänzlich anders mit Ärger um. Frauen wollen oftmals über ihren Ärger sprechen/ sich Luft machen, was aber Männer zur Weißglut bringt, sie wollen das Problem lösen oder müssen an die frische Luft gehen/ Adrenalin abbauen, hören dann aber von ihren Frauen: „Wenn es Ärger gibt, rennst du immer weg!" Kennst du das? Männer brauchen das „Kopf-frei-kriegen", um den inneren Krieg zu befrieden.

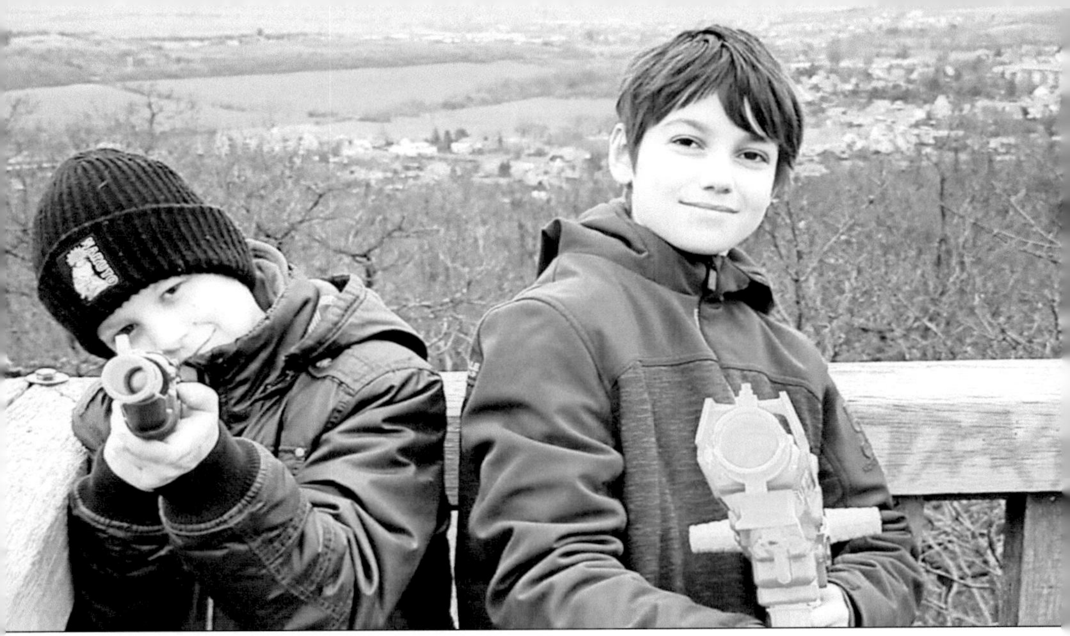

„Gerade heute könnte ich platzen vor Wut!" – Kennst du sicher, oder? Ich auch, vor allem aber die Pubertiere, denen du kaum mit Reiki zu kommen brauchst. Als Pädagoge weiß ich aber, wie man Wut sinnvoll kanalisieren kann, in Bewegung. Gehe joggen, erklimme einen Berg, tanze dich frei …! Wenn bei uns zuhause „dicke Luft" ist, holen wir die NERV-Pistolen oder unsere Schwimmnudeln raus. Das tut nicht weh, baut aber in kürzester Zeit allen Druck ab. Und, weißt du was nach 10 Minuten Katharsis bleibt!? Freude! Im miteinander Toben und Lachen, wächst Verbundenheit, Vertrauen, Liebe!

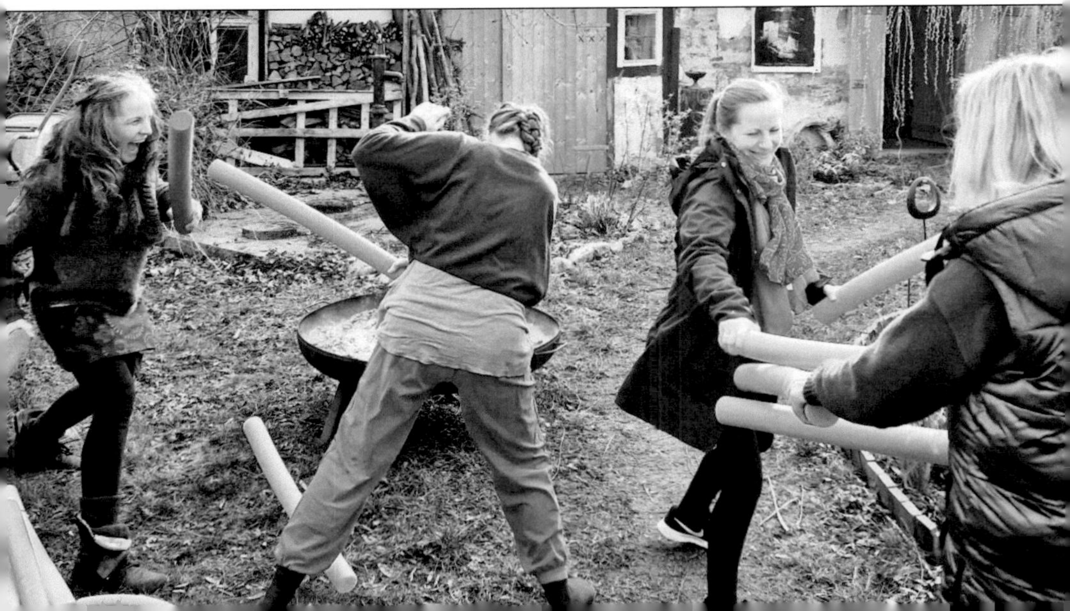

Bedenke bei der Regel „Gerade heute ärgere dich NICHT" unbedingt Folgendes: „In der japanischen Kultur und traditionellen japanischen Schriften wird die **Verneinung stets als Kultivierung des Gegenteils** angesehen."[61] In Japan wird diese Methode genutzt, um das Nachdenken anzuregen und über z.B. Metaphern zur Weisheit zu gelangen. Die Frage ist also: Was soll ich stattdessen tun, wenn ärgern nicht geraten ist? Was ist das Gegenteil von Ärger? Für mich ist es die bedingungslose Liebe, die ich in diesem Moment der hochkochenden Weißglut kultivieren soll. Die Liebe zu mir und zu meinem Nächsten! Der Ärger ist trotzdem erwähnt, weil ich ihn eben nicht unterdrücken, sondern mir den Grund der Entstehung anschauen soll. Ärger ist stets die Zweitreaktion, die auf irgendeiner nicht erfüllten anderen Emotion beruht. Habe ich dieses Thema erkannt und den Urgrund in mir ausgeheilt, ist da am Ende nur Liebe!

Das Durchleiten des Ärgers gelingt umso leichter/ rascher, wenn ich mich (wie bereits angesprochen) **nicht mit der Emotion identifiziere.** „Ärger nicht", wie es korrekt übersetzt heißt, meint im Grunde bloß: Ich bin nicht der Ärger, den ich in mir spüre. (Vorgreifend bin ich demnach auch nicht die Sorge, die ich im Geist wahrnehme). Dies alles sind flüchtige Hirn- und Herzgespinste, die aufkommen, wie der Wind und so schnell wie die Wolken auch wieder verschwinden, wenn ich mich nicht krampfhaft an ihnen festklammere! Und, wer ist eigentlich dieses „Ich"? In der Ursprungsübersetzung „Ärgere nicht" bzw. „kein Ärger", gibt es das ich, mich, dich nicht!!! Für Buddhisten macht das einen riesigen Unterschied, denn während für uns Europäer das Selbst im Mittelpunkt allen Seins steht (Selbstakzeptanz, Selbstbewusstsein, Selbstliebe ..., wir quasi eine Gesellschaft egozentrischer Narzissten sind) versucht der Zen-Buddhismus das Selbst zu domestizieren bzw. zum Verschwinden zu bringen, für uns schwer vorstellbar, ja geradezu ungeheuerlich. Sinnen wir aber einmal darüber nach, ist's gerade unser Selbst/ das alte Ego, dass sich durch die vermeintliche Trennung vom Gegenüber in heikle Themen und all den „Spielen für Erwachsene"[62] verstrickt. Wäre das Selbst nicht da, gäbe es das getrennte Sein nicht, wer würde sich dann ärgern, und vor allem: über wen? ☺

---

[61] Podcast „Die 5 Lebensregeln verstehen" (Anne-Sophie Bünting, 11.min)
[62] Vgl. das Buch „Spiele für Erwachsene von Berne (Begründer der Transaktionsanalyse)

214

Wenn wir aufhören uns mit dem Ärger zu identifizieren, können wir aus der Metaperspektive handeln. Und es geht überhaupt nicht darum, nie wieder ärgerlich zu sein. Nur „gerade heute", stoppe ich die Identifikation mit dem in mir aufwallenden Ärger, leite die in mir hochschwappenden Energien um und vielleicht braucht es einige Monate Übung, meine Wut in Bewegung, Spiel oder Tanz zu kanalisieren. Du wirst es aber spüren, dass diese „Umleitungsstrategien", die allesamt Freude bereiten, sehr schnell Früchte tragen werden. Du wirst auch darum aufhören, dich über den Ärger zu ärgern, weil du mit der Energie keinen Schaden mehr nach außen bringst. Du beendest die Ärgerspirale, die z.B. entstehen würde, wenn du aus Rache handelst und derjenige, an dem du dich rächst, nur wieder Rachegelüste empfindet und diese in Aktionen umsetzt, die dir wiederum schaden, weshalb du wieder Schaden setzt.

Gelingt es dir nur 15 Sekunden nicht in deinem Ärger aufzugehen, sondern in der Metaperspektive zu bleiben, sagt Vera Birkenbihl, bist du frei zu agieren und reagierst nicht blindlings. Wenn du die Fähigkeit des Innehaltens – trotz Ärgers in dir – zurückgewinnst, bist du im Hier und Jetzt. Gelingt es dir nicht, verschwindest du in einem unbewussten Zustand der Getriebenheit, die auf den Erlebnissen der Vergangenheit beruht. Du bist aus dem Moment gefallen, siehst nicht mehr wirklich, was passiert. Die Wirklichkeit ist von Filtern alter Emotionen und Erwartungen verdeckt. Es ist auch kein Trost, dass es deinem Gegenüber genauso geht! Auch dein Gegenspieler (als Arschengel/ Lehrer) steckt in seiner Geschichte fest. Solange nicht zumindest einer aus dem Spiel erwacht, seinen eigenen Ärger im Spiegel erkennt und Freude daran findet, das Spiel „Mensch ärgere dich nicht" zu checken, rumst es eben lustig weiter.

Der Ausweg aus der Spirale ist, wie gesagt, wahrzunehmen, was immer wieder zum Ärger führt, was in mir geschieht. Neugierig beobachte ich die in ablaufenden inneren Prozesse, übernehme Verantwortung für sie und für meine Bedürfnisse. Ich beende das Spiel, mein Gegenüber für meine Wut zu beschuldigen und erkenne: er ist in dem gleichen Dilemma gefangen! Das zu verstehen, hilft mir mitfühlender zu sein. Mitgefühl/ Metta/ Empathie steigert meine Liebe. Bin ich wiederum liebesfähiger bin ich geduldiger, versöhnlicher mit mir selbst. Paul Mitchell sagt: *„Ich musste mich bemühen ein Freund dieses Teils von mir zu werden: Ein Freund meines ärgerlichen Kindes und des ärgerlichen Erwachsenen!"*

Mir immer mehr Freund zu sein, gelingt mir durch die Beobachterhaltung, durch diszipliniertes Training meiner Achtsamkeit. Habe ich erst gelernt, innezuhalten, bemerke ich rasch, dass es sich einfach nicht lohnt, hochzukochen. **Es lohnt sich nicht, ärgerlich zu sein, denn damit verschwende ich meine Energie, die ich doch dahingehend lenken sollte, die Umstände zu ändern.** Endlich begreife ich und schwöre mir: „Gerade heute ärgere ich mich nicht mehr über Dinge, die ich nicht verändern kann (Selbstakzeptanz), sondern nutze die Kraft, die in mir steckt, durch meine Adern schießt, um notwendige, das in meiner Hand Liegende anzupacken!" – Es gibt eine kleine Geschichte, die Paul im Zen-Kloster hörte und uns beim Lebensregel-Workshop erzählte:

ch fahre mit einem Boot über den See – es ist frisch gemalt, nagelneu. Nebel zieht auf. Ich sehe ein Boot, dass direkt auf mich zusteuert, rufe, der Fährmann soll wenden. Aber nichts passiert. Mit voller Wucht trifft mich das Boot. Mein Boot hat ein Leck, der neue Lack ist ruiniert, es sinkt. Wütend will ich den Fahrer des Bootes anschreien, zur Rechenschaft ziehen und bemerke ... das Boot ist leer! – Das Boot, das mich in meinem Alltag rammt, ist immer leer! Anstatt das meine zu tun, und alle Kraft in die Lösung zu stecken, suchte ich einen Schuldigen und ging, obwohl ich im Recht war, unter! "

Hayashi Sensei sagte einmal, als Takata aus der Haut fuhr: „*Wenn du ärgerlich wirst, hast du dich schon selbst verletzt*", was äußerst bedauerlich ist, weil der, der dich mit seinem Ärger konfrontiert/ der dir Schaden zufügt, dies ja nur tut, weil er verletzt und in einem Mangel von Liebe und Weisheit ist. Eigentlich braucht er „gerade heute" dein Mitgefühl und wahrscheinlich auch jemanden, der ihn in den Arm (nicht auf den Arm) nimmt. – Wenn du dich aber unbedingt ärgern willst, nutze die Kraft, die im Ärger steckt für deine spirituelle Praxis. Wenn du also wieder aus deiner Achtsamkeit fällst, bitte nicht weinerlich: „*Ach, lieber Geist, würdest du wieder zum Wesentlichen kommen? Du sagst mit kraftvoller Stimme >Stopp, schweife nicht umher, bleib' hier!< – Ärger gibt dir die Energie, dranzubleiben!*", so Don Alexander. Es geht darum, die Energie in richtige Bahnen zu lenken und deine Praxis zu beflügeln, „*als Teil von Samadhi, von Stille und Frieden, aber nicht passiv unter Narkose, sondern voller Power!*" – Arbeitest du so mit dem Ärger, wirst du immer seltener mit ihm konfrontiert Du bekommst nur, was du aussendest, und wirst ganz nebenbei resilienter!

E inmal gewahrte der Teufel einen sich anbahnenden Streit: Ein Mann war zu plötzlichem Reichtum gekommen und hatte sich eine ganze Fuhre Köstlichkeiten aus der entfernten Stadt kommen lassen. Während der Reiche seinen Karren fröhlich pfeifend ablud, bedrängten ihn die hungernden Armen und baten, etwas abzubekommen. Der Winter war schon hart und lang gewesen und die Vorräte gingen überall zur Neige. Der Reiche winkte ab: „Was geht mich euer Elend an? Jeder ist seines eigenes Glückes Schmied!" – Selbst das ausgemergelte Pferd eines armen Bergmannes, der mit dem Reichen im Streite lag, fixierte gierig das Obst in den Stiegen auf dem Karren und zerrte sich an dem Strick den Hals blutig, an dem es angebunden war.

Das alles sah der Teufel, ging zu dem Klepper hin und hauchte ihm ins Ohr: „Du hast Hunger nicht, willst dich tüchtig sattessen? Ich lös' deine Fessel!" Wie der Böse das Pferd losgebunden hatte, raste es auf den Karren zu und schmatzte sich satt. Da lachten die Umstehenden gehässig und niemand verwehrte ihm das Mahl, bis der Reiche aus dem Hause trat, das Pferd sah, es beschimpfte und schlug. Als es sich nicht forttreiben ließ, stapfte der Reiche ins Haus, kam mit seiner Flinte wieder raus, legte an und erschoss das Pferd. Der Arme kam hinzugelaufen, hockte nun über seinem Gaul, der sein Freund und einziger Besitz gewesen war, wehklagte und weinte, während nur noch einer lachte: der Reiche. Aufgebracht riss der Arme ihm die Flinte aus den Händen und schlug ihm das Ding überm Kopf entzwei. Sterbend sackte der Reiche tot zusammen. Ein weiterer Schuss aus dem Hause des Reichen tötete plötzlich den Armen. Der älteste Sohn des Reichen war herausgestürmt gekommen, seinen Vater zu rächen. Die Frau des Armen steckte nun das Haus des Reichen in Brand und noch in der gleichen Nacht fraßen sich wilde Flammen durch den gesamten Ort.

„Ganz großes Theater!", lachte der Teufel, die Menschen bejohlend, die unten im Tal noch immer Gift und Galle spuckten, als ein altes Mütterchen kam und fragte: „Teufel, warum hast du das getan?" - „Ich? Ich hab' das nicht getan. Ich hab' lediglich das Pferd losgebunden, weil es furchtbar hungrig war. Alles andere tat sich allein, weil scheinbar ein Jeder dort unten, selbst den Teufel im Herzen hat!"

Nur Idioten suchen einen Schuldigen

Was schon so spät?", dachte ein Zenmeister, der eben aus seiner Meditation zurück in die Welt gekommen war und beinahe ein wichtiges Treffen verpasst hätte. Er kleidete sich also schneller an, als es sich geziemt, und hastete über den engen Hof aus der Tür heraus und … „rumms", stößt gegen einen anderen Passanten, der ebenso rasant den Weg kreuzte. Da lagen sie nun beide wie die Käfer auf dem Rücken, rappelten sich hoch, doch im Gesicht des anderen, hast du schon den Zorn aufblitzen sehen. Da verbeugte sich unser Meister und sprach: „Ich habe leider keine Zeit dafür, mich mit ihnen darüber zu streiten, wer der Schuldige ist. War es meine Unachtsamkeit, so tut es mir leid und ich bitte um Vergebung. War's ihr Verschulden, können wir's dabei bewenden lassen. Einen guten Tag, mein Herr!" – Nur Idioten suchen einen Schuldigen, Genies eine Lösung, so Einstein.

Ein Tellerchen Suppe

Oft entzündet sich unsere Wut, aus kleinen Dingen heraus: aus Eile, Überforderung oder einem Gedanken, der uns querverschraubt im Oberstübchen locker sitzt und alle Latten klappern lässt. – So will ich dir eine hübsche Anekdote einer Bekannten erzählen: Sie war auf Reisen und hielt unterwegs an einem Schnellrestaurant, Stehtische standen vorm Lokal. Sie kaufte sich ein Schüsselchen Suppe, ging zu einem der Tische, stellte den Teller ab, hängte ihre Tasche unter den Tisch. „Oh, Löffel vergessen", denkt sie sich, geht noch einmal zum Tresen, kommt mit dem Löffel zurück und sieht: „Das kann doch nicht wahr sein!" Ein schwarzer Mann steht dort und löffelt ihre Suppe. So ein bunter Paradiesvogel. Kurz überlegt sie, wie sie sich verhalten soll und denkt dann: „Dem schlage ich ein Schnäppchen". Mutig geht sie drauflos, grüßt freundlich, den Ärger nicht zeigend, steckt ihren Löffel einfach zu seinem und löffelt mit. „Gut reagiert", denkt sie sich noch. „Früher wär' ich ausgerastet!" Unterhalten freilich können sie sich nicht, doch der Fremde gibt ihr noch einen Kaffee aus. „Eigentlich ganz nett", denkt sie, greift nach ihrer Tasche unterm Tisch. Sie ist weg. Weg? „Hab' ich's mir gedacht, dieser Arsch", sagt sie, schaut sich um, aber er ist fort. „Typisch, diese …" – wie sie sich umsieht, entdeckt sie neben sich einen Tisch, darunter hängt ihre Tasche, darauf steht die Schüssel mit Suppe, mittlerweile kalt geworden!

E inmal kam Buddha in ein Dorf und alles freute sich riesig, unterwiesen zu werden, bis auf einen Mann, der ihn für einen Betrüger hielt. Wie Buddha sprach, platzte er dazwischen, versuchte, zu provozieren, doch durch nichts, was er tat, ließ Buddha sich aus der Ruhe bringen.- Nicht einmal, als der zornige Mann direkt vor Buddha stand und anfing ihn zu beleidigen, wich das Lächeln aus dem Gesicht des Erleuchteten. Die Anfeindungen jedoch wurden immer schlimmer und als der Wütende seine Hand erhob, wollte die Menge sich schon auf ihn werfen. – Buddha hielt sie alle zurück und sprach den Wütenden direkt an: „Wenn du ein Geschenk für jemanden kaufst, der es aber nicht annehmen will. Wem gehört es dann?" – „Nun, dann ist es noch meins, glaube ich!", sagte der Zornige stutzend. „Genauso ist es auch mit deiner Wut. Wenn du mich beschimpfst, ich es aber nicht annehme, bleibt alle Wut bei dir. Du bist unglücklich damit und verletzt." – Mit diesen Sätzen und dem Lächeln Buddhas, wich aller Zorn aus dem Herzen des Mannes!

Jeder gibt, was er kann

E r grüßte seinen Nachbarn trotzdem freundlich, auch wenn dieser bisher nur Ärger gemacht hatte. „Lächeln und Winken", so seine Devise, auch wenn der mürrische Alte von nebenan, seit einiger Zeit Freude daran fand, den stinkenden Müll über den Zaun zu kippen - ein tägliches Ärgernis. – Manchmal, wenn die Wut in ihm hochkochte, eben wenn er nicht in seiner Kraft war, hätte er am liebsten Gleiches mit Gleichem vergolten, den ganzen Dreck zurückgeworfen … und seinen dazu, doch dann würden Steine fliegen. Er wollte keinen Krieg, weshalb er's viel zu lang ertrug, bis er beinahe platzte. „Na warte!", dachte er, ging in die Küche, holte das, was dort schon lange lag und auf einen besonderen Moment wartete, hantierte eine Zeit daran herum, ging noch wütend zum Nachbarn und warf ihm das Päckchen übern Zaun! – Nach einiger Zeit klopfte es. Vor der Tür stand der sonst mürrische Nachbar mit tieftraurigen Augen, seine Stimme zitterte: „Warum haben sie das getan? Ich war so voller Wut gegen jeden, habe ihnen täglich Ärger bereitet und sie, sie werfen mir eine Schachtel Pralinen über den Zaun? Warum?" – „Nun", antwortete der Mann mit warmem Lächeln, „jeder gibt, was er kann!" – Ich hörte, die beiden wurden Freunde, worauf noch viele Pralinenkästen über Gartenzäune flogen!

219

Worüber ärgerst du dich am Liebsten/ wer ist dein Lieblings-Arschengel?

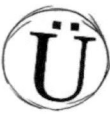 Wenn du aktuell mehrere Ärgerthemen am Laufen hast, schau, wo sich die Themen ähneln. Vielleicht ist es immer ein- und dasselbe Grundthema, „das dich auf die Palme bringt". Wie genau fühlst du dich also in diesen verhaltensoriginellen Ärger auflodern lassenden Situationen? Hilflos, überfordert, nicht gesehen …?

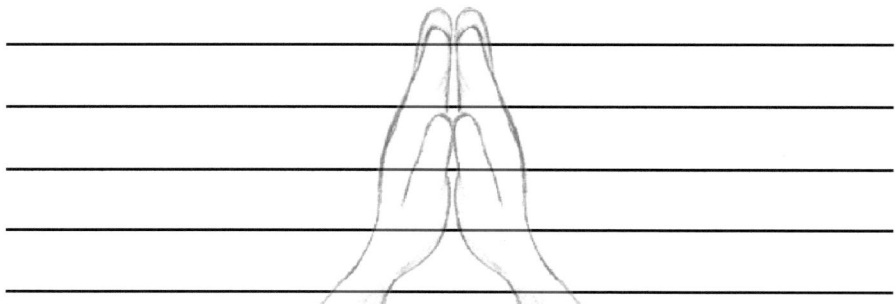

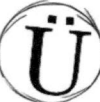 Wo in deinem Körper kannst du diese Gefühle lokalisieren? Stell dir eine ärgerliche Situation vor, begib dich direkt ins Gefühl, verstärke es, lass es in dir richtig hochkochen …!

Welcher Ort im Raum ist am geeignetsten? Gehe dort hin! Welche Haltung ist die Beste, um dich richtig reinzufühlen: liegen, sitzen, stehen? Lege dir deine Hände jetzt auf die richtigen Stellen auf und lasse Reiki fließen. Was ändert sich? Wie groß/ klein fühlst du dich? Wie alt bist du vom Gefühl? Welchem Menschen, welcher Situation gilt der Ärger eigentlich?

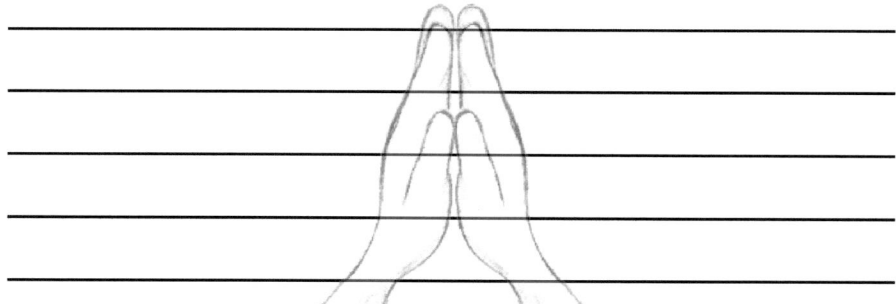

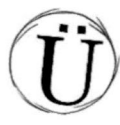

Was willst du der Person sagen? Stelle dir vor, sie steht vor dir und (!!!) hört sich entgegen deiner Erwartung alles offen und geduldig an, was du vorbringst. Stelle dir vor, die Person handelt genauso, wie du es dir gewünscht hättest: mit Verständnis, mit Achtung, mit Liebe. Gib deinem Herz genau das, was es in diesem Moment braucht.

Sprich dich aus und beobachte, wie sich dein Gegenüber verhält. Wenn alles gesagt ist, lass dein Gegenüber diese Sätze sprechen: „Bitte verzeih mir – es tut mir leid – ich danke dir – ich liebe dich!"[63] – Was geschieht in dir, wenn du das hörst??? (Dabei ist es übrigens ganz gleich, ob das alles bloß in deiner Vorstellungskraft passiert, schließlich sind ja auch unsere negativen Glaubenssätze, die Sich-selbst-erfüllenden-Prophezeiungen, wie all die „Selbstverzauberung" (wie Paracelsus es nennt) nur „Verstands-Gewichse" (nach Fritz Perls, Gestalttherapeut). Warum sollten wir uns also nicht einmal zur Ausnahme positiv manipulieren!? **Energie folgt der Aufmerksamkeit!** ☺)

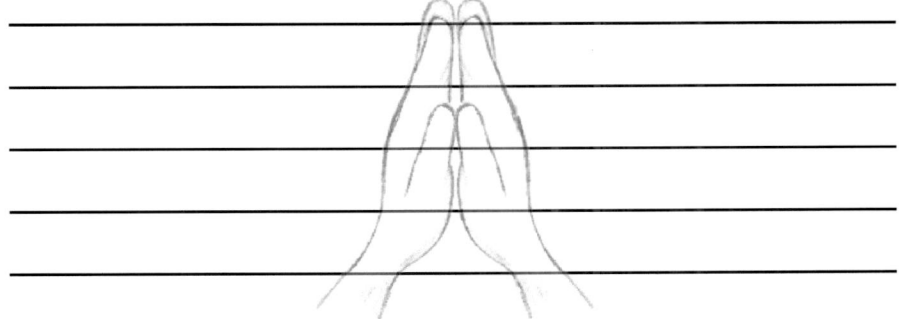

Im nächsten Schritt ist es an dir, dir einzugestehen, wo du vielleicht im Unrecht warst/ dem anderen durch dein Übersteuern Unrecht getan und verletzt hast. Wenn dem so war, bitte auch du dein Gegenüber von Herzen: „Bitte verzeih mir – es tut mir leid – ich danke dir – ich liebe dich!" – Beobachte wiederum was geschieht. – Nicht selten enden solche „Vorstellungen" damit, dass man sich dem „Kontrahenten" emotional wieder sehr viel näherfühlt, ihn manchmal gar unter Tränen umarmt und Frieden schließt, worauf sich kurze Zeit später in der Realität eine Situation/ Möglichkeit der Klärung ergibt. Erwarte nichts, freue dich über alles! ☺

---

[63] Auszug des Hooponopono, das wir bereits bei der Selbstliebe behandelten!

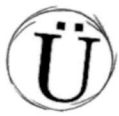

Schmerztablette: Diesen Prozess kann ich selbstredend mit den Techniken des zweiten Reiki-Grades hervorragend unterstützen. Wenn ich beispielsweise in Gedanken vor einem Menschen sitze und ihm etwas sagen/ mit ihm in Verbindung gehen möchte, aber kein Wort über meine Lippen kommt, weil mir Schmerz oder Wut den Hals zuschnüren, kann es helfen, mir die Symbole CR und SH auf die Hände zu zeichnen und mich mittels der Handposition „Schmerztablette" selbst umarme. Nach einigen Minuten wird es mir leichter fallen, meinem Gegenüber im Geiste offen zu begegnen!

Mentalbehandlung: Bemerke ich mentale Blockaden bei der Begegnung im Geiste – oftmals solche Tricks unseres Geistes, wie ein ständiges Abschweifen, Unlust, Müdigkeit, Kribbeln oder ein sonstiges Unwohlgefühl etc. – ist es sinnvoll, mir SH & CR auf den Hinterkopf zu zeichnen, die dominante Hand an den Hinterkopf zu legen, die andere vor mein drittes Auge, und 5 Minuten mit Affirmationen zu arbeiten, z.B.: *„Ich öffne mich für Heilung auf allen Ebenen"* oder *„Alle Blockaden, die in mir Heilung und Glück verhindern, werden jetzt in der Kraft des reinen Lichts von Reiki transformiert!"* (nach Lübeck) Ich könnte auch schlichtweg die Lebensregeln rezitieren.

Aller Ärger hört meiner Erfahrung nach auf,
sobald die verborgene Absicht der gerade aktivierten Energie
so in sinnvolle Handlung umgesetzt wird, dass das Ergebnis
das zugrunde liegende Bedürfnis befriedigt! (nach Walter Lübeck[64])

[64] In Doerr „Reiki Lebensregeln", S. 213

Praxisbeispiel (Auszug):

Eine Reiki-Schülerin kam zu mir, weil sie sich jeden Tag über ihre Tochter ärgerte, so sehr, dass sie das Kind „am liebsten gegen die Wand drücken würde" und „mein Kind scheint das sogar provozieren zu wollen. Ich habe versucht nicht ärgerlich zu sein, von wegen >gerade heute<, das klappt nicht. Meine Tochter, fünf, bekommt Schreianfälle, schlägt Sachen kaputt, wird wie wahnsinnig, verletzt sich auch selbst dabei. Wenn ich sie aufhalten oder festhalten will, schlägt sie mich. Ich könnte dann platzen vor Wut ... und in mich hineinfressen soll ich den Ärger ja auch nicht. Was soll ich denn tun?"

Carsten: „Wie genau fühlst du dich, wenn solch eine Situation auftritt? Begib dich einmal direkt in den letzten großen Gefühlsausbruch deiner Tochter hinein. Was für Gefühle steigen in dir auf?"

Klientin: „Na Ärger, aber auch Hilflosigkeit, ich fühle mich überfordert, gedemütigt und ignoriert in meinen Bedürfnissen."

Carsten: „Wo sitzt all das, wo steckt denn der Ärger in deinem Körper fest?"

Klientin: „Hier, im oberen Bauch und auch im Hals, und eigentlich ist auch die Brust eng ... ach kacke!"

Carsten: „Bitte um Reiki, lege dir die Hände auf – wo wollen sie dringend hin?"

Klientin: Nimmt sich eine Hand auf den oberen Bauch, eine an den Hals.

Carsten: „Klasse, jetzt lass Reiki fließen und beobachte, ob sich etwas in deinem Körper verändert, ob der Druck wandert, ob innere Bilder und Gefühle aufsteigen. Du hast vollkommen recht, den Ärger unterdrücken solltest du auf keinen Fall. Das fordert die Lebensregel >Gerade heute, ärgere dich nicht< auch eigentlich nicht. Sie sagt eher: Mache dir bewusst, dass Ärger da ist. Lasse diese Wirkkraft nicht ungezügelt los, denn das wirkt nicht selten zerstörerisch. Spüre, wie viel Kraft im Ärger liegt, die wir in den Wunsch der Veränderung der Situation hineinfließen lassen können; wie viel Power du plötzlich hast deine Bedürfnisse auszudrücken, zu sagen, was gesagt werden muss."

Klientin weint und nickt.

Carsten: „Wie geht es dir, wenn du deinen Körper so mit Liebe beschenkst. Wie klein fühlst du dich, in welchem Alter steckst du gefühlt?

Klientin: „Ich fühle mich als kleines Kind, ... so alt, wie meine Tochter jetzt ..."

Carsten: „Kommen dir die heutigen Gefühle, auch im Kindesalter bekannt vor? Erinnert dich das an eine Person, mit der's einen ähnlichen Konflikt gab?"

Klientin: „...meine Mutter ..."

Carsten: „Na, klar. Und sag mal, gibt es mit deiner Mutter vielleicht noch Klärungsbedarf? Ist alles ausgesprochen und gut oder würdest du dich mit ihr gerne mal aussprechen, irgendeinen alten Ärger ausdrücken?"

Klientin: „Klar, aber das hat doch alles keinen Zweck, meine Mutter ist ..."

Carsten: „Da gibt's also ein Thema?"

Klientin: „Ja, aber das kommt bei ihr nicht an!"

Carsten: „Das ist schade, ist für unsere Arbeit im Hier und Jetzt aber auch nicht wichtig. Lass uns ein Experiment wagen. Schau mal hier, der leere Stuhl. Hier sitzt deine Mutter, stell es dir vor, dass sie genau hier vor dir sitzt ...!"

Klientin fühlt sich unwohl, duckt sich ab, verschränkt die Arme vor der Brust.

Carsten: „Dein Körper spricht gerade Bände. Gibt es etwas, dass du deiner Mutter jetzt und hier gerne sagen würdest? Tu's, sprich sie direkt an und nimm wahr, wie sich dein Bild von ihr verändert! Lass endlich einmal alles raus! Was würdest du dir von ihr nun wünschen? Wie soll sie sich bestenfalls verhalten, was soll sie tun, was würdest du am liebsten von ihr hören? ..."

Sehr oft ist es so, dass Klient und Kontrahent (dessen Arschengel & Lehrer), ist erstmal alles an – und ausgesprochen, sich am Ende in den Armen liegen oder sich zumindest auf Augenhöhe begegnen können. Diese Prozessarbeit, in Verbindung mit dem Hooponopono und Systemischer Aufstellung, ist freilich auch mit anderen Teilnehmern der Reikigruppe nachstellbar. Ich bin dabei immer wieder verblüfft, wie Themen, die in solcher Aufstellung gelöst werden, auch im Alltag auf wunderbare Art und Weise Entspannung erfahren. Was mich auch immer wieder sprachlos macht, mich staunen lässt und ein unglaubliches Maß an Dankbarkeit in mir wachrüttelt, ist das gewachsene, absolute Vertrauen, dass wir von einer höheren Macht gehalten/umsorgt sind. Ich vertraue fest darauf, dass alles zu unserem Besten ist, dem inneren Wachstum und dem großen Ganzen dient. Meine Aufgabe ist nur, mein Herz zu öffnen, um Reiki zu bitten, die Energie durch mich hindurchzuleiten und dieser großartigen Lebenskraft nicht im Weg zu stehen.

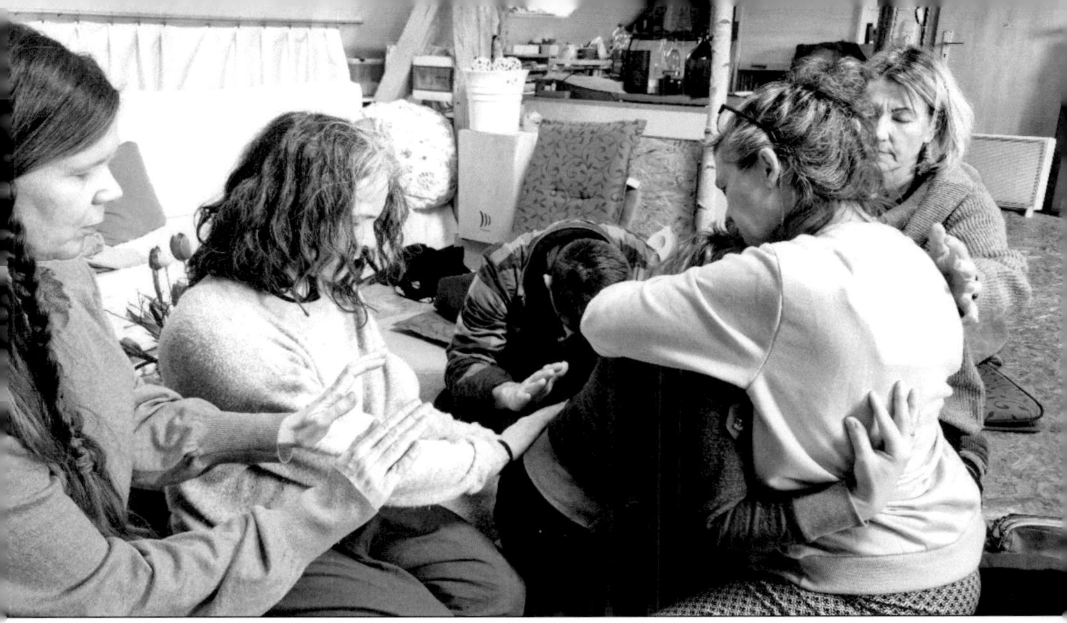

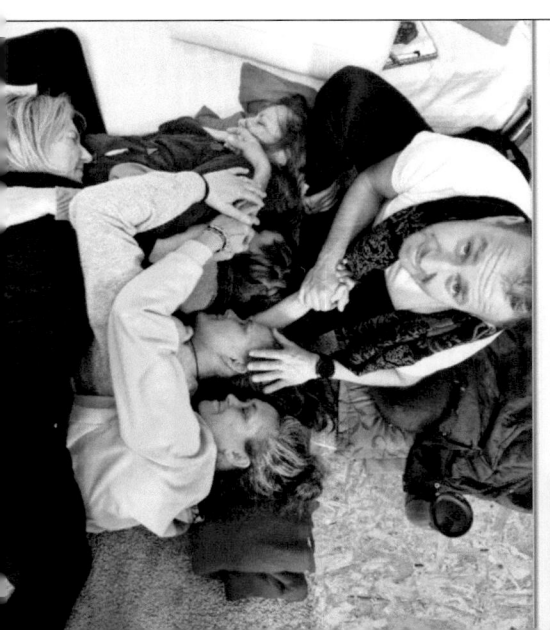

Reiki & Prozessarbeit?! Seit Jahren stelle ich fest, dass die beschriebene Prozessarbeit mit Reiki hervorragend funktioniert & schnell die Herausforderung bei den Wurzeln packt. Ohne therapeutisches Grundwissen & jede Menge Erfahrung, würde ich aber jedem raten, höchstens die eigenen Herausforderüngchen anzugehen, nicht aber die enorme Verantwortung für mein Gegenüber zu übernehmen. Im Rahmen meiner Reiki-Meister-Ausbildung bringe ich diese Art der inneren Arbeit meinen Schülern nahe & bin immer wieder verblüfft, wie schnell sich Dinge lösen, vertraue ich & unterstützt mich die potenzierte Gruppenkraft.

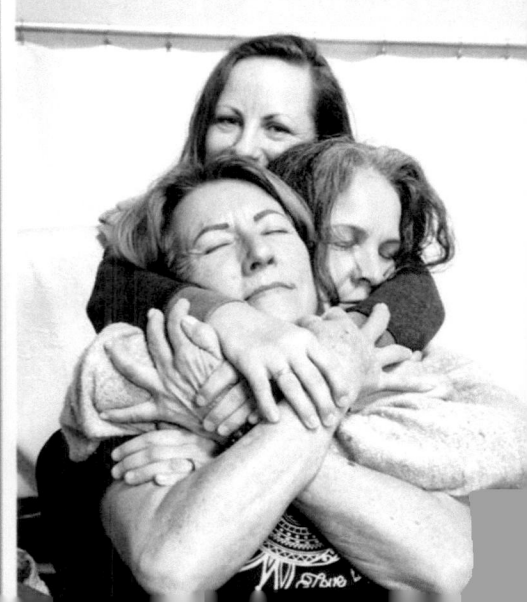

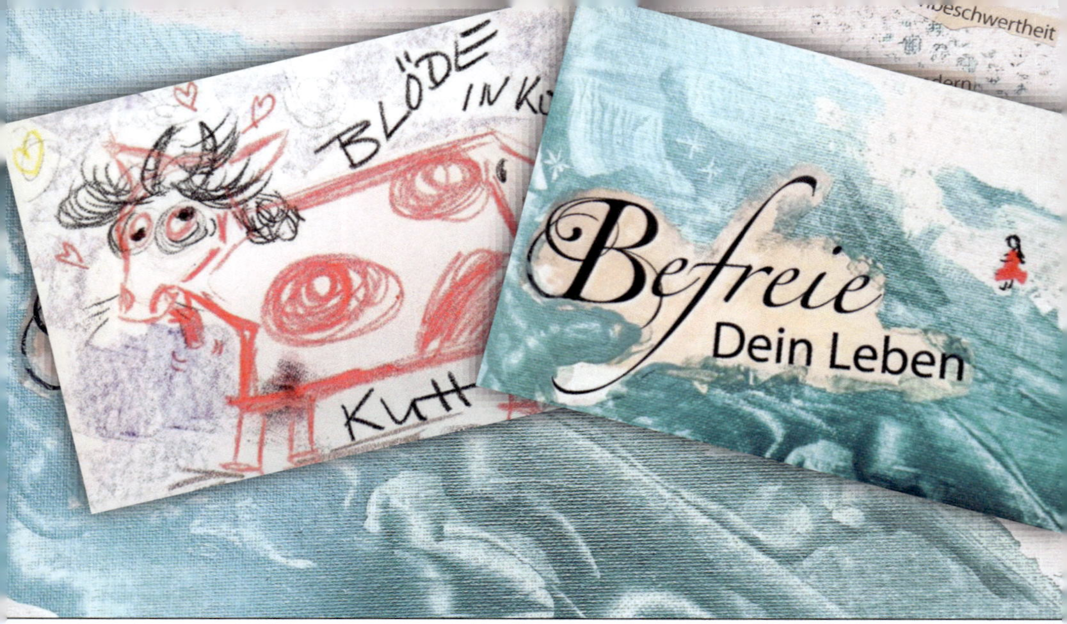

Reiki & Kreativtherapie?! Meine Muse Manuela ist u.a. Kreativtherapeutin und hat einen wunderbaren Weg gefunden, ihre inneren Themen auf Papier oder Leinwand zu bannen und dort zu transformieren. Mittlerweile gibt sie Kreativ-Retreats, bei denen du regelmäßig ein Wochenende ausspannen, deinem inneren Kind Raum geben und dich wieder ins Gleich gewicht bringen kannst. – Auf einem solchen Seminar, erlaubte sie sich und einer Klientin eine „blöde Kuh" zu malen. Das, was viel Ärger im Alltag aufwarf, hatte sich nach dem Kreativwerden in Mitgefühl verwandelt. „Peace with your inner monster" mittels Kreativität! 😊

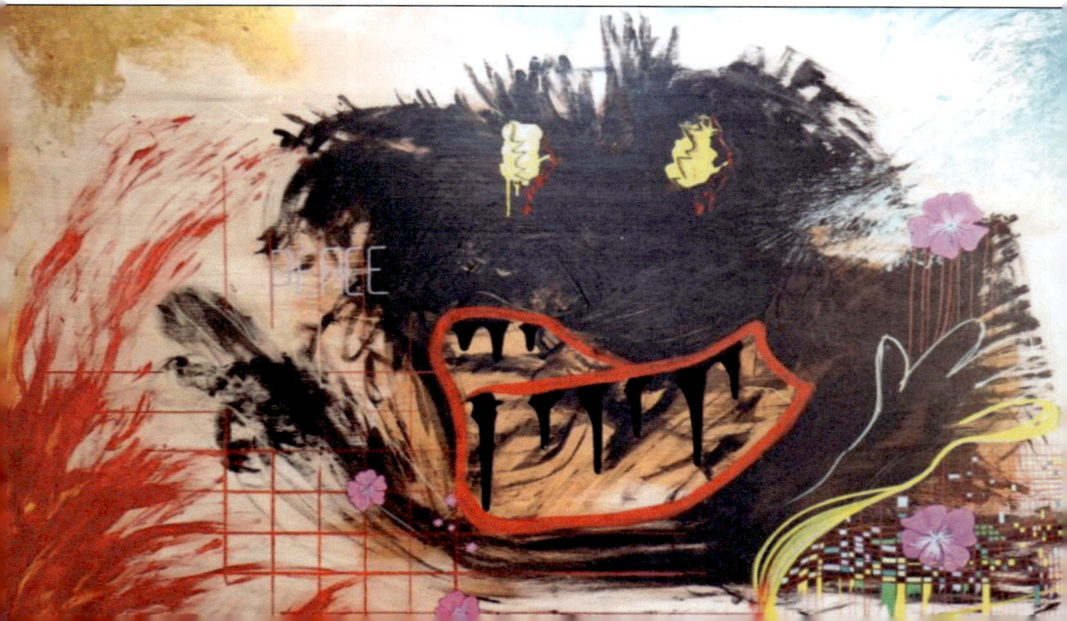

5.2. Shinpai suna - „Gerade heute, sorge dich nicht"

Andere Übersetzungen lauten: *„Hab keine Angst!"; „Sei frei von Unruhe!"; „Sei voller Zuversicht!"; „Vertraue dem Leben!", „Genieße diesen Augenblick!"; „Sei reinen Herzens & klaren Geistes!"*

Sorgen waren, wie auch der Ärger einst überlebenswichtig. Nur, wer auf sein „Bauchgefühl" hörte, konnte Gefahren für sich und seinen Stamm rechtzeitig erkennen und einen anderen Weg einschlagen. Wer keine Angst kennt oder fühlt, bringt sich unwissentlich, naiv und unnötigerweise viel öfter in Gefahr. Wer nicht „vorausschauend" handelte und/oder Vorräte anlegte, verhungerte im Winter. Das Leben war unerbittlich. Es gibt also gesunde Sorgen, wenn aus ihnen ein Handlungsimpuls erwächst, um sich vor tatsächlichen und wahrscheinlichen Gefahren zu schützen. Problematisch sind meine Sorgen erst dann, wenn sie zur Angst anwachsen, die mich aller Kraft beraubt/ mich lähmt. Sorgen haben also einen Grund: ich soll dafür Sorge tragen, dass das Gegenteil von dem Eintritt, das ich befürchte. Ich darf mich also fragen, ob und wie ich das Geschehen zum Positiven wenden kann. Ist es mir möglich, bereite ich mich vor. Wenn ich etwas aber nicht verändern kann, macht es keinen Sinn, sich darüber zu sorgen und meine eigene Energie dafür zu verschleudern. Hier hilft mir nur, die Gedanken loszulassen und das Kommende zu akzeptieren. Du kannst so viel absichern, wie du willst, und wir Europäer lieben unsere Versicherungen, oder?!

Haftpflicht-, Auto-, Gebäudeschutz-, Elementarschaden-, Rechtschutz-, Pflege-, Zahnzusatz-, Kranken- und Lebensversicherung – die Liste lässt sich beliebig erweitern. Du kannst noch so viele Versicherungen abschließen; dich vor deinem Tod schützen, das kannst du nicht. Zu sterben ist vielleicht unsere größte Angst, doch auf diese Herausforderung, die früher und später uns alle heimsucht, bereiten wir uns sonderbarerweise gar nicht vor. Wir verbannen den Tod aus dem Leben und leben vielleicht gerade darum in ständiger Sorge. Angsterkrankungen und Panikstörungen sind seit Jahren auf dem Vormarsch. Heute geht ein Großteil unserer Schulkinder bereits zum Therapeuten. Versteh' mich bitte richtig: Ich finde es phantastisch, wenn unsere Kinder schon in jungen Jahren beginnen, sich selbst zu reflektieren und an sich zu arbeiten. Vieles von dem, was in Ihnen vorgeht, ist aber keine innere Arbeit wert und brandgefährlich obendrein!

Firtz Perls, der Erfinder der Gestalttherapie, nennt dieses überbordende Reflektieren, Zerdenken und Grübeln „Verstandsgewichse". Heute sind so viele Menschen voll von Angst, sie haben Angst vor ihrer Angst und machen sich zumeist absolut illusionäre Sorgen. Sie skizzieren den schlechtesten Fall in den schwärzesten Farben – obschon wir (rein statistisch gesehen) am sichersten Ort im sichersten Jahrhundert seit Menschengedenken leben!!!

Übung für sorgenvolle Stunden[65] **- 1. Teil:** Mach dir eine Liste mit deinen „liebsten" Problemen – all den Dingen, über die du dich am meisten aufregst und dich sorgst – schreibe alles auf:

_____

_____

_____

_____

_____

2. Teil: Nimm dir einen Spiegel, **ziehe Grimassen**, strecke und knautsche deine Muskeln. Nimm dich für fünf Minuten „selbst auf den Arm"; dann sei fünf Minuten Beobachter deines Herzens, **lass all die Dinge zu, die aufsteigen möchten** – lache, weine, schreie, atme hörbar aus! Zuletzt **sei weitere fünf Minuten still** und lass die Übung nachwirken. (Wenn du magst, spüre der entstehenden Leere nach und tanke dich anschließend mit Reiki auf.)

_____

_____

_____

_____

_____

[65] vgl. Frank Arjava Petter – Das Reikifeuer, S. 77

Wann immer wir Sorgen in uns spüren, sollten wir lernen, unseren Fokus umgehend zu verändern, ihn auf die Lösung auszurichten, denn das Nachdenken und Sprechen über das Problem, kann keine Veränderung bewirken. Es ist, als würdest du in einem dunklen Raum sitzen und dich über die Dunkelheit beschweren, anstatt den Lichtschalter zu bedienen/ eine Kerze anzuzünden. – Viel schlimmer aber noch: Wenn ich meiner quälenden Befürchtung, was mir morgen alles Schlimmes widerfahren könnte, fortwährend Aufmerksamkeit gebe, mehre ich die Wahrscheinlichkeit, dass genau das geschieht, was ich befürchte. Jeder Gedanke und jedes Gefühl mit dem ich mich ungeprüft identifiziere, bekommt Energie, die danach drängt sich zu manifestieren. Glaubst du nicht? Passiert trotzdem. In der Psychologie ist das Phänomen, dass unser Glauben unglaublich heilsame oder aber auch fatale Auswirkungen hat, als eine **Sich-selbst-erfüllende-Prophezeiung**[66] ausführlich untersucht und bewiesen. Was wir annehmen, (ganz gleich ob über uns selbst oder andere) hat die Tendenz sich zu verwirklichen.

Beispiele? Meine Cousine sagt seit Jahren: „Immer, wenn ich Urlaub habe, bin ich die ersten Tage krank!" Das klappt wirklich, jedes Mal. – Einer meiner Klienten meinte: „Ich werde immer krank sein. Ich habe alles ausprobiert, nichts hilft, also werde ich die Tabletten immer nehmen müssen." Was soll ich sagen? Er will sich beweisen, dass er recht hat und schafft's. Heilkräuter mit ähnlichen Wirkungen, wie die Medikamente, die er nimmt (die in seinem Garten wachsen, kostenlos sind und auch verträglicher) gäbe es genug, doch die probiert er nicht aus. – Es gibt Menschen, die daran glauben, dass Freitag der 13.te ein Unglückstag ist, und sie können viele Beispiele dafür anführen. Für andere ist's ein Glückstag und sie können dies mittels Erfahrung belegen.

Lust auf ein Experiment? Gehe einmal – wenn du verrückter bist als ich – durch eine Großstadt und stelle dir fortwährend vor, dass du überfallen wirst. Birkenbihl schreibt in ihrem Buch „StoryPower" von einem Professor, der beweisen wollte, dass das alles Humbug ist mit dem Glauben. Er fokussierte sich auf den Gedanken: „Ich bin der meistgehasste Mensch dieser Stadt!" und wurde auf einem Spaziergang beschimpft, bespuckt, zusammengeschlagen.

---

[66] Auch als Rosenthal- oder Pygmalion-Effekt bekannt; die Schulmedizin hat die Wirkung des Glauben auf unsere Gesundheit „Placebo-Effekt" genannt

Unsere Glaubenssätze bzw. die Geschichten (Metaphern, Identitätsbilder), die wir uns selbst über uns erzählen, haben eine Wirkung. Mein Gegenüber sieht oder spürt meine Grundenergie, bewusst oder unbewusst, z.B. über meine Körpersprache, über Mimik und Gestik, meine Tonlage, meine Aura. Wenn ich geringe Energie oder Schwäche ausstrahle, zieht es Menschen an, die das als Einladung verstehen, ihr Stärke auf meine Kosten auszuspielen.

Sorgen sind dabei immer ein Ausdruck des Mangels, z.B. des mangelnden Vertrauens/ der mangelnden Anbindung an Gott (Reiki, Liebe, wie du magst), und ziehen tragischerweise genau das an, was ich zu verhindern suche. *„Auch sind sie eine Form der Angst"*, weiß Don Alexander:

> „Ohne Angst haben wir keine Sorgen. Angst aber ist der Feind der Liebe. Wenn Reiki ein Ausdruck der Liebe ist, wenn Heilung Ausdruck von Liebe ist, dann arbeiten Sorge und Angst dagegen!"

„Gerade heute sorge ich mich nicht … ja, das ist eine Zeitspanne, die zu bewältigen ist!", sagt Paul Mitchell im Lebensregel-Workshop und lacht: *„die eine Hälfte des Tages schlaf' ich eh, also das ist managebar. So viel ist das nicht."* Natürlich winkt er ab, sagt dass es ein Spaß wäre und, dass die Sorgen uns erinnern würden, unseren Fokus ins Hier und Jetzt zu legen. So wie der Ärger uns verführe, in der Vergangenheit zu versinken, so würde uns die Sorge nur in der Zukunft sein lassen und uns des Moments berauben. *„Die Welt der Sorge, ist die Welt der Phantasie. Alles ist nur in meinem Geist. Aber zuerst hatte ich Widerstände damit, als ein Freund mir dies entgegnete. Ich wollt ihm am liebsten ins Gesicht schlagen und sagen. Ach, der Schmerz – was ist schon dabei, der ist nur in deinem Geist! Aber jeder trägt selbst Verantwortung für sein Glück und das ist nur im gegenwärtigen Moment zu machen. Das kann ich heute sagen, weil ich in dieser einen Sache wirklich Großmeister bin. Gäbe es Auszeichnungen fürs >Sorgen machen<, ich würde den Doktortitel verliehen bekommen. Aber es hat keinen Nutzen, es raubt mir die Kraft, ist ein Aufmerksamkeitskiller. Das >gerade heute< bringt mich sanft und liebevoll in den Moment zurück!"*

In allen Zeiten und allen Religionen warnte man vor Sorgen, so z.B. im Islam, wenn einer der bedeutendsten Führer[67] sagt: „Die Verzweiflung ist Gift für das Leben. Machtlosigkeit ist Frucht dieser Verzweiflung. Oh du, Gefangener deiner Sorgen, lerne vom Propheten die Botschaft: >Sorge dich nicht<". – Ähnlich benennt es Paracelsus, der vorm Gift der Selbstverzauberung warnt: „Sorgen können wie eine Seuche anwachsen [heute Depression genannt] und gar zum allgemeinen Landsterben führen." Dabei sind Sorgen, wie bereits erwähnt parse nichts Schlechtes, sie machen mich auf etwas Unstimmiges aufmerksam. Was also fehlt mir im Moment der Sorge, was brauche ich? Genau das erschaffe ich aus mir selbst heraus! - *„Wenn ich spüre, dass ich im Widerstand zu dem bin, was ist"*, sagt Mitchell, *„unterbreche ich meine Gedanken und verbeuge mich vor meinem innersten Dann kann ich wieder präsent sein, für den Moment!"* – Im Hier & Jetzt, kann ich z.B. durch Reiki liebevolle Aufmerksamkeit etablieren und so mein Energieniveau heben, essentiell, um Sorgen zu lösen. Schon Einstein sagte: „Man kann ein Problem nicht mit denselben Denkstrukturen lösen, die zur Entstehung beigetrugen!"

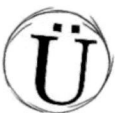 **Übung:** Habe ich z.B. Geldsorgen ist das ein Ausdruck meines Mangelbewusstseins. Vielleicht habe ich auch hinderliche Glaubenssätze/ meinen Wohlstand nicht verdient zu haben!?

Fühle dich 1. in die Sorge hinein: wo sitzt sie im Körper? Gib dir Reiki drauf. Erkenne sie im 2. Schritt: Was will sie thematisch sagen/ wovor dich warnen? Im 3. Schritt reframe deine jeweilige Sorge, formuliere sie um, bastle dir eine Affirmation, wie: *„Mein Leben ist von Reichtum umgeben, ich habe alles, was ich brauche und viel mehr!"* Kommt die Sorge wieder, denke diesen für dich stimmigen Satz – baue eine neue kognitive Schleife. Mit der Zeit werden deine Gedanken immer öfter beim Wohlstand sein – die Macht der Konditionierung. Belasse es im Schritt 4 aber nicht nur beim Denken Besser ist ein emotional aufgeladenes Bild des bereits erlebten Reichtums. In welchem Bereich deines Lebens fühlst du dich heute schon reich? Nimm deine Dankbarkeit wahr und lasse sie mit jedem Atemzug größer werden – Dankbarkeit ist die Bezahlung. Jetzt stell dir vor, du hättest deine Ziele bereits erreicht. Wie fühlt sich das an?

---

[67] Mohammad Iqbal in Rene Egli: Das Lola-Prinzip

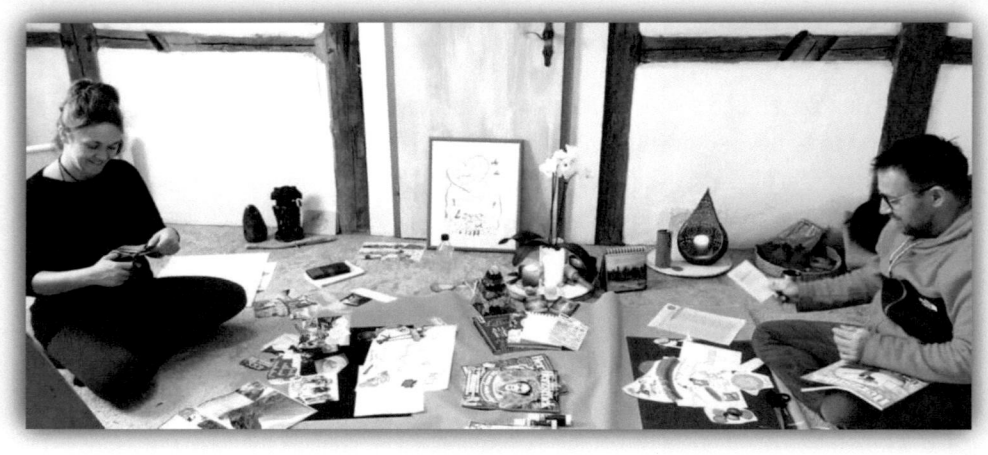

Ü Eine weitere geniale Übung, ist das Erschaffen eines **Visionboards!**

Selbsterfahrung von Manuela: *„Mir hilft die Technik des Visionboards (siehe Foto) auf meine Ziele fokussiert zu bleiben. Mindestens 1xjährlich gehe ich in mich, um mir zu überlegen, was ich mir von diesem Jahr wünsche. Hierbei werde ich kreativ: male, schreibe, schneide Bilder und Sprüche aus Zeitungen aus, von all den Dingen, die ich in mein Leben ziehen möchte. Weil ich mein Visionboard an einer Stelle aufhänge, an der ich es täglich sehe, konzentriere/ fokussiere ich mich auf das, was ich will, weshalb es mir leichter fällt, meine Ziele auch wirklich zu verwirklichen (also eine WIRKUNG zu erzielen)."* ☺

D ie Energie der erlebten Fülle ist notwendig, um nach dem Resonanz-gesetz eine neue Wirkung ins Feld zu bringen, somit eine neue „Ernte" zu kreieren. Dabei darf ich immer wieder beachten, dass es nicht bloß beim Denken bleibt! Die „Mikroevolution" unseres Geistes – in denen ich mir meine sorgenvollen Gedanken, wie schlechte Gewohnheiten abtrainiere, geschieht am ehesten unter Einsatz starker, positiver Emotionen. Das gelingt mir, wenn ich mich nicht bloß auf mein fer*r*es Ziel versteife, sondern mich heute bereits als der erlebe, der ich sein möchte, wenn ich also meine Identität mit dem nächsten Atemzug zu wandeln beginne[68]. Diese Verwandlung beginnt in mir, im Hier und Jetzt, in dem ich mich gänzlich neu erfahre. Doch das ist nur möglich, wenn ich genau weiß, wer ich sein will (was ich auf Seelenebene freilich längst bin, doch noch gefangen in der Dualität zeitweise vergessen habe).

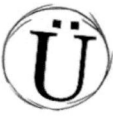

Wer oder was bist du, was willst du sein? (Und diese Frage zielt nicht auf die aufkeimende Genderdebatte hin. Ein jeder hat sowohl männliche als auch weibliche Anteile in sich, ist im Grunde also alles. Er oder sie muss sich demnach nicht entscheiden, sondern darf das ihm oder ihr Mitgegebene „nur" vervollkommnen!) – Frage dich 1. was für ein Mensch du sein möchtest! Wie beweist du dir das im 2. Schritt gerade heute mit minimalen Siegen? (Mikroevolution)

Aus meinem jetzigen Wissensstand heraus, ist mit dieser Herangehensweise alles möglich. Ich kann mich auch für meine Göttlichkeit entscheiden. Gott lässt uns doch wissen, dass er uns nach seinem Abbild geschaffen hat, nicht? Wenn du es in der Hand hast, die Herausforderungen zu ändern (z.B. indem ich mir Hilfe hole), dann ändere sie. Meinst du aber noch immer, dass etwas nicht in deiner Hand liegt, dann kannst du ebenso aufhören, dir Sorgen zu machen, denn damit wird's doch nur umso ärger!

Die Botschaft aus „Sorge dich nicht" lautet für mich demnach:
„Tue das dir mögliche und übergib dein Leben der kosmischen Intelligenz!"

---

[68] Aus „die 1%-Methode" von James Clear

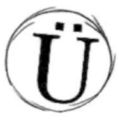

Übungen: Was kann ich tun, um meine Sorgen abzustellen?

Gerade heute soll **ICH** mich nicht ärgern, sondern ins Hier & Jetzt zurückkommen! Die nachfolgenden Übungen haben mir oft geholfen! 😊

- ➢ Sobald Sorgen kommen, chante ich die japanischen **Lebensregeln** (das holt mich ins Jetzt zurück/ heilt mich durch Wortschwingung)
- ➢ Jede Stunde weckt mich ein Handygong, ich **atme ganz bewusst** ein und aus und ich fokussiere mich auf das, was ich in mir mehren will
- ➢ Ich erziehe meinen Verstand durch täglich neue **Achtsamkeitsaufgaben**/ das Ziehen einer Achtsamkeitskarte: Bewusst essen, Sonne trinken, Schönes wahrnehmen, ein Lächeln aufsetzen
- ➢ **Ich meditiere täglich** aus Oshos „Orangenem Buch", z.B. die Stopp-Meditation, die Guillotinen-Meditation, das Brabbeln, Das Ja-Sagen
- ➢ Ich nehme die Sorgen in einer **Reiki-Mentalbehandlung** liebevoll an
- ➢ **Ich meide geistigen Ballast** (Nachrichten, aufwühlende Filme)
- ➢ Ich mehre mein Urvertrauen durch **das tägliche Lesen guter Geschichten"**, positiver Reikierfahrungen, Märchen mit gutem Ende etc.
- ➢ Ich mehre mein Vertrauen, indem ich darüber nachdenke, auf wen und worauf ich im Leben wirklich vertrauen kann!
- ➢ **Ich konfrontiere mich ganz bewusst mit all meinen Ängsten,** nachdem ich mich mit Reiki aufgetankt und die Entspannung mit der NLP-Technik gekoppelt habe, dies ist ein guter Anker, den Stresszustand zu neutralisieren und leichter neue Erfahrungen zuzulassen
- ➢ Ich übertreibe total, gehe ins **Worst-Case-Szenario,** leide theatralisch vorm Spiegel & beobachte aufsteigende Regungen/ Widerstände
- ➢ **Ich etabliere Dankbarkeit**, denn wenn ich dankbar bin, kann ich mich nicht gleichzeitig ärgern oder sorgen! Wofür bin ich gerade dankbar?
- ➢ Ich summe oder singe: *„Don't worry – be happy"* 😊
- ➢ Ich gehe raus aus der Enge der eckigen Räume meiner Wohnung in die weite, freie **Natur**. Allein der Weitblick hilft, aus meinem sorgenvollen Kopf herauszukommen. Ich betrachte etwas Natürliches 5 Minuten lang, das senkt mein Stresslevel um etwa 50%, die Farbe Grün wirkt beruhigend und labend. 15 min stillsitzen, an eine Buche angelehnt, hat eine ähnliche Auswirkung auf unseren Geist, wie eine Mentalbehandlung. Ich ziehe meine Schuhe aus, gehe barfuß, muss langsamer/ achtsamer gehen, atme die frische Waldluft in meine Lungen, bin einfach nur da. Hier bin ich Mensch, hier darf ich sein!

Eine Zen-Geschichte: Vom Baum-werden

Am Waldrand stand einmal ein junges Bäumchen, umgeben von lauter Baumriesen. Wie es seine Augen aufschlug und sich umsah und ringsum die dicken Stämme himmelhoher Bäume erblickte, begann es, an sich zu zweifeln. *„Warum guckst du denn so traurig?"*, brummt einer der Baumriesen, der unzweifelhaft der Größte war. *„Du bist so groß und ich so klein!"*, sagte das Bäumlein traurig, worauf der Alte aber sprach: *„Es kommt nicht darauf an, wie groß einer ist, sondern wie groß er werden will."* – *„Leicht gesagt,* antwortete das Bäumchen trotzig: *„Du bist ja schon groß und alt!"* – *„Ja"*, sagte der Alte, *„aber es kommt nicht darauf an, wie alt einer ist, sondern wie weise er werden will!"*

Da schaute das Bäumchen zum Großen hinauf und musste sich zurückbeugen, um dessen Spitze zu erkennen. Weit ragte der Große in den Himmel, bis zur Sonne sicherlich und machte sich breit, so dass all seine Millionen Blätter eine Menge Licht bekamen. Sicher waren auch seine Wurzeln unendlich, so dass sie tief aus dem Erdreich Wasser tranken. Kein Tier konnte ihn abknabbern, keine menschliche Säge ihm etwas zu Leide tun, ja und nicht einmal ein Sturm konnte ihn umblasen. „Da ist leicht reden", dachte sich das Bäumchen und klagte: „Ich bekomme hier so wenig Sonne, vielleicht kann ich darum gar nicht groß werden!" – „Es kommt nicht darauf an, sagte der Große wieder väterlich, „was einen vom Wachsen abhält, sondern wie er das findet, was ihn wachsen lässt!"

Da begann das Bäumchen zu grübeln, stundenlang – für dich wären's Wochen gewesen – und vergaß beim Grübeln ganz, darauf zu achten, seine Ästlein gen Licht auszustrecken, worauf seine wenigen Blätter zu welken begannen. Da bündelte der Große all seine Liebe in den Worten, die er an den Jungen richtete: „Lass das Grübeln und sieh: es kommt nicht darauf an, ob einer Probleme hat, sondern wie er damit umgeht. Höre auf NACHzudenken, sondern sieh VORAUS. Beobachte das Sonnenspiel und merke dir, wo Licht und Schatten sind. Wachse zum Licht, denn selbst der kleinste Sonnenstrahl wird dich wachsen lassen." Diese Weisheit nahm sich das Bäumchen zum Vorbild und klagte nicht mehr, sondern blickte stets zu seinem Freund dort droben. Seine Ästlein erhoben sich wieder stolz, seine Blätter fanden und tranken die Sonne und seine Wurzeln, die saugten genüsslich das Wasser aus der Erde, in der wunderbaren Gewissheit, so groß und weise werden zu können, wie er eben wollte. Heute ist's der Größte!

Buchen sollst du suchen

Heißt es nicht nur im Sprüchlein, das dich warnt, dich bei Gewitter bloß unter keine Eiche zu stellen, sondern dir eben eine Buche zu suchen, weil diese Baumart seltener von Blitzen getroffen werden soll. Unsere Ahnen suchten Buchen aber auch auf, um sich ihrer Sorgen zu entledigen. Sie wussten: „Et der Kopp och noch so schwer, setz ek mek zur Buche her, bet: >Nemm mek maine Sorchen, Herr!<", un ek fihl mek laicht un leer!" – So, wie es in vielen Orten damals Gerichtseichen und Feierlinden gab, so wie man seine Krankheiten an den Holunder hängte, so brachte man seine Sorgen zur Buche, der Sorgenbuche. Jeder ging zu ihr, seine Sorgen abzuladen, was auch ganz einfach war: du musstest dein Leid bloß auf ein Stück alten Stoff schreiben, dies in ein Astloch stecken, schon war die Sorge fort. So viele brachten ihre ärgsten Themen her, dass der Baum bald ganz krank aussah. Der Vorsteher des kleinen Ortes kam auf die Lösung: „Ein jeder der ferner seine Sorge zur Sorgenbuche bringt, nimmt sich dafür eine andere mit nach Hause. Unser Baum soll doch nicht mehr Last tragen, als er tragen kann."

So kam ein Mann hierher, den bittere Armut plagte. Er schrieb „arm sein" auf ein Stück Stoff, steckte dies in ein Astloch und nahm einen Fetzen, auf dem stand „Garstiges Eheweib!" Da lachte der Mann und meinte, mit Reichtum eine Keifziege wohl besänftigen zu können. Wie er nach Hause kam, stand an Stelle seiner Hütte eine prächtige Villa. Er staunte und dankte der Buche, legte seine Hand auf die Türklinke, zog die Türe auf und ein Schwall wütender Worte drückte ihn nach draußen. Von diesem Moment an, hatte er weder Ruhe noch Freude mehr und brachte den Stofffetzen nach drei Tagen rasch zur Buche zurück. Das „Garstige Eheweib" steckte er also ins Astloch zurück und zog stattdessen „Hexenschuss". „Ha", denkt sich der Mann. „Damit lässt sich wohl leben, denn wenn ich reich bin und mir die Arztrechnung leisten kann und meine Frau mich liebt und pflegt, dann ist die Sorge zu schultern!" Er schaffte es jedoch keine drei Meter, fiel um und blieb schmerzverkrampft am Boden liegen. Nein, diese Sorge wollte er dann doch nicht. So zog er eine andere und noch eine andere und noch eine, doch keine Sorge war besser, als seine eigene. Da nahm er am Ende seine Armut wieder mit. Weil er aber nun ausgesöhnt mit der Armut war, zog das Glück bei ihm ein und dort, wo das Glück wohnt, ist Wohlstand nie weit weg. „Vielen Dank, gute Buche!"

A uf einer kleinen Insel nahe des Festlandes ging es den Bewohnern phantastisch. Sie hatten jede Menge Gäste und darum gute Einnahmen, den ihr Dörfchen lag an einer großen Handelsstraße. Jeder der Händler wollte zum Ausspannen wenigstens einmal auf seiner Reise das Inselchen besuchen und in dem Dörfchen ausspannen, speisen und trinken, weshalb es noch anwuchs und immer schöner ward. Die Dörfler waren weit ins Land bekannt, für ihre Geselligkeit und Zufriedenheit, bis direkt an der Straße auf dem Festland ein Gasthaus entstand, und dann noch eines und daraus ein neues Dorf erwuchs. Zuerst schenkte man dem keine größere Aufmerksamkeit, doch als man das Dörfchen zum Städtchen ausbaute und dort alles neu und schön und modern war, wurde es den Dörflern auf der Insel doch mulmig zumute. „Sie haben sogar Straßenlaternen", sagten die Dörfler argwöhnisch, denn genau das fehlte den Händlern auf der Insel. Welcher reiche Mann wollte nach dem Kneipengang schon im Dunkeln ins Gasthaus zurücklaufen? Die Dörfler hatten aber immer wieder darauf gepocht, dass man früher keine Laternen hatte und auch heute keine bräuchte. „Baut doch einfach auch Laternen, dass Licht wird", sagte ein Alter, der irgendwann einmal zugezogen war und aus einem Kloster stammte. „So weit käme es noch, dass jetzt wo wir ohnehin schon weniger Geld haben, weil die Gäste ausbleiben, jetzt noch Geld ausgeben für etwas, dass wir nicht brauchen und ohnehin hätte es sowas früher nicht gegeben!"

So beschloss man, das Geld lieber zusammenzuhalten und auf bessere Tage zu warten, doch von Jahr zu Jahr kamen weniger Gäste. Kein Wunder: die einst so schönen Häuschen auf der Insel wurden weder frisch gestrichen, noch gepflegt. Die früher belebten Gasthäuser wurden immer leerer und die stets für ihren Humor und ihre Gastfreundschaft bekannten Inselbewohner immer mürrischer und argwöhnischer. – Wieder und wieder versuchte es der Alte, mit guten Ideen dazu anzuhalten, dass jeder das Sein tut: „Wenn jeder vor seiner Haustür kehrt, und wieder das Schöne bei sich bloß mehrt und wir tun, was der Gast begehrt, dann haben wir bald dieses Tal durchquert." – „Nein, nein", sagten die Leute mürrisch und ließen ihre Köpfe hängen. „Es wird nicht lang dauern", dann zerfällt unser Ort ganz und wird vergessen, du wirst schon sehen. Du kommst nicht von hier, Alter, wer bist du, uns Rat zu geben!" Und, weil die Dörfler sich so sorgten, war die Sorge bald der einzige Gast und blieb und das Dorf, das verschwand!

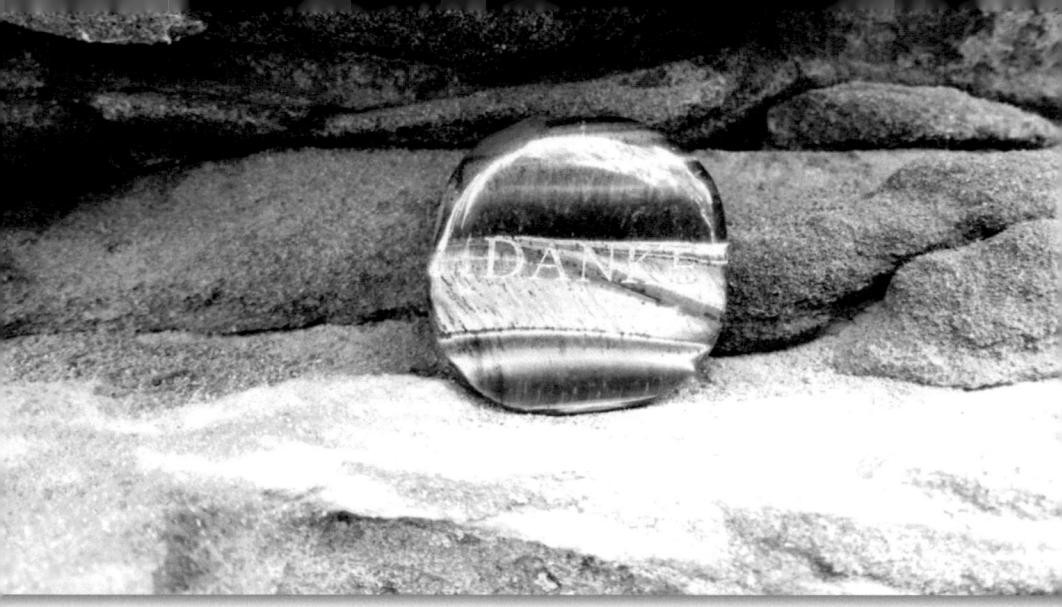

5.3. Kansha shite - „Sei dankbar (für die vielen Segnungen)"

Diverse Übersetzungen: *„Ehre deine Eltern, Lehrer und die Älteren!"*

Dankbar zu sein, bedeutet wahrzunehmen, was im Hier und Jetzt ist! Wir werden zufriedener, kommen in Frieden mit uns selbst und der Welt. Ein Folge davon ist, dass wir auch beim Beurteilen anderer milder werden, eher die Gemeinsamkeiten bemerken, was uns wiederum stärker verbindet. Wenn wir wahrhaft dankbar sind, lernen wir aber auch die Andersartigkeit anerkennen und schätzen. Spätestens hier sehen wir deutlich, dass jede unserer Lebensregeln die anderen bedingt. Bin ich dankbar, fällt es mir leichter zu geben und gut zu meinen Mitmenschen zu sein. Manchmal ist das Training von Dankbarkeit, vor allem für Dinge, für die es mir schwerfällt dankbar zu sein, ganz schön harte Arbeit an mir und meinem Karma. Diese Arbeit lohnt sich aber, denn nicht umsonst heißt es, dass die Dankbarkeit ein Allheilmittel gegen Ängste und Sorgen ist. Ich kann mich nicht gleichzeitig ärgern, sorgen und dankbar sein. 😊 Dankbarkeit ist auch die Grundhaltung für das Empfangen und Geben von Reiki an sich. „Danke, dass Reiki fließt!" Mit dem Reiki-Gebet öffnen wir uns für Reiki und bemerken dankbar, dass unsere Hände umgehend zu pulsieren beginnen. Auch dafür können und dürfen wir dankbar sein: Für die Einfachheit von Reiki.

Jeder kann dieses wunderbare System binnen weniger Stunden begreifen, erlernen und für sich und die Welt nutzen. Gerade diese vermeintliche „Einfachheit" macht unserem Geist allerdings oftmals zu schaffen. Es muss doch noch mehr geben. Wie kann diese einfache „Reiki-Technik", so wenig Komplexität sie zu haben scheint, eine eigene spirituelle Disziplin sein? Dabei bedenken wir vermutlich selten, dass das Praktizieren von umfassender Dankbarkeit eine der fortgeschrittensten Techniken aller spirituellen Schulen ist.

Schau dir z.B. allein deinen Körper an: Für manche Dinge an ihm wirst du sehr dankbar sein, vor allem noch, wenn er gut für dich funktioniert, nichts schmerzt. Wie dankbar aber bist du ihm, wenn er krank wird, wenn er lebensbedrohlich erkrankt und es dir gerade heute nicht möglich ist, allein auf Toilette zu gehen? Zumeist sind wir außerordentlich dankbar, wenn das Leiden wieder geht. Kennst du diesen Moment, in dem der puckernde Zahnschmerz endlich nachlässt? Großartig, nicht? Nach eins-zwei schmerzlosen Stunden ist die Dankbarkeit vollkommen vergessen, weil unser Bewusstsein in den normalen Trott zurückfällt. Oftmals müssen wir uns erst mittels aktiver Meditation daran erinnern, dass wir doch eigentlich dankbar sein wollten, oder? Einige Klienten, die zu mir kommen, sagen, dass sie gar keine Dankbarkeit empfinden können, der Zugang zu diesem Tor der lichten Befreiung scheint wie verbaut zu sein. In solch „harten Fällen" schlage ich ganz lebenspraktische Methoden vor, die rasch vor Augen führen, wie reich wir beschenkt sind; Methoden, die sich alle um den Verzicht drehen:

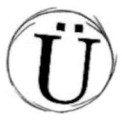 **Dankbarkeit üben durch bewussten Verzicht.** Verzichte gleich jetzt – mach eine kleine Pause – aufs Atmen. Atme noch dreimal ein und aus und halte dann die Luft an, solange du kannst ... und noch ein bisschen länger. Bist du nicht unglaublich dankbar, wieder atmen zu können? Ist das nicht ein Wunder, geatmet zu werden (selbst wenn du nicht daran denkst: „Achso, ja, man könnte mal wieder einatmen!")

Andere Ideen? Iss einen Tag lang nichts, du hast richtig gehört: gar nichts. Erst, wenn die Sonne untergegangen ist, darfst du dir einen Apfel und ein belegtes Brot gönnen. Es wird dir unglaublich munden, ein kulinarisches Erlebnis sein. Du kannst auch mehrere Tage/ Wochen fasten, oder nur auf den Zucker verzichten. – Faste vom Medienkonsum oder schränke ihn zumindest arg ein. Sprich einen Tag lang nicht, damit deine gewählten Worte wieder Kraft bekommen.

Was fällt dir noch so ein?

_____

_____

_____

_____

_____

Ich frage mich manchmal, wie dankbar ich wirklich für meinen Körper, den Tempel meiner Seele bin, wenn ich ihn absichtlich mit Fastfood, Süßkram oder Alkohol vergifte?! Ist es nicht geradezu ein Zeichen mangelnder Dankbarkeit, wenn ich mich schlecht ernähre, mich zu wenig bewege, mir keine Pausen gönne, mich absichtlich dem Stress aussetze (auch durch Medienkonsum), ich schlecht von mir denke oder mich mit Dingen/ Menschen umgebe, die mir offenkundig nicht gut tun!?

Oft sind wir undankbar, wenn etwas nicht unseren Erwartungen entspricht, wenn Menschen sich anders verhalten, als wir es wollen oder uns etwas misslingt, nicht wahr? Allzu oft vergessen wir, dass nichts selbstverständlich und alles im steten Wandel ist. Bin ich mir bewusst, dass mir mein Partner gerade heute zeigt, dass er mich liebt, dann kann ich dafür dankbar sein und darf das gerne zum Ausdruck bringen. Zu erwarten, dass er morgen noch genauso für mich fühlt, wird mir sehr oft Leid bereiten, denn diese Sorge (als Geschwisterchen von Angst) legt sich wie ein dunkler Schatten auf meine Dankbarkeit. Lassen wir zu, dass sich dieser Schatten ausbreitet, das haben wir im letzten Kapitel bereits besprochen, ziehen wir Schattenthemen und Schattenmenschen, sprich „wundersame Lernerfahrungen" und „verhaltensoriginelle Mitmenschen" gerade an. _„Die Perspektive der Dankbarkeit ist im Gegensatz für uns sehr von Vorteil, weil sie unseren Blick mehr auf das lenkt, was wir schon (erreicht und geschaffen) haben, als darauf, was wir (noch) nicht haben/ was uns mangelt"_, betont Wörl und verdeutlicht, dass uns das Vergegenwärtigen von bereits vorhandener Fülle und Vollkommenheit in eben genau die Schwingung versetzt, um noch mehr Fülle zu manifestieren.

Aber mal ganz ehrlich: *„Soll ich etwa auch für die Schicksalsschläge oder Arschlöcher dankbar sein???"* Vielleicht hast du Lust auf eine kleine Übung? Schreibe einmal auf oder mache dies als Partnerinterview, dass du folgenden Satz beendest: „Ich kann nicht dankbar sein, wenn ..."

_____

_____

_____

_____

_____

Bei jedem deiner eben notierten Gedanken, die nicht auf dem Danken gründen, ergründe bitte: „1. Ist das wirklich wahr? 2. Kann ich mir hundertprozentig sicher sein, dass das wahr ist? 3. Was passiert/ wie fühle ich mich mit dem Gedanken? 4. Wer wäre ich/ wie erginge es mir ohne diesen Gedanken?"[69] - Umso weniger du gefunden hast, wofür du nicht dankbar sein kannst, desto besser für dich. Harald Wörl[70] schreibt dazu: *„Menschen, die bei der Betrachtung ihrer Vergangenheit – genauer ausgedrückt der Bewertung ihrer Vergangenheit – nicht dankbar sein können, werden sich damit auch in der Zukunft schwertun!"* Vor allem für meine Eltern sollte ich dankbar sein, allein schon aus Selbstfürsorge, denn eine gestörte Beziehung zu unseren Eltern/der Ahnenlinie, kann alle anderen Beziehungen beeinflussen.[71] War oder ist deine Beziehung zu ihnen schwierig und, wird dein Herz schwer, wenn du nur an sie denkst, dann flute dich mit Reiki, öffne dein Herz und praktiziere die Vergebungsübung Hooponopono. Nimm deine Eltern in dein Herz von allumfassender Liebe und vergib ihnen", allein um deinetwillen, denn es ist nie zu spät, eine glückliche Kindheit gehabt zu haben! ☺ Wenn du dankbar für deine Vergangenheit bist, kannst du zuversichtlich in die Zukunft schauen, gerade heute ist das essentiell.

_____

[69] Aus „The Work" von Byron Katie)
[70] Aufsatz „Spirituelle Psychologie" in Doerr „Reiki Lebensregeln", S. 156
[71] Brigitte Müller & Horst Günther: „Die geistigen Lebensregeln", in „Reiki-Lebensregeln" von Doerr, S. 73. ff.

„Das war lange Zeit schwierig für mich", sagte Paul Mitchell bei seinem Lebensregel-Workshop, *„weil ich eine Person war, die stets sagte/ spürte, dass das Glas halb leer war! Immer nahm ich nur Mangel wahr. Und dieser Mangel ging zurück auf den Verlust eines Elternteils mit einem halben Jahr. Wie kann einer genug sein, wenn es vorher zwei waren. Und, wenn einer gegangen ist, kann vielleicht auch der Zweite verloren gehen! Ich musste meine Sichtweise verändern und das Dankbarsein erlernen. Diese Lebensregel meint aber auch, seine Dankbarkeit nach außen zu tragen. Wir kümmern uns um die Wesen und um den Planeten – damit können wir unsere Dankbarkeit unter Beweis stellen! Sehr beeindruckt war ich in dieser Hinsicht von Takata Sensei: Ich konnte sehen, wie die Dankbarkeit von Takatas Wesen ausging und die Dinge anreicherte, schon alleine in der Art und Weise, wie sie in der Küche das Essen zubereitete!"*

Mit der Zeit lernte ich, wie Paul, für alles dankbar zu sein, denn alles, was geschieht, hat seinen Sinn/ einen Grund! – Nichts geschieht zufällig. Ich möchte also auch dankbar sein, wenn ich die göttliche Segnung hinter der Herausforderung noch nicht überblicke! „Danke ..., auch für meinen Schmerz", denke ich gerade beim Schreiben dieser Zeilen und halte kurz inne, um meinem Sprunggelenk liebevolle Aufmerksamkeit zu schenken. Gestern bin ich fies umgeknickt, dass ich einige Minuten weinend am Boden saß, mir den Knöchel hielt und mir Reiki gab. Heute kann ich kaum gehen, doch hat mich die Erfahrung der letzten Jahre ein wenig weiser gemacht: Ich ärgere und sorge mich nicht mehr darüber, was für mein Leiden zusätzliches Gift wäre, womit ich meinem Heilungsprozess noch im Weg stehen würde. Ich bin dankbar, auch wenn ich's im Moment nicht verstehe; dankbar dafür, dass viele Körperfunktionen schmerzfrei sind und dass ich trotz des Missgeschicks, aus Unachtsamkeit heraus, noch schreiben kann! Trotz mancher Herausforderung weiß ich heute, dass wir stets und ständig von wohlwollenden Helfern umgeben sind. Bonhoeffer schrieb zu dieser Erkenntnis: *„Von guten Mächten wunderbar geborgen, erwarten wir getrost, was kommen mag. Gott ist mit uns am Abend und am Morgen und ganz gewiss an jedem neuen Tag."* – Wer einmal seinen Schutzengel über das HSZSN kennen- und spürenlernen durfte, weiß wovon er spricht. Ein unbeschreibliches Gefühl der Dankbarkeit überkommt mich, wenn ich mich erinnere, wie sehr ich von meinem Schutzengel geliebt bin! Und weißt du was? Ohne dich zu kennen, weiß ich, dass auch du eine solch gute Macht um dich hast, und dass du geliebt bist und es verdienst, geliebt zu werden, allein dafür, weil du bist und atmest! ☺

Da kommt mir auch ein anderes Kirchenlied, dass ich sehr liebe, in den Sinn: *„Danke für diesen guten Morgen, danke für jeden neuen Tag. Danke, dass ich all meine Sorgen auf dich werfen mag."* – Das Reiki-Symbol spricht (nochmal zur Erinnerung) auch davon, dass alles, wirklich alles uns Umgebende ein Segen ist. Das erkennen wir, sobald wir das große Spiel aus einer meditativen Geisteshaltung heraus betrachten. So können wir auch die Herausforderungen auf dem Weg dankbar annehmen und unser Leben bzw. die anstehende Arbeit „tanzen". Dankbarkeit bewirkt Heilung auf allen Ebenen unseres Seins, was sogar die Schulwissenschaft mittlerweile erkannt hat, so führt eine 10minütige Dankbarkeitsübung dazu, dass Patienten im Krankenhaus, weniger Komplikationen bei Operationen haben, weniger Tabletten brauchen, schneller entlassen werden. Don sagt: „Dankbarkeit ist ein Pfad des Lichts, des Erwachens. Ich beschreite ihn, wenn ich ausnahmslos für jede Erfahrung dankbar bin, die mir zuteil wird. – Der Weg und das Ziel ist Gassho, jenes Mudra, das uns in ein Gefühl von respektvoller Demut taucht."

Nimm bitte einmal deine Hände in **Gassho** – ja, hier und jetzt – und verbinde dich mit deiner Vollkommenheit/ deiner Göttlichkeit , mit der Vorstellung des erreichten Ziels. Fühle die Erfüllung all deines Sehnens und spüre die Dankbarkeit, die aufkommt, wenn du auf dein erfülltes Leben blickst. „Dankbarkeit ist die Bezahlung/ der Ausgleich, dass die Wunder erst anzieht, wofür du dankst", sagt Kurt Tepperwein.

„Dankbarkeit wirkt wie Magnetismus", weiß auch Robert Betz[72], wobei er 3 Stufen skizziert, die uns nochmal als Zusammenfassung des Gesagten dienen: 1. Mache dir bewusst, wofür du schon im Moment gesegnet und dankbar bist! Das allein verändert dein Bewusstsein. Deine Zellen nehmen Fülle war. Die 2. Stufe ist das Danken im Voraus, also das Vertrauen, dass der Segen kommt. Dies meint, die Geschenke wahrhaftig zu Erschaffen. 3. Erkenne, dass in allem ein Geschenk liegt, auch im Leiden. „Danken ist Denken mit dem Herzen!" ☺

„Wäre das Wort ‚Danke' das einzige Gebet, das du je sprichst, so würde es genügen." (Meister Eckhart)

---

[72] Robert Betz in „Die 3 Stufen der Dankbarkeit" (Youtube)

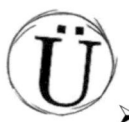

Wunderbare Übungen, um Dankbarkeit zu kultivieren …

➢ **Schreibe jetzt gleich eine Liste mit mindestens 33 Dingen, wofür du dankbar bist!** Lies nicht weiter … beginne zu schreiben! ☺

➢ **Bereite deine Mahlzeiten mit Dankbarkeit zu**, lasse dich in dieser Zeit nicht ablenken: Kümmere dich nur ums Essen (du wirst feststellen, dass es anders schmeckt). Halte vorm Trinken eine Weile inne und danke dem Elixier des Lebens. Genauso kannst du atmen! ☺

➢ Die **Lebensregeln kalligraphieren**/ aufschreiben/ mit goldener Farbe aufmalen und irgendwo sichtbar aufhängen

➢ Regelmäßig **Dankbarkeitstagebuch** führen bzw. dir überlegen, wofür du gerade heute dankbar bist (eine tolle Übung vorm Einschlafen)

➢ **Gespräche** mit Freunden/ Kindern/ Kollegen **bewusst** in die richtige Richtung **lenken**: „Was hat heute eigentlich gut geklappt? Was hat deinen Tag zu etwas Besonderem gemacht?"

➢ **Sich absichtlich nach etwas Schönem ausrichten**: Nimm dir z.B. fünf Minuten in der Mittagspause Zeit, um dir etwas Schönes anzugucken, bzw. dort, wo du gerade bist, etwas Schönes zu finden!

➢ Mache jeden Tag ein Foto von etwas Wunderbarem, das dich umgibt. Entwickle diese Bilder nach einem Monat, mach daraus eine Collage!

➢ Nimm dir jeden Tag etwas Kraftgebendes für dich allein vor (ein Buch lesen, Kaffee trinken, Spaziergang machen, gärtnern etc.) und trage dir diese „Me-time" als Termin mit dir in deinen Kalender ein.

➢ **Tue jeden Tag eine kleine gute Tat:** Lächle, schenke jemandem die Vorfahrt, hebe etwas Müll auf, hinterlasse einen Ort stets schöner, pflanze Blumen, schenke Reiki/ beschenke Menschen grundlos

➢ **Meine Lieblingsübung ist die der 4 Steine:** Nimm dir 4 Heilsteine und lade sie mit Reiki auf. Einen der Steine behältst du für dich. Bei dir als Kette oder in der Hosentasche getragen, wird er dir Kraft geben und dich an das Dankbarsein erinnern. Einen Stein verschenkst du an einen Lieblingsmenschen, einen an eine neutrale Person (die du gerne näher kennenlernen würdest) und den letzten an deinen liebsten Arschengel, für die Lernerfahrungen, die dich wachsen lassen!!!

➢ Schreibe heute noch einem Menschen, den du länger nicht mehr gesehen/ gehört hast, dass du ihn liebhast und dankbar bist, dass es ihn gibt: Los, mach das gleich. Handy raus und tippen! ☺

Unter irgendeiner Brücke wohnte in einem selbstgebauten Bretterverschlag ein junges Mädchen, dem waren die Eltern gestorben. Nur sie hatte überlebt, doch was war das für ein Leben? Zum Leben hatte sie zu wenig, doch zum Sterben noch zu viel. Für das Wenige das sie besaß, dankte sie jeden Abend dem Herrn und wie sie einmal genug gedankt hatte, kam der Heiland wirklich zu ihr und fragte, ob ihr irgendetwas fehle zum Glück. Sie überlegte kurz und sagte dann: „Ein Häuschen, Herr, in dem ich wohnen kann, wenn Winter wird!" – „So soll es sein!", sagte der himmlische Vater und sie dankte und dankte und schlief selig ein. Sie erwachte in einem weichen Bett, bedeckt von einer warmen Decke in ihrem eigenen schönen Haus. Da dankte sie vielhundert Mal und abends kam wieder der Eine und fragte, wie's ihr ginge, und ob ihr noch etwas zum Glück fehle! „Eine Kuh, guter Herr, die ich melken; und ein Schwein und Hühner, von denen ich leben kann, wenn Winter wird" – „So soll's sein", sagte Gott und sie dankte und schlief selig ein.

Auch am nächsten Abend kam Gott und sie sprach gleich frei heraus, dass ihr ein Kleidchen fehle, mit dem sie sonntags zur Kirche gehen könne, um das sie alle beneiden und sagen würden: „Oh da kommt die schönste Frau!" – „So soll es sein", sagte Gott und sie dankte und dankte es ihm viel hundertmal. Wie sie erwachte, hatte sie wirklich ein Kleidchen, schön gefertigt und kostbar, dass es allen ganz anders wurde, wenn sie's zur Schau trug. – Wie sie abends wieder betete, kam der Herr wie selbstverständlich und fragte bloß „Nun?" – „Nunja, ein hübscher Mann fehlt mir, dann hab' ich alles, dann bin ich selig", versprach sie und er antwortete: „Dann soll's so sein!" Sie dankte und dankte und wie sie erwachte, war's Sonntag und sie ging im Kleidchen zur Kirche. Dort saß der junge Hüttendirektor und konnte die Augen nicht von ihr lassen und gar nicht der Predigt folgen und wusste gar nicht mehr, dass es „Amen" und nicht „Oh mann" hieß, so hin und weg war er. Freilich begleitete er sie nach Hause, und freilich auch in ihre Stube und ins Bett und da war's nett, dass sie am Abend das Beten und Danken vergaß. Wie sie aber erwachte, da war alles fort und sie lag wieder bibbernd unter der Brücke! – Da verstand sie's zum Glück und dankte und dankte gleich wieder … und da war alles wieder da: Haus, Stall, Tiere, Kleid und Mann. Niemals wieder vergaß sie es, dankbar zu sein, ganz gleich, für welche Segnung Gottes!

Was die Wurzel von Glück und Erfolg sei, wollte ein junger Mann einmal erforschen und besuchte dafür den Weisesten aller Weisen im Lande. Dieser Mann hatte einen unglaublichen Reichtum geschaffen, mit seinen eigenen Händen und lebte heute in einem großen, prächtigen Palast. Im Gegensatz aber zu vielen anderen Reichen, vergaß der Weise das Lachen nie und konnte sich auch an den ganz einfachen Dingen des Lebens erfreuen. „Von dem Mann werde ich lernen, beides zu sein: glücklich und erfolgreich!"

Der Weise ließ den jungen Mann auch eintreten, sagte ihm aber, dass er gerade keine Zeit habe. Er könne sich aber schon alleine einmal in den wunderbaren Sälen umschauen und alles nach Herzenslust genießen. „Nur eine Bitte habe ich", sprach der Weise und gab dem jungen Mann einen Löffel in die Hand, um den dann mit ein paar Tropfen Öl bis zum Rand aufzufüllen. „Verlier auf gar keinen Fall etwas von diesem Öl – hörst du? Das ist entscheidend … und jetzt geh' und hab' Spaß!" – Nach einer Stunde kam der Mann zurück, vollkommen erschöpft und der Weise fragte: „Und, hast du alles genossen? Hast du die Kronleuchter gesehen, und die goldenen Gemälde, die exotischen Pflanzenpracht im Garten und die vielen Schmetterlinge, hast du die Brunnen gesehen und das wunderbare Wasserspiel???" Beschämt musste der junge Mann zugeben, dass er nichts von alledem gesehen hatte, weil er nur damit beschäftigt war, auf Löffel und Öl zu achten.

„Dann geh' noch einmal los und sieh dir alles an", sagte der Weise, was der junge Mann gerne tat und wiederkam und sprachlos war, welch Schönheit der Welt in diesem Palast zusammengetragen und versinnbildlicht wurden. „Das ist unglaublich. So etwas habe ich noch nie gesehen. Die Blumen … betörend, die Weintrauben köstlich, alles majestätisch, schier unglaublich, gigantisch. Allein die Mosaiken an den Wänden, Ich hätte mich verlieren können …!" „Sag, wo hast du gleich den Löffel mit dem Öl?", fragte der Weise und der Mann war beschämt, denn das Ding hatte er irgendwo achtlos liegen lassen. „Ich kann dir nur einen einzigen Rat geben", sagte der Weise. „Das Geheimnis von Glück und Erfolg liegt darin, alle Herrlichkeit der Welt zu entdecken und zu genießen, ohne dabei das Öl auf dem Löffel zu vergessen!"

---

[73] Vgl. das Buch von Hans Heß: Erzählbar I – Manager Seminare

Die wundersame Kraft des Eichbergs

Einst gab's eine Bäuerin, die wünschte sich sehnlichst ein Kind, denn bekäme sie keines, würde der Bauer sie sicher vom Hof jagen und gegen ein jüngeres Weib tauschen. Diese Sorge grämte sie und ließ ihr bald ein erstes graues Haar sprießen! „Bitte Herr, hilf", sprach sie eines Tages und traf kurz darauf, auf einem baumlosen Hügel, ein altes Weib. Das war vergnügt und strahlte wie die Sonne und fragte die Bäuerin, welcher Gedanke so trüb sei, dass er das Gesicht der jungen, schönen Frau in Gewitter tauche? Da erzählte die Bäuerin ihr Leid und die Alte lauschte, lächelte schließlich und drückte der Jungen einige Eicheln in die Hand: „Für jeden kleinen wundervollen Moment, jeden guten Gedanken an Morgen, jede schöne Erinnerung, nimm eine der Eicheln und stecke sie in diesen kahlen Berg hier in die Erde." - „Und dann?", fragte die Bäuerin. „Dann atme, lächle und warte geduldig!", sagte die Alte, und wie die Junge von den Eicheln in ihren Händen aufsah, war die Alte verschwunden. „Nun gut, es kost' ja nichts", dachte die Bäuerin und steckte die erste Eichel in die Erde, für diese Begegnung und noch eine, für den Wind, der ihr Haar so lustig flattern ließ und noch eine für ihren Mann, der sie selig küsste, wie sie heimkam und kundtat, wie wunderschön sie sei. Am nächsten Tag waren es fünf Eicheln und danach zehn. Und nach einer Weile, der hundertste winzige Eichenbaum war am kahlen Berg gesprossen, da ward der Bäuerin ein Kindlein geschenkt! Und der einst kahle Berg heißt heute der Eichberg, auf dem hunderte hundertjähriger Eichen wachsen.

Die Tochter der Bäuerin hatte später keine Eicheln, sondern immer Blumensamen in der Tasche und dort, wo ihr die Erde trist und grau erschien, streute sie Samen. Nach einigen Jahren säumten tausend Wiesenblumen links und rechts den Weg, den sie täglich zur Arbeit ging. – Die Enkelin der Bäuerin, hatte die Tasche voll von getrockneten Erbsen: Für jedes kleine schöne Erlebnis – jedes Lächeln, das man ihr schenkte, jedes liebe Wort, für die Sonne und auch für den Regen – wanderte eine der Erbsen von der linken in ihre rechte Hosentasche. Und jeden Abend, zog sie die gewanderten Erbsen hervor und erfreute sich noch einmal an ihren kleinen, feinen Erinnerungen. Bis zu ihrem letzten Lebensabend hatte sie trotz so manchem harten Tag, fast so oft gelacht, wie Sterne am Himmel stehen.

Exkurs: Das Körpergebet

... die tiefe Symbiose christlicher Mystik und den Reiki-Handpositionen zur Selbstbehandlung zur Kultivierung unserer Dankbarkeit ...

Dieses Gebet mit deinem Körper – dem Tempel Gottes – praktiziert man mindestens seit dem 12. Jahrhundert, mit der Heiligen Gertrud von Helfta (die an der Geburtsstätte Martin Luthers bei Eisleben wirkte und nicht nur weit vor ihm Teile der Bibel übersetzte, sondern Gott ebenso keinesfalls als böse, strafende Allmacht empfand, sondern als gnädigen Allerbarmer, der uns den Lebensatem gibt, uns in jeder Facette des Seins ermächtigt und unser Herz mit Liebe flutet). Das Körpergebet lehrt uns, dass wir unserem gottgegebenen Leib nicht entsagen, bzw. als teuflisch diffamieren sollen, weil er schwach, verletzlich und voller Begierden ist, sondern ihn als Werkzeug zu nutzen, um Gottes Größe (Kraft), Schönheit und Liebe wahrzunehmen, zu genießen und zu mehren. Störe dich bitte nicht am Begriff „Gott", tausche ihn gerne mit „bedingungsloser Liebe" oder „Reiki" aus. Ich verwende ihn gern, um Getrud von Helfta Respekt auszusprechen!

Wie gehabt verbindest du dich mit Reiki, sprichst dein REIKI-GEBET mit der Intention, dich mit Gott (der allumfassenden Liebe) zu verbinden/ Eins zu werden, dich zu durchfluten, auf allen Ebenen des Seins zu heilen und dein vollkommenes Potential zu erschließen ... (labere nicht lang, fühl einfach, was du willst und wünsch' es dir von ganzem Herzen 😊)

Nutze die REIKI-SYMBOLE um dich zu verbinden, den Kanal zu Gott zu stärken. Zeichne sie mit den Fingern in deine Hände (Streichle sie in dein System und spüre die Kraft jeder noch so kleinen, aber doch wunderbaren Berührung. Nimm ferner wahr, dass nicht du es bist, der dich berührt, sondern die Liebe (Gott oder Göttin höchstselbst) deinen Körper liebkost ...

Nimm die Arme nach oben, strecke dich ganz dem Himmel entgegen. Sitzend oder stehend bist du im Herzen der Erde verwurzelt; mit den Armen & deiner Absicht bist du ganz mit Gott verbunden. An diesem höchsten Punkt über deinem Kronenchakra sitzt dein höheres Selbst, das Tor der feinstofflichen Kraft in den Leib. Lass alle Liebe fließen, dieses Tor zu öffnen, auf dass Gottes Energie in dich einströmen möge ...

Ziehe deine Hände zum KRONENCHAKRA herab und halte sie links und rechts am Kopf, ganz so, als würdest du dir eine Krone aufsetzen. Aber nicht du krönst dich, es ist Gott, die Liebe, der du dich mehr und mehr öffnest, die in dich einströmt und fortan in dir wirkt ..., gieße dann die Kraft Gottes aus deinen Händen in deine OHREN aus, dass du nur noch hörst, was die Liebe dir zuflüstert, dass du dem Gesang des Einen lauschst, in allem, was ist ...

Gieße dir diese Liebe in die AUGEN, dass du die Wahrheit erkennst und die Schönheit dieser Welt und alle Illusion der Trennung von dir fällt. Worauf du die Augen richtest/ was du fokussierst, wirst du mehren ...

Lasse die Kraft durch die NASE strömen, indem du deine Nasenflügel berührst und dir dem Geschenk deines Atems/ des Lebens bewusst wirst. Du atmest nicht nur Sauerstoff, du atmest Reiki und Reiki atmet dich. Nimm wahr, wie Gottes Kraft/ Prana mit jedem Atemzug in dich einströmt. Paracelsus sagte: „Werde dir der vielen Heilmittel Gottes um dich herum bewusst, allen voran der Luft, die du atmest!" - Führe deine Hände nun an den MUND, küsse deine Finger und lasse dich von der Berührung der Finger an deinen Lippen streicheln. Fühle dich von Gott geküsst und erinnere dich, dass ferner alles, von Wahrhaftigkeit und Güte und Bedeutsamkeit geprägt sein soll ...

Spüre, wie Gott deine Hände ans HERZ führt. Beide Hände liegen auf dem Herzen, dass du erfüllt bist von der ganzen großartigen Schöpfung. Erkenne lächelnd: alles ist geschaffen, dich zu lieben oder zu lehren. Wenn du dich selbst den schmerzhaftesten Lehren öffnest, weil das Vertrauen zu Gott in dir aufflammt, weil du vor Liebe überfließt, dann wirst du mit Tränen in den Augen spüren: du bist wahrhaftig geliebt!

Diese Liebe gib in die Welt, ÖFFNE DEINE ARME & DEIN HERZ, lass allen Widerstand los, gib dich ganz hin, denn so kann sich der Eine ganz in dich hineingeben. Einatmend bist du geliebt, ausatmend liebst du! Da jeder erntet, was er sät und bekommt, was er aussendet, umgibt dich Liebe. Atme sie ein und führe sie mit deinen Händen an den unteren Bauch zur Wurzel hin, auf dass die Liebe sich in dir verwurzele, deinen Körper mit Lebenskraft/ Heilung segne. Bitte verneige dich in Demut vor der göttlichen Energie, berühre mit der Stirn den Boden und bringe dein Licht gerade heute in die Welt.

Unser Leben ist das Geschenk einer höheren Macht, allein dafür können und sollten wir dankbar sein, jeden Morgen, wenn wir die Augen aufschlagen. Meines Erachtens resultieren die meisten unserer Herausforderungen aus dem groben Unbewusstsein der Vergänglichkeit unseres Seins. Wir scheinen während all der Belanglosigkeiten des Alltags zu vergessen, dass unsere Zeit in dieser Inkarnation gezählt ist, dass sie mit jedem Atemzug verfließt. Wir leben so, als wäre es ewig, als ließe sich das wirklich Wichtige – die Arbeit an sich, mit der steten Erweiterung unserer Komfortzone und der Erschließung unseres Potentials bis hin zur Vervollkommnung unseres Sein – unendlich aufschieben. Was ein furchtbarer Irrtum. Damit machen wir es uns m. E. unnötig schwer, irren umher, anstatt unser Leben diesem großen Ziel zu unterstellen. Das Geschenk des Lebens verpflichtet uns, aus meinem Blickwinkel heraus, unsere Möglichkeiten zu nutzen und gerade heute etwas aus dem Tag zu machen. Arbeiten wir jeden Tag daran, haben wir am Ende ein bedeutungsvolles Leben geführt, was sich vorteilhaft für unser Karma auswirkt (ohne dabei auf Freude im Hier und Jetzt verzichten zu müssen, ist gerade diese innere Begeisterung doch – wie schon in den Aspekten erwähnt – bester Antrieb für Wachstum).

Usui Sensei selbst hat die Lebensregeln etabliert, dass wir verstehen lernen, unsere Bettlermentalität abzulegen. Die Welt ist uns nichts schuldig. Für das Geschenk des Lebens sind wir ihr etwas schuldig und erfüllen diese Schuld, geben wir jeden Tag unser Bestes, selbst wenn dieses Beste für das große Ganze nur ein kleiner Beitrag ist. Etwas geben/ zurückgeben zu können ist, was die Glücksforschung bestätigt, eines der bedeutsamsten Faktoren für Zufriedenheit. Selbst etwas zu bewirken, stärkt unser Selbstbewusstsein. Das Gegenteil erleben viele Langzeitarbeitslose, die ich als Sozialpädagoge Jahre lang betreute. Diese Menschen zwischen 30 und 40 Jahren, sind noch nie einer geregelten Arbeit nachgegangen, haben nie ihr „Brot ehrlich verdient". „Diese Glückspilze", magst du spontan sagen und ja, man könnte annehmen, dass solch ein Leben nur Annehmlichkeiten bietet. Das mag für 2-3 Monate Arbeitslosigkeit gelten, in denen man sich ausruhen und neu orientieren kann. Die meisten meiner Klienten aber, ich muss es leider so sagen, vegetierten vor sich hin, worauf deren bequemes Leben, zur Bedeutungs- und Nutzlosigkeit auswuchs. Die Folgen waren Ziellosigkeit, Lethargie und Krankheit!

5.4. Gyo o hageme - „Arbeite hart (an dir & dem Karma)!"

Du liest auch folgende Übersetzungen: *„Gib dir Mühe mit dem Karma!"; „Widme dich dem Studium!"; „Sei fleißig!"; „Widme dich bedeutungsvollen Handlungen!"; „Verdiene deinen Lebensunterhalt ehrlich!"; „Diene gut (dir & deinem Nächsten)!"*

Bedenke gefälligst, dass du auch ja hart genug an dir arbeitest. „Nein härter, noch härter, faule Sau". Im Fitnesscenter – ich liebe diesen Sport – sehe ich immer junge Männer, die sich gegenseitig puschen und meinen, immer noch mehr Gewichte draufpacken zu müssen. Sie quälen sich, um fit zu werden, wobei sie mit den schweren Gewichten, die Übungen dermaßen abfälschen müssen, dass sie Schwung brauchen und damit ihre Gelenke und Bandscheiben außerordentlich belasten. Nicht selten führt genau das recht schnell zu dauerhafter „Unfitness" durch Verletzung. Eine saubere Ausführung mit minimalem Gewicht, belastet den Muskel oft höher und hat einen viel nachhaltigeren Effekt!

Dieses Prinzip der Einfachheit wende ich gerne auf mein Leben an, mit der Frage: Wie komme ich mit einem Minimum an Aufwand, so schnell wie möglich von meinem IST- zum SOLL-Zustand? Ich meine, bei jeder Autofahrt praktizieren wir diesen Gedanken: Navi an, Standort wählen, Ziel eingeben und die Frage beantworten, ob wir die kürzeste oder schnellste Route bevorzugen. Verstehe mich bitte nicht falsch: Ich fahre auch gerne einmal einen Umweg, wenn es darum geht, sich eine hübsche Sehenswürdigkeit ganz in der Nähe anzugucken, aber ich würde doch nicht in die falsche Richtung fahren, du etwa? Im spirituellen Kontext hingegen haben viele oft die groteske Idee, dass es ganz anders sein müsste: es muss anstrengend sein, viel kosten, lange dauern und „der Weg wird kein leichter Sein" wie Xavier Naidoo singt. Ich weiß noch, wie ich das Fernheilungssymbol des 2. Grades, das HSZSN, kennenlernte. Gott, war mein Ego angefixt: so kompliziert, so lernaufwendig – es erfüllte genau meine inneren Glaubenssätze: „Viel bringt viel!" – „Was billig ist, ist nichts wert!" – „Was einfach zu lernen ist, kann fürs schwierige Leben nichts taugen!" (Wir hatten den Gedanken über Reiki bei der letzten Lebensregel!) – Als mir mein Reiki-Lehrer Dierk Trempler auch die Runen näherbrachte und beiläufig erwähnte: „Die Rune TIWAZ ersetzt das HSZSN!" – ein schlichter Pfeil (der das Ziel, mit dem ich mich verbinden möchte symbolisiert) – ging mein Ego auf die Barrikade: „So einfach kann es doch einfach nicht sein!!!" – Doch, genau so einfach ist es manchmal, sobald ich mich dafür entscheide. ☺

Erinnerst du dich an den Teil unseres Reiki-Symbols, der für die Arbeit steht? Hier tanzen die Schamanen. Unser Dasein darf ein Tanz, darf von Freude geprägt sein. Don Alexander sagte einmal: *„Von morgens bis abends sollten wir daran arbeiten, unsere geistige Welt, unser Bewusstsein zu kultivieren. Das ist unsere wirkliche Berufung, unser eigentlicher Arbeitsplatz! Es ist okay an einem Strand zu liegen, solange wir nicht den eigentlichen Zweck unseres Daseins vergessen. Es gibt keinen Grund, sich nicht am Leben zu erfreuen."* – Es darf also leicht sein und leicht gehen, du musst nicht leiden, wenn du an dir arbeitest, außer du brauchst das. Es muss auch nicht wehtun, außer du willst dich in deinem Schmerz verlieren. Dann ist das okay! Die Bibel lehrt uns dies mittels eines interessanten Vergleiches: *„Sehet die Vögel im Himmel an. Sie säen nicht und ernten nicht und sammeln nicht in Scheunen, und euer himmlischer Vater ernährt sie doch. Seid ihr nicht viel mehr wert als sie? Betrachtet die Lilien des Feldes, wie sie wachsen! Sie arbeiten nicht und spinnen nicht!"* (Matth. 6:26)

Wir dürfen wieder vertrauen lernen, dass passiert, was passiert und im 1. Schritt, das akzeptieren. Im zweiten Schritt sind wir aufgerufen, dass Unsere zu tun mit aller nötigen Konsequenz, mit spiritueller Disziplin. Hermann Hesse gibt uns den Vergleich einer alten, weisen Eiche[74], die wieder und wieder gestutzt wird, die äußere Umstände zu durchleiden hat, aber mit allem versöhnt, nicht aufgibt zu wachsen und neue Triebe auszubringen. Das schafft sie, weil sie täglich bestrebt ist, verliebt zu bleiben, in diese verrückte Welt!" In die Welt, die uns mit allem, was ihr zur Verfügung steht, lehrt, uns beständig an das allerhöchste Ziel auszurichten. Die Regel „arbeite hart" erinnert uns m.E. also schlicht daran, dieses hohe Ziel – der Grund unseres Daseins – anzustreben. „Aber, verdammich nochmal, wofür bin ich hier?", fragst du vielleicht und ich fragte mich das selbst Jahrelang, bis ich entdeckte, was Mutter Teresa uns mit ihrem wunderbaren Zitat ans Herz legen will: *„Es geht nicht um das, was wir tun oder wie viel wir tun. Sondern darum, wie viel Liebe wir in das Tun legen!"* Ist also Liebe die Antwort? Dann bräuchte ich mich nur fragen, was ich liebe und eben das mehren?! Wie viele stellen sich die Frage nicht, sondern überlegen nur, wie sie Geld verdienen, um Rechnungen zu begleichen. Auch mir ging's lange so, bis ich diesen Unfrieden spürte und „berufstypischer" fragte: „Was ist eigentlich meine Berufung? Was erfüllt mich mit Freude, wo jubiliert die Seele?" Beruflich tun, was ich liebe - wie könnte ich mehr Liebe leben!? 😊

---

[74] vgl. sein Gedicht der „Gestutzten Eiche" von 1919

Vielleicht glaubst du ja, dass das nicht möglich ist, weil a nicht jeder, beruflich Reiki geben kann. Da hast du recht. Das möchte ja auch n cht jeder. Heute glaube ich jedoch fest daran, dass wir alles erreichen können, was wir erreichen wollen, wenn wir's nur wollen und daran glauben. Diesen Glauben an uns zu mehren (und uns von unserem Weg nicht abbringen zu lassen und aus irgendeinem widrigen Grund, der nicht auf Liebe fußt, irrend durch die Finsternis zu tappen), meint „hart an sich zu arbeiten". Einige Male habe ich in meinem Leben Jcbs angenommen, einzig um Geld zu verdienen, die nicht meinem Naturell entsprachen, immer mit bitteren Folgen, harterkämpfter Lehren. Heute folge ich dem Sprichwort: „Schuster, bleib' bei deinen Leisten", abgewandelt davon, dass du nicht deinen Ausbildungsjob ewig machst, sondern tun sollst, was der eigentliche Job de ner Seele hier auf Erden ist.

Gute Reflektionsübung: Kennst du deine Lebensaufgabe? Erfüllst du sie? Lebst du gemäß deinen Begabungen?

_____

_____

_____

_____

Tust du, was das Leben von dir verlangt, was gerade dran ist?

_____

_____

_____

_____

Auf dem Reiki-Festival 2024 gab Volker Höh einen tollen Workshop zu den **Gokai** (den 5 Lebensregeln), stellte diese Fragen und sagte: _„Du kannst nicht gesund werden, wenn du das falsche Leben führst. Es gibt nichts Gutes am Falschen!"_

Eine Übersetzung der Regel lautet „Arbeite ehrlich", was mich erinnert, ehrlich zu mir zu sein, zu mir und meinem Sein zu stehen, meine Einzigartigkeit zu leben, denn warum bin ich ansonsten hier? – Aus der nächsten Perspektive meint „ehrliche Arbeit" nicht zu betrügen, denn das rächt sich immer, in diesem Leben oder dem Nächsten übers Karma. Diebe haben oft Angst erwischt/ selbst beklaut zu werden, fort ist die innere Ruhe. Ich finde es z.B. unglaublich, wie manch ein Politiker, der gestern noch lautstark und entschlossen das eine forderte, heute fürs genaue Gegenteil abstimmt. Ich könnte mich nicht im Spiegel angucken. – „Ehrlich zu arbeiten" meint aber auch an die kurz- und langfristigen Auswirkungen meines Handelns zu denken, für die Gesellschaft, die Menschheit, alle anderen Wesen und die Welt). - „Als ob das, was ich tue, eine Auswirkung aufs Weltgeschehen hat", denkst du vielleicht lachend, dein Licht unter den Scheffel stellend und auch Paracelsus lachte, lachte sich beinahe tot, wenn er hörte, dass ein Mensch glaubte, er könne nichts bewirken. „Die Macht des Menschen ist so gewaltig, dass er sogar die Macht hat, seine Macht wegzugeben und sich zu einem völlig machtlosen Geschöpf zu machen", so Renè Egli.[75]

Die Zen-Geschichte: Wie Worte wirken

*D*ie neuen Zen-Schüler eines Klosters wollten ja bessere Menschen werden, das Saufen lassen, das Fressen und auch die Hände von den Weibern, aber das Rauchen, nein, das Rauchen müsste man doch noch weiter tun dürfen. Wer kann schon alle Laster auf einmal loslassen, irgendeines muss man haben!? So beschlossen sie den Meister unabhängig voneinander zu fragen. Wen sollte es denn stören, wenn man beim Gehmeditieren an der frischen Luft eine dampft? Als sie sich wiedertrafen, hatte einer von beiden beim achtsamen Gehen eine Kippe im Mund und schmauchte fröhlich vor sich hin. „Was machst du denn da?", fragte der andere, „der Meister hat uns das Rauchen doch verboten!" - „Mir nicht", sagte der Paffende und fragte den Empörten, was er den Alten gefragt hätte. „Naja, ich wollte wissen, ob ich während der Gehmeditation rauchen kann. Da wurde der Meister so sauer, dass er mir mit seinem Stock auf den Kopf schlug. Was hast du ihn denn gefragt?" – Der Raucher lachte und sagte: Ich habe den Meister gefragt, ob ich beim Rauchen meditieren darf. >Mmh< hat er gesagt und >Na gut, wenigstens meditierst du dann!< Ist's nicht herrlich, wie Worte wirken?"

---

[75] Vgl. „Das Lola-Prinzip – die Vollkommenheit der Welt", S. 25

Ehrlich, ungelogen, gerade schreibe ich diese Zeilen, als es an der Tür klingelt: „Guten Tag, dürfen wir mit Ihnen über Gott sprechen, denn Gottes Königreich wird kommen!" – die Zeugen Jehovas, was für eine willkommene Abwechslung. „Sie dürfen, wenn ich Sie etwas fragen darf", sage ich und höre „Natürlich, alles!" – „Worauf wartet Gott, der Allmächtige, eigentlich noch? Wenn er alles sieht, und auch alles weiß, und natürlich alles kann, müsste es ihm nicht allmählich zu blöd sein, nur zuzugucken, wie wir immer wieder mit dem Kopf mit Schwung gegen die selbe Mauer laufen, die wir erbaut haben!?" Sprachlos gucken sich die Zeugen an und bedauern wohl gerade, nicht beim Nachbarn geklingelt zu haben. Mir ist aber nach mehr: „Wenn wir auf Gott warten und Gott auf uns wartet, dann ist doch aller Wachstum blockiert und das Problem nur lösbar, wenn der Klügere von beiden mit dem Warten endlich aufhört, oder?" Nach ein paar Floskeln und dem Überreichen des Wachtturms, ihrer niedlichen Zeitung, gehen sie weiter. Ich aber lese die fettgedruckten Zeilen: „Das Königreich Gottes wird kommen". Ich muss gestehen, dass ich das nicht glaube. Ich glaube daran, dass das Königreich Gottes da ist, greifbar für uns alle, in unseren Herzen. Wann immer ich mich nach ihm/ der allumfassenden Liebe ausrichte, verstehe ich lächelnd, dass er tief verwurzelt in meinem Herzen wohnt. Ich muss mich ihm nur zuwenden, was mich an einen alten Witz erinnert:

Ein Schiffsunglück und nur ein Überlebender, ein Pfarrer. Er rettet sich auf eine Insel und betet zu Gott: „Vater unser im Himmel, errette mich" Kaum ausgesprochen sieht er ein Schiff. Der Kapitän ruft zur Insel: „Soll ich dich mitnehmen?" – „Nein", schreit der Pfarrer zurück, „Gott wird mich erhören und kommen!" – Am nächsten Tag, schon etwas genervt, dass Gott nicht antwortet, betet der Pfarrer wieder zum Himmel und wieder kommt ein Schiff und wieder verzichtet er darauf, mitgenommen zu werden, denn Gott käme. Am dritten Tag kam nicht Gott zu dem Prediger, sondern der Pfarrer stand vorm Herrgott im Himmel und klagte: „Warum hast du meine vielen Gebete denn nicht erhört?" – „Du Bumskopf", lachte Gott, „ich habe dir zwei Schiffe gesandt, was kann ich dafür, dass du den Knall nicht hörst!" – Gott hat uns ein Gehirn gegeben, das wir ruhig auch ein- oder zweimal benutzen und nicht nur herumtragen dürfen. Er gab uns auch einen freien Willen, um uns auf das höchste Gut hin auszurichten! Doch, wie bereits gesagt, ist es im hektischen Alltag voller Annehmlichkeiten und Ablenkungen nicht immer leicht, auf dieses höchste Gut fokussiert zu bleiben. 😊

Selbsterfahrung: Dieses höchste Gut ist für mich schlicht die Liebe.

Und ich meine nicht die erotisch anhaftende Liebe, Eros genannt, oder die einer Paarbeziehung voll von gegenseitiger Abhängigkeiten, die viele mit Philia umschreiben, sondern die bedingungslose, altruistische Liebe. In den Momenten, in denen ich mich ganz verbunden fühlte, ganz im Einssein schwebte, mich Gott[76] oder Göttin nahefühlte, fühlte ich mich einfach geliebt, angenommen, wie ich bin. Ich erlebte die Schönheit dieser Welt und deren unermesslichen Reichtum. Mein Herz schwappte über vor Freude, vor Fülle, vor unbändiger Lebenslust und Kraft, sprich: ich war einfach in Liebe, in reinster, strahlendster Liebe, die nichts will, nichts fordert, die einfach nur ist, die sich einfach nur verschenken will und die, desto mehr sie sich verschenkt, nur umso größer wird. Es fühlte sich an, als würde ein Licht von mir ausgehen, „das keine Schatten wirft!" Eben das wird unserem Meistersymbol DKM zugeschrieben, ein großes, helles, göttliches Licht zu sein, das die ganze Welt umfängt. Ja, genauso fühlt es sich an!

In diesen kurzen und doch zugleich ewig währenden Momenten des Liebe-Seins, war Geben ganz leicht. Die Wirkung war gewaltig, doch es war keine Arbeit, kein sich verausgaben. Es war nur ein im Fluss sein. Beim freien Tanz habe ich das oft – und wir erinnern uns an das Reiki-Symbol, in dem es darum geht, unsere Arbeit/ das Streben zu tanzen, zum Spiel werden zu lassen – dass ich mich beim Drehen hinaufwirble zu Gott (zur Liebe, zu Reiki) und unendlich weich in dessen Arme falle. In diesen Momenten fühle ich mich sanft gestreichelt, durch die Töne der Musik oder auch durch Worte, ja selbst durch Schreie. Alles wirkt – wenn ich in Liebe bin, die jeden Widerstand liebkosend löst – nur sanft und friedvoll auf mich ein und ich schwinge und wirke schwingend zurück. Meine Füße küssen mit jedem Schritt den heiligen Boden und Mutter Erde küsst mich gleichsam mit dieser Berührung zurück. Der Wind streichelt mich sanft und mein Atem spielt mit dem Wind, wirkt liebend zurück. Alles ist ein Tanz ... vor und zurück, und ganz gleich, wohin es schwingt, wohin mein Weg mich bringt, es ist in Ordnung, es ist gut, bin ich bei Gott, bin Gott. Und, weißt du, was das Schönste ist: das Herzwissen, dass dieses Gefühl von Einssein jedem möglich ist, auch dir, selbst wenn dein Kopfwissen das bezweifelt.

---

[76] Wenn du eine Blockade bei dem Wort Gott in dir spürst, erfreue dich gerne daran, dass du etwas gefunden hast, bei dem du mit deinen Reiki-Händen gleich liebevoll ansetzen kannst ... oder ersetze das Wort einfach durch Liebe oder Reiki! 😊

Warum erzähle ich dir das? Weil aus diesem Blickwinkel heraus unbestreitbar ist, dass ich du bin und du ich. Es gibt in dem Moment keine Trennung, nur Eins-Sein. Einssein, das sich gegenseitiges Erkennen wünscht, und Miteinander-Wachsen, wobei „Gerade heute arbeite hart an dir" wieder aufleuchtet!

Oh man, was habe ich früher hart gearbeitet, Überstunden gemacht, nebenbei Weiterbildungen, Bücher gelesen, jede freie Stunde ausgenutzt, um Weiterzukommen, dem inneren Ruf gerecht zu werden. Ich habe das Zeitmanagement so perfektioniert, dass ich selbst in der Warteschlange im Einkaufscenter ein Lehrbuch rausholte. Ich bekomme noch heute manchmal ein schlechtes Gewissen, wenn ich nur einen einzigen Tag nicht irgendwie „hart an mir arbeite" – ehrlich, ich bin ein „Arbeitstier", ein Workaholic, der immer zeitgleich an mindestens fünf Büchern schreibt und während dieses Tuns, Ideen für mindestens fünf weitere hat! Doch bei all dem Tun, vergesse ich manchmal zu Sein und gerade in diesem Sein, lasse ich all das Müssen und Wollen und Sollen los, passiert das Wunder einfach so, beim Riechen an einer Blume, beim Kuss meiner Muse, beim Lauschen eines Vogels, beim Sonnenbaden, oder eben, wenn ich tanze. Spannend dabei: es gelingt mir nicht, wenn ich durchs Tanzen, was erreichen will! Es gelingt mir nur, wenn ich nichts mehr will und einfach bin, wenn ich alles loslasse, vor allem mein alter Ego, den getriebenen Carsten. Das „Harte" an dieser Arbeit ist allein, die alten Anhaftungen zu bemerken, sie gehen lassen zu wollen und dann auch loszulassen. Das „Harte" ist, Geduld mit mir selbst zu haben, denn dieser Prozess kann dauern oder eben zwischendurch beim Duschen oder Klogang passieren. Ich liebe den Buchtitel von Sandy Shimu: „Erleuchtung zum Frühstück". Ja, so kann's kommen, wenn wir achtsam im Alltag bzw. gerade heute präsent im Hier und Jetzt sind.

Dafür müssen wir nur unsere Idee davon, dass der spirituelle Weg zur Erleuchtung hart sein muss, loslassen und uns in unserer Überbelichtung liebevoll übers Haupthaar streicheln. Los mach das mal, gerade hier und heute: Streichle dich mal übers Haupthaar, du hast es verdient und brauchst es sicher auch einmal, dich und das Ganze nicht allzu ernst zu nehmen. Ich erinnere mich immer wieder gerne daran, was mir einer meiner spirituellen Lehrer einst sagte: „Nimm's nicht zu ernst. Hab mehr Spaß mit den Dingen, das Leben ist ein Spiel, das kann Gott nicht ernst gemeint haben!" 😊

Zusammengefasst:

Hart an sich zu arbeiten, meint manchmal loszulassen[77]: gerad heute lasse ich los, hart an mir arbeiten zu wollen. Ich lasse los und entscheide mich zu sein. Ich akzeptiere, dass es ist, wie es ist, denn es ist! Alle Verurteilungen oder Schuldzuweisungen gegen mich und andere lasse ich los, wie ein Baum, der die Blätter abwirft, ich lasse los. Ich lasse auch mein Ziel los. Ich weiß es ist da, doch all mein emsiges Streben, alle Arbeit, um es zu erreichen, lasse ich los. Ich werde ganz weich, fließe mit den Strömen des Lebens, lasse mich tragen, weil ich auch die Vorstellung des Weges zum Ziel losgelassen habe. Es wird zur rechten Zeit, das rechte passieren, bleibe ich nur im Vertrauen und in Liebe. Allen Kampf fürs Ziel (den Soll-Zustand) und gegen den Ist-Zustand lasse ich los. Ich lasse alle Konzentration aufs Ziel los, werde weich und sanft, vertraue auf das Erreichen. Auch alle Zweifel lasse ich los, bin ganz im Hier und Jetzt. Losgelöst von allem, bin ich reiner Kanal, bin pures Vertrauen, ich bin. In diesem wunderbaren Sein und Glauben ist alles möglich, denn Jesus sagte: „So ihr Glauben habt, wird euch nichts unmöglich sein!"

„Gerade heute hart an mir und meinem Karma zu arbeiten", bedeutet, wenn du mich heute fragst, nichts anderes, als **1. meine Energie** zu **mehren.** Die größte Kraft im Universum ist für mich die Liebe. Sie mehre ich durch Reiki, Tanz, durch alles, was mich im Alltag achtsamer und feiner macht. Es gibt ganz einfache Helfer, das Energieniveau beträchtlich zu steigern. (vgl. Kapitel „Dienen") Der **2.** Schritt besteht darin, **unnötigen Energieverlust** zu **vermeiden und Energieblockaden** (wie oben beschrieben) **los**zu**lassen**. „Was senkt meine Energie?", fragst du. Wir senken unsere Energie durch das Nicht-akzeptieren können (besser gesagt wollen) unseres Ist-Zustandes und Kampf mit dem Hier & Jetzt (Ärger), durch Verurteilung von uns selbst und von anderen (Ärger), durch das mit mir Herumschleppen von Schuldgefühlen (Ärger), durch Angst vor Versagen, vor Misserfolg (oder auch vor Erfolg – Sorge), durch das Vergleichen mit anderen (Sorge), dem Steckenbleiben in negativen Gefühlen (Ärger & Sorge). Fällt dir auf, weshalb wir uns gerade heute nicht ärgern und sorgen sollen??? 😊

Was sich nach „harter Arbeit" anhört, ist im Grunde leicht: loslassen und lieben. Was ich liebe, fällt mir leicht loszulassen und, wenn ich loslasse, bin ich in Liebe. Auf diese Weise möchte ich dem Leben und allem Lebendigen dienen.

---

[77] Rene Egli: Das Lola-Prinzip, S. 132 ff.

Dienen?

Ebenso, wie der Begriff „Arbeit" (germanisch „arbaiþi" für u.a. Mühe, Last, Unglück), ist das Wort „Dienen" (germanisch „þinan" für glauben/ sich ausdehnen; oder aus dem germ. „dingen" für vertrauen, beraten, erhoffen, streben) für viele von uns heute leider negativ besetzt. Wenn viele meiner Bekannten an Arbeit denken, stöhnen sie schon auf. Haben sie Recht, weil der Begriff ja schon immer „für etwas Schlechtes" stand? Aus ihrer Perspektive „Ja"! Die Welt ist so, wie du sie siehst. „Arbeit" lässt sich aber auch anders übersetzen: „Das durch Anstrengung erschaffene Erbe" – materiell ist also ein „Gut" gemeint, Haus und Hof, Wohlstand, energetisch meint es unsere „Ernte", das Karma. – Dienen verstehen einige als lästigen Frondienst, als die Pflicht eines Leibeigenen; ein Diener muss sich knechten und demütigen lassen, aber das war aus meiner Perspektive nicht gemeint, wie du der Übersetzung oben ansehen kannst. „Dienen" fordert uns auf, zu hinterfragen, welchem Herrn und Meister wir dienen/ woran wir glauben wollen. Allzu oft sind wir Diener unserer alten Gedankenstrukturen, Glaubenssätze und Gewohnheiten, weit weg davon den freien Willen zu leben. *„Uns wird nach unserem Glauben geschehen. Die Welt ist, was wir von ihr denken!"*

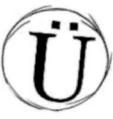

Lass uns die Übung kurz probieren (auch wenn du sie bereits kennst[78]). Sage dir folgenden Satz immer wieder auf und vollende ihn, bis du mindestens 10 Antworten hast. Der Satz lautet: **„Die Welt ist …**

_____

_____

_____

Unser Sein darf zudem einem höheren Zweck und Daseinsgrund dienen. Logisch sollst und darfst du dein Glück machen, doch vielleicht ist gerade dadurch, dass du dein Glück schmiedest, auch deinem Nächsten gedient!? „Wenn wir unser Leben nicht in den Dienst einer höheren Sache stellen, können wir den Sinn unseres Lebens nicht wirklich erfahren.

---

[78] S. 67 hast du die gleiche Übung. Vergleiche doch einmal deine Ergebnisse, nur spaßeshalber, um zu sehen, ob es in dir schon eine Verwandlung gab!

In dem wir anderen dienen [...], dienen wir gleichzeitig uns selbst", sagt Harald Wörl[79] und ich möchte ihm beipflichten. Nur allzu oft habe ich erlebt, dass, wenn ich Reiki schenke, am Ende selbst aufgeladen bin. Erst nach dem ersten Reiki I-Seminar, das ich als Meister/ Lehrer geben durfte, hatte ich das Gefühl, Reiki in einer neuen Tiefe verstanden zu haben. Am Ende bin ich durch Reiki schenken stets selbst beschenkt worden. Vielleicht ist diese Erkenntnis ein wichtiger Teil auf dem Reiki-Meisterweg, erinnert uns doch schon unser Meistersymbol DKM daran, die Schöpferkraft des göttlichen Lichts in uns zu mehren, um so der Welt zu dienen! Wusstest du, dass der Aufruf zum Dienen im „Ko" des Meistersymbols steckt? Ich war sehr überrascht, als es Walter Lübeck auf der Reiki-Convention 2013 erklärte: „Im Ko steckt das göttliche Licht, das wir immer in uns tragen. Wir sind es aber, die entscheiden, ob wir es leuchten lassen. Ko versinnbildlicht einen Schamanen, der mit einem Bein selbstbewusst und um seine Kraft wissend, auf dem Boden steht. Mit dem anderen Bein kniet er in Demut vor der Schöpfung, die Waagschale des göttlichen Lichts in die Höhe haltend." – Nach Walter Lübeck sollte das der einzige Grund sein, seine spirituelle Kraft vergrößern zu wollen: *„Ich möchte wachsen, Gottes Kraft in mir spüren, sein Licht in mir aufleuchten lassen, um besser zu dienen!"*

Hochinteressant fand ich in seinem Workshop seine Idee, unser Meistersymbol mit einem von der Bedeutung her sehr ähnlichem europäischen Kraftsymbol zu vergleichen: dem Pentagramm bzw. der Trudenfuß; das Zeichen der Truden/ der Hexen, wobei sich Hexe vom germ. Begriff „hagedise" ableiten lässt, was letztlich eine Priesterin, wirkend auf einem Kraftort meint. Noch heute ziert das Pentagramm (der Fünfstern) viele Hauswände und wurde bereits im Mittelalter verwendet, um böse Geister fernzuhalten. Eigentlich steht es, wie das DKM für das „Große Licht". Älteste Ritzungen findet man in Mesopotamien (3.000 v. Chr.) mit der Bedeutung von „Gott" oder „Heil" (ein Kraft- oder Gesundheitssegen also).

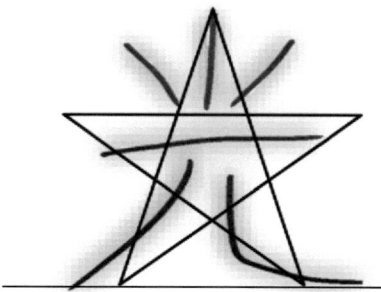 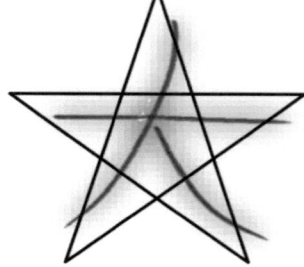

Weshalb der Vergleich zum Trudenfuß? Ich finde es immer spannend, wenn wir Europäer uns neben unserer Liebe zu Reiki auch unseren eigenen kulturellen Wurzeln bewusst werden, uns wieder erinnern, auch wenn uns das tiefe Wissen (von welcher Quelle aus welchem Grund auch immer) abspenstig gemacht wurde. Don Alexander vergleicht die Wirkung unseres Kraftverstärkungssymbols CR mit der Svastika, dem Sonnenrad, das als Hakenkreuz traurige Berühmtheit erfuhr. Für mich wirkt die Svastika, wenn ich mich hineinstelle/ einfühle, wie eine sich drehende, zum Himmel aufschwingende Spirale, also tatsächlich wie das CR. Spannend dabei ist die Ähnlichkeit zur Rune SOWILO, die auch die Sonne und ihre Kraft abbildet. Dreht sich Sowilo (also legst du zwei Runen direkt aufeinander), ergibt sich das Sonnenrad Svastika, das überall im Harz die alten Kultplätze und Opfersteine ziert (solche Orte, an denen unsere Ahnen mit den Göttern sprachen).

Es scheint also in allen Kulturen ganz ähnlich aussehende und wirkende Symbole zu geben. Warum nun aber der Trudenfuß. Eine Trude (bzw. das männliche Äquivalent Druide) war u.a. ein Heiler/ ein Schmane, ganz ähnlich dem symbolischen Sinngehalt unseres „Dai". Peter Mascher betonte auf der Convention 2013: *„Dai Ko Mio, unser Meistersymbol, ist das Licht ohne Schatten, das Licht, das alles umarmt!"* - *„Es ist das Symbol für das göttlich lichte Prinzip"*, sagt Don, *„dem wir uns hingeben dürfen, um uns, wie die alten Alchemisten, selbst zu verwandeln"*, *„nicht um Gold zu erschaffen, sondern selbst zum Gold zu werden!"* (Paracelsus) Der Trudenfuß schlägt über seine fünf Zacken vor, wie wir unser Energieniveau mehren können, um diesen alchimistischen Verwandlungsprozess anzugehen: Es braucht 1. **ein Ritual**, eine rituelle Praxis der Arbeit an uns selbst: also z.B. Reiki & spirituelle Disziplin; 2. **eine Absicht**, ein ausrichtendes Ziel: Erleuchtung bzw. der Herzenswunsch nach Verbundenheit mit Reiki/ Liebe; 3. **eine spirituelle Gemeinschaft**, deren Energie sich bestmöglich potenziert (der mystische Orden), 4. **den richtigen Zeitpunkt** der Praxis (im Alltag & im Jahreskreis[80]) und 5. **der richtige Ort** (ein Kraftort in der Natur oder ein selbst geschaffener Platz daheim[81]). Dabei müssen nicht alle Punkte gegeben sein, um effektiv an mir zu arbeiten (z.B. die Aura zu stärken). Umso mehr Faktoren zusammenkommen, desto leichter fällt mir die Energiearbeit, womit sich die Möglichkeiten, der Welt zu dienen, erweitern.

---

[80] Vgl. meine Bücher „Die dunkle & die helle Zeit – heilsame Rituale im Jahresverlauf & der wahre Sinn hinter den Jahresfesten"; sowie Kapitel „Abgesang"
[81] Vgl. mein Arbeitsbuch „Reiki & Kraftplatzarbeit"

Wir stellen dies immer wieder bei unseren großen, viertägigen Jahrestreffen von „Reiki im Harz" fest, bei dem über 30 Personen mehrere Tage lang gemeinsam mit Reiki arbeiten, ... oder aber bei unseren fünftägigen Meisterausbildungen. Bei diesen Treffen ist durch die gemeinsame Ausrichtung vieler Menschen so viel Energie im Raum, dass man das Gefühl hat, über dem Boden zu schweben! ☺ Die fünf Zacken des Trudenfußes (oder des 1. Teils unseres Meistersymbols „Dai") erinnert mich aber auch an unsere Lebensregeln: „Immer geschieht genau das, was genau zu diesem Zeitpunkt gesehen soll, weshalb wir uns nicht zu ärgern und zu sorgen brauchen. Wir sind genau zur richtigen Zeit am richtigen Ort, um das rechte zu lernen, wofür wir dankbar sein können. Das verstehen wir, wenn wir das Herz (unsere Arme) immer wieder für Gott und die herausfordernde Welt mit all seinen verhaltensoriginellen Wesenheiten öffnen (wir gut zu allen Wesen sind). Sind wir nicht mehr im Widerstand (wir hart an uns arbeiten), sind wir großes Licht!

Gerade heute möchte ich also hart an mir und meinen schädlichen Gewohnheiten arbeiten, was mir Disziplin abverlangt. „Disziplin heißt für mich", betont Paul Mitchell, „dass ich alle Energie in eine Sache gebe, mich auf ein Ziel ausrichte, so dass ich darin Perfektion erreichen kann!" Ich brauche „gerade heute" noch nicht vollkommen zu sein, obschon ich bestrebt sein darf, mich 100%ig hinzugeben, mich an Gott zu verschenken. Ich bemühe mich, die Herausforderungen auf meinem Weg anzunehmen, und nur 1% mehr zu geben als gestern. Ein Prozent ist leicht, wird aber mit der Zeit alles verändern. Ich erinnere mich, es „einfach" sein zu lassen, wie ein Spiel, denn damit stehe ich meiner Heilung nicht selbst im Weg. Das Ziel, allem Lebendigen zu dienen und mein Bewusstsein zu entwickeln, bedeutet Fleiß, Hingabe und Geduld. Ich gebe einfach mein Bestes, meine volle Aufmerksamkeit; bring all meine Liebe in diesen Moment. *„Je mehr ich im Einklang, in Harmonie mit meinem eigenen Wesen bin, desto mehr Wunder werden einfach passieren, die ich gar nicht erzwingen könnte: Chancen kommen, Gelegenheiten. Ich treffe die richtigen Leute, ich habe plötzlich Glück und dieses Glück fließt in die Welt zurück. Kann ich ihr besser dienen?"* (Birkenbihl) Aus diesem Grund heraus „erstrebe ich die Wahrhaftigkeit über alles zu verehren; erstrebe alle von mir gesetzten Vorsätze zu verwirklichen; erstrebe, meine Emotionen vollkommen zu beherrschen; erstrebe dort dankbar zu sein, wo ich keine Neigung dazu verspüre; erstrebe, vollkommen gelassen zu werden, indem ich vertraue." (nach Hergen Norderdoorp) „I do my best and pray fort he rest!" (Walter Lübeck)

*E*in junger Mönch wurde einmal ungeduldig und konnte nicht umhin, seinen alten Meister zu fragen: „Herr, wann bin ich denn endlich am Ziel? Ich habe das Gefühl, dass ich so viel tue: ich studiere mehr als alle anderen, meine Übungen absolviere ich eifriger, aber alle Praxis scheint gar nichts zu bewirken. Ich trete auf der Stelle, sehe einfach keine Erfolge!"*

Da beschloss der Meister seinen Schüler mit in die Stadt zu nehmen. Unterwegs kamen sie an einer großen Waldfläche vorbei, die brach lag und furchtbar aussah. All Bäume lagen entwurzelt auf dem Boden, ein furchtbares Durcheinander. „Was ist hier geschehen, Meister?", fragte der Schüler verwundert. „Ein Sturm fegte sie vor einigen Wochen zur Seite, keiner hat ihn überstanden." – Nach einer Weile kamen sie durch einen Wald voller Bambusbäume. Die waren fast genauso hoch, wie die anderen Bäume, viel dünner aber, doch kein einziger war umgeknickt. „Wie ist das möglich, Meister, dass diese hier noch stehen, obwohl sie nicht so stark sind, wie die anderen? Ist der Sturmwind hier nicht vorbeigezogen?" – „Doch", sagte der Meister, „sogar schlimmer, doch der Bambus ist biegsam. Der Wind konnte durch den Wald hindurchtanzen. Und noch eins: Erinnerst du dich an die Wurzeln der großen Bäume?", fragte der Meister. „Ja, ...", sagte der junge Mönch und stutzte kurz. „Sie waren dünn und flach, sie reichten nicht tief in die Erde. Der Bambus schon?", fragte der Schüler wieder. „Der Bambus schon!", sagte der Meister und gab seinem Schüler einen Bambus-Samen in die Hand, den sollte der junge Mönch, wenn sie zurück im Kloster waren, an seinem Lieblingsort einpflanzen.

Eins-zwei Jahre vergingen, doch nichts geschah. Der Bambus wollte einfach nicht wachsen. „Es ist vergebens, wie meine Praxis", entgegnete der Schüler seinem Meister. Im dritten Jahr aber keimte der Bambus endlich, worauf der Schüler ganz aufgeregt zu seinem Meister rannte und glücklich rief: „Es passiert, da geschieht etwas!" Der Schüler konnte es kaum glauben, denn es geschah nicht einfach. Der Bambus wuchs so schnell, dass er am dritten Tage den jungen Mann überragte. Staunend blickte er den Bambus an und sprach lächelnd: „Danke Meister, ich verstehe es nun. Es braucht Zeit, damit sich der Same unserer Liebe verwurzelt und unsere harte Arbeit Früchte trägt!"

S chon mit jungen Jahren fragte er sich immer wieder: „Wofür bin ich hier auf Erden? Was ist meine Aufgabe?" Weder aber seine Eltern, noch die Weisesten in seinem Heimatort konnten es ihm sagen, nicht der Schulmeister, nicht der Pfarrer. Da zog es ihn fort, als er vierzehn Jahre alt war. Jedem, den er begegnete, stellte er die Frage: „Weißt du, wofür ich da bin, was der Sinn des Lebens ist?" – doch es war vergeblich. Niemand schien sich das selbst gefragt, geschweige denn eine stimmige Antwort darauf zu haben. Traurig ging er weiter und hätte seine Suche nach dem großen Sinn schon beinahe aufgeben, wenn ihn nicht fern der Heimat auf einem Kreuzweg sitzend, jemand angesprochen hätte. Ein altes Mütterchen mit großem Herzen und weisen Augen fragte ihn: „Warum weinst du denn, mein Junge?" „Ach, ich suche den Sinn des Lebens, doch es ist vergebens – was stimmt mit mir nicht, dass ich nicht kann, wie alle andern, einfach tun oder wandern?"

Da sagte sie ihm, dass er nicht weit von hier an einen anderen Kreuzweg käme, da ständen drei Hütten, da werde er seine Antwort wohl finden, da hätte bisher jeder den Sinn des Lebens ergründet. Wie der junge Mann das hörte, sprang er auf, küsste ihr die Hände, dankte es der Alten viel tausend Mal und rannte dem Glück entgegen. Tatsächlich standen am Kreuzweg drei Häuser, in einem wurde Holz verarbeitet, in dem zweiten Eisen, im dritten Kupfer. Er besah sich das eine Weile, verstand nur nicht, wie's ihm weiterhelfen sollte. So setzte er sich wieder draußen unter einen Baum und grübelte und weinte, bis die Nacht kam. Kaum aber war's dunkel geworden, hörte er eine seltsame, nein, wunderbare Melodie. Wie er den traumhaften Tönen immer nachging, kam er zu einem Steinalten hin, der sein Instrument so wunderbar bespielte, dass dem Jüngling Licht im Herzen ward. „Was ist das für ein Instrument?", wollte er wissen und hörte, „Eine Zither!" Der Alte spielte wieder und es klang so zauberhaft, dass das und nichts anderes die Antwort nach Sinn war. „Ich werde Zither-Spieler und der Welt meine Melodien schenken", dachte er und fragte den Alten: „Kannst du es mich lehren?" – „Ja, du musst dir jedoch zuvor eine eigene Zither bauen. Das tat der Jüngling mit Hilfe des Alten und bemerkte, dass er gerade hier und jetzt an genau der richtigen Stelle war, denn man brauchte dafür Holz, Eisen und Kupfer. Wie zum allerersten Mal seine Melodie erklang, er sein Herzenslied sang, war sein Sinn geboren!

5.5. Hito ni shinsetsu ni - „Sei gut zu allen Wesen."

Diverse Übersetzungen: *„Sei freundlich, immer, ... sogar zu deinen Nachbarn!";* *„Sei wohlwollend gegenüber der Seele!"; Tue Gutes, jeden einzelnen Tag", „Wünsche allen Wesen Liebe & Weisheit!"; „Sei gütig zu den Menschen!"*

Gut zu anderen zu sein ist purer Egoismus, pure Selbstliebe, denn längst hat die Atomphysik herausgefunden, dass es stimmt, was die großen Religionen sagen: Wir sind alle Eins. Es gbt keine Materie, alles ist Geist, schwingende Teilchen. Wir alle sind miteinander verbunden. Jeder Gedanke, den ich aussende, und jedes Wort, das ich spreche, ist Schwingung. Und alles, was ich aussende, kommt zu mir zurück. Das wusste der Volksmund bereits, bevor es die Atomphysik gab und formulierte allbekannte Sprichwörter, wie: „Wie du in den Wald hineinruft, so schallt es heraus; oder: „Man erntet, was man sät!" – Nach dem Resonanzgesetz[82] ziehen wir immer haargenau das an, was wir aussenden, was unglaublich praktisch ist, wie ich finde. Diese Spiegelwirkung zeigt uns im Außen nämlich haargenau an, was im Innen bisher schieflief und nach Neuausrichtung dürstet. Alle Herausforderungen, denen wir uns aktuell stellen müssen, sind Resultat unserer vorher ausgesendeten Gedanken, Gefühle und Taten – das ist unser Karma! Ist der Nachbar, Chef oder Partner seltsam, kann ich meine Gedanken und Gefühle auf Seltsamkeiten hin prüfen und gerade heute damit beginnen, das auszusenden, was ich ernten will. (Wofür ich natürlich wissen sollte, welche Frucht/ Ernte mir schmeckt bzw., was ich wirklich will! ☺)

Auch, wenn diese Regel scheinbar nur den Bick nach außen zulässt, steckt doch in „sei gut zu ALLEN Wesen", der dringende Appell, dich mit einzubeziehen! Viele Reikianer, die ich kenne, viele Sozialpädagogen, mit denen ich studierte, viele Ältere und vor allem Frauen, „spielen das alte Spiel der Aufopferung"[83]. In unserer Familie ist dieses Helfer- und (vermeintliches) Gutmenschensyndrom weit verbreitet, vor allem bei meinen Ahnen weiblichen Geschlechts. Sie hatten und haben die Idee, dass zuerst die Arbeit getan und sich um das Wohl der anderen gekümmert werden müsste, bevor man selbst an der Reihe ist. Das viele Geben führt aber nur zum Verausgaben, da kann auch Reiki nichts machen.

---

[82] Vgl. das Kapitel zur „kosmischen Ordnung"
[83] Vgl. Berne „Spiele der Erwachsenen"

Diese Strategie der Selbstvernachlässigung/ der Selbstaufgabe führt unweigerlich dazu, dass ich am Ende ohne Kraft bin. Wie will ich aber kraftlos für andere und für die Welt wirken. Reiki und die fünfte Lebensregel, erinnert mich also abschließend daran: „Sei nicht nur AUCH gut zu dir", sondern: „Beginne bei dir!" Was brauche ich gerade heute, damit es mir gut geht? Was braucht mein Körper, gute Ernährung, Bewegung, Ruhe, Streicheleinheiten, ein schönes Zuhause??? Was braucht mein Herz, Harmonie, Glück? Frage dich das selbst, gleich jetzt …

Wenn ich dafür meinen Partner, meine Kinder, meine Freunde verantwortlich mache, unterliege ich der Täuschung, dass es ihre Aufgabe wäre und werde nicht selten enttäuscht. Enttäuscht zu werden heißt nichts anderes als, dass die Täuschung aufhört. Es ist nämlich kein anderer für unser Glück zuständig, dass bin immer nur ich. Wenn ich aber allein für mein Glück zuständig bin, braucht das einen Freiraum/ eine Zeit, in der ich es kultivieren kann. Ich brauche Zeit für mich/ für die kreative Einkehr, Zeit für Meditation, um mein Herz für die vier Tugenden urbar zu machen, die da wären: Liebende Güte, Mitgefühl, Mitfreude, Gleichmut. Habe ich diese Dinge – auch durch die Kunst des Reiki – gelernt, lasse ich mich immer weniger von alten Glaubenssätzen und schlechten Gewohnheiten leiten; dann nehme ich lächelnd mein Karma an und kann allen Wesen, angefangen von meinem Gegenüber liebevoller begegnen. *„Freundlichkeit hat so viele Gesichter"*, erinnert Don[84]. *„Die größte Art von Freundlichkeit ist, jemandem zu vergeben, der uns einst weh getan hat. Warum ist es oft einfacher, Geld zu verschenken, als jemandem sein Herz zu schenken? Warum fällt uns vergeben so schwer? Weil wir am Konzept der eigenen Schuld festhalten. Wir haben eine sonderbare Idee von Gut und Böse, weshalb wir an Schuld festhalten. Weil es aber für uns unerträglich ist, selbst Schuld zu haben bzw. die Last eigener Schuld zu tragen, suchen wir uns Menschen, denen wir unsere Schuld übertragen können. Feindschaften und Kriege entstehen daraus, beginnen, weil wir nicht vergeben.*

---

[84] Don Alexander in seiner DVD „The five precepts of reiki"

Wenn wir nicht vergeben, praktizieren wir Unfreundlichkeit. Wenn wir unser Herz öffnen, ist da kein Platz für Schuld. In diesem Moment, wenn wir alle Ideen und Anteile von Schuld fallenlassen, wird die perfekte Unschuld und Schönheit um uns herum sein. Es gibt keine Trennung mehr zwischen uns und der perfekten Unschuld, außer in unserer Vorstellung. Wir nähern uns der Unschuld immer mehr an, wenn wir gegenüber anderen freundlich denken, freundlich sprechen und handeln."

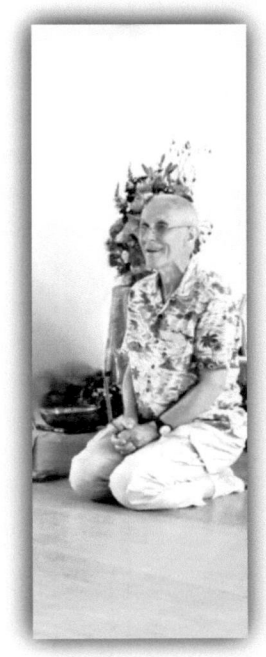

Don's größter Meister

Ich war ein junger Mönch, der in den Wäldern Thailands meditierte und nur selten ins Dorf herunterging, um wie es Brauch war, nach Essen zu bitten. Vor einem großen Bauernhof, lag immer ein riesiger unfreundlicher Hund, der mich täglich anknurrte. Einmal aber knurrte er nicht und ich war sehr zufrieden, denn meine Liebes-Meditation schien mir diesen Morgen gelungen zu sein. Wie ich weiterging, spürte ich plötzlich einen unbändigen Schmerz, drehte mich um und sah, dass es dieser Hund war, der sich in meinem Bein festgebissen hatte. Sofort schoss eine mörderische Wut in mir hoch, die genauso stark war, wie der Schmerz, den ich fühlte. In meiner Phantasie packte ich das Vieh und schleuderte es in ein dorniges Gebüsch, indem es als „gerechte Strafe" hängen blieb. Ich erschrak, denn dies waren die Gedanken einen friedlichen Mönches. Als Mönch gelang es mir rasch, einen anderen Gedanken und damit ein anderes Verhalten zuzulassen: Ich begriff, dass sich der Hund so benahm, weil er im Hundeleben steckte. Das war sein Karma. Durch sein Hundeverhalten steckte er in einem Hamsterrad fest und führt sehr wahrscheinlich, wird er wiedergeboren, auch ein Hundeleben – eine Never-Ending-Story des Leids. In einer einzigen Sekunde hatte sich mein ganzer Groll, der so stark wie mein Schmerz war, in ein ebenso großes Mitgefühl verwandelt. Es war ein ozeanisch-tiefes Mitgefühl, das ich für diesen Hund empfand, der sich daraufhin mit eingezogenem Schwanz verzog. Ich schickte ihm Liebe nach und fragte mich, ob ich jemals einen besseren Lehrer gehabt hatte, als diesen Hund!?

Die Devas lehren uns manchmal auf diese Weise. Warum erzähle ich euch das?

Ich bin kein besonderer Mensch. Zeige mir ein negatives Gefühl, einen furchtbaren Gemütszustand, ich habe oder hatte das alles in mir, ich kenne das. Ich bin nicht besser, aber weil ich jeden Tag meditiere und die Lebensregeln beherzige, brauchte es nur einen Augenblick, dass sich ein mörderischer Gedanke in Mitgefühl verwandelte. – Es ist wie mit der Lotusblüte. Sie wächst bzw. wurzelt im schlammigen Modder. Wenn die Pflanze aber ans Sonnenlicht kommt, verwandelt sie sich in etwas Wunderschönes, Vollkommenes. Auf diese Weise können wir mit unseren Emotionen arbeiten. Wir können die Wut transformieren. Meditation hilft uns in Beziehung zu uns selbst. Die Lebensregeln dienen uns in Beziehung zur Außenwelt! Wenn wir Reiki und die Gokai praktizieren, weiten wir das spirituelle Potential und erreichen Vollkommensein aus dem Herzen heraus! – Ich denke heute noch, dass der Hund freundlicher zu mir war, als ich zu ihm. Es war einer meiner besten, glücklichsten Tage meines Lebens, weil ich eine so tiefe Lehre erfuhr. Ich werde dem Hund – meinem Lehrer – stets dankbar sein!"

„Die wirklichen Helden sind", meint Don, „nicht diejenigen, die im Dschungel meditieren oder ihre Weisheit erst unter Lebensgefahr finden, sondern jene, die die Lebensregeln im Alltag leben und verinnerlichen." – Alles und wirklich jeder, kann Lehrmeister sein, vor allem die unbequemen Momente und verhaltensoriginellen Mitmenschen. Goethe sagte hierzu: „Mach dir den Tag nicht schwerer, ist er nicht Freund, so ist er dir Lehrer!" ☺ Auch Hesse verweist, dass wir andere als Spiegelbild unseres Seins begreifen dürfen: „So musst du allen Dingen Bruder und Schwester sein, dass du nicht unterscheidest, mein oder dein [...] so wirst du denn in allen allstündlich auferstehen!" – Dabei sollten wir darauf achten, den Menschen nicht nur zu nehmen, wie er ist, weil wir ihn damit schlechter machen. „Behandeln wir sie hingegen, als wären sie, was sie sein sollten, so bringen wir sie dahin, wohin sie zu bringen sind", sagt Goethe. „Was du in einem anderen Menschen siehst, das wirst du: Gott, wenn du Gott siehst. Staub, wenn du Staub siehst!"[85] - „Möchte ich die reine Seele des Gegenübers trotz offenkundiger Schwächen erkennen, stelle ich mir vor, vor mir steht ein Kind. Manchmal ist's ungezogen, doch zugleich wundervoll. Ich schaue hinters unartige Verhalten, und sehe da Unschuld, Reinheit. Ich kann das Kind zurechtweisen, aber mit Liebe, auf eine Weise, die ihm hilft, die es emporhebt. [...] Hier treffen die Pfade des wahrhaftigen Kriegers und des Heilers aufeinander", betont Don.

---

[85] Rene Egli: „Das Lola-Prinzip, S. 71

Eine Zen-Geschichte: „Wir können nicht alle retten"

„Es gibt so viele dumme Menschen, so viele, die sich selbst und andere verletzen und der großen Lehre nicht folgen. Ist es nicht eine große Dummheit, dass wir unser ganzes Leben in den Dienst für etwas stellen, das unmöglich ist – wir können sie doch nicht alle retten, Meister!" – „Lieber Schüler, ich war letztens nach dem großen Sturm, der das Meer tagelang aufgepeitscht hatte, am Strand und beobachtete einen kleinen Knaben. Er war emsig damit beschäftigt, einen Seestern nach dem anderen achtsam hochzuheben und zurück ins Wasser zu setzen. Einen nach dem anderen, stundenlang. Ich ging zu ihm hin und fragte, was er denn da machen würde, und zeigte auf die abertausend Seesterne, die der Sturm in seiner Allmacht ans Land geworfen hatte. >Du hast nicht die Macht, einen jeden zu retten! Warum also bist du so eifrig. Was macht dein Tun für einen Unterschied?<, fragte ich voller Bedauern. >Nun<, sagte der Knabe, >Für diesen Seestern hier<, und damit nahm er einen von Zigtausend sanft in die Hände, >für den macht's einen Unterschied!< Bis zum Abenddämmern retteten wir so viele, wir konnten! Lasst uns sein, wie dieser Knabe, der an diesem einen Tag bereits einen Unterschied für Tausende bewirkte."

Was wiegt eine Schneeflocke

„Ein anderes Beispiel, meine lieben Schüler: Einmal ward ich von einem kleinen Kind gefragt, was eine einzige Schneeflocke wiegt. >Nichts<, sagte ich recht unbedacht. Da schaute mich das Kleine an, als sei ich der größte Narr unterm Himmel. >Wie kann es dann sein<, fragte es weiter, >dass wenn Nichts Plus Nichts Plus abertausend Nichts auf einem dicken Ast eines starken Baumes landen, und der Ast zwar knarrt unter der Last, aber noch hält. Wie kann es sein, dass von einem einzigen weiteren Nichts, das sich unendlich sanft dazulegt, der Ast plötzlich nachgibt und bricht!?<"

„Ich möcht mich totlachen, wenn jemand glaubt, er könne nichts bewirken. Ist dir eine Gabe verliehen, so walte damit so frei und froh, wie die Sonne - gib allen von deinem Glanz!" (Paracelsus)

E in weiser König, der zwei wohl geratene Söhne hatte, plagte die große Sorge, wer sein Nachfolger werden sollte. Wer war dafür besser geeignet? Sein Erstgeborener war wohl fleißig und gewissenhaft, strebte nach dem Ausbau des Reiches und ihm gebührte der Thron eigentlich auch, würde man den Traditionen folgen. „Ach, wenn er nur nicht so wenig von den Menschen verstünde", grübelte der König. „Oder soll's der Jüngere werden? Mein Volk liebt ihn, nur liegt ihm nichts am Fortschritt, am Machtausbau!"

Noch am gleichen Tag ließ er seine Söhne vor sich treten und gab ihnen eine große Aufgabe: „Mein Lebenslicht fühle ich langsam verblassen, und mit der Zeit, werden meine Spuren verschwinden. Kleidet euch ins Gewand eines Bettlers und zieht in die Welt, um eure Spuren und Zeichen zu hinterlassen. Wer die deutlichsten Spuren gesetzt hat, soll der nächste König werden." – Der Ältere zog sofort los, den Auftrag des Vaters umzusetzen, ritzte sein Zeichen in den nächsten Baum und auch in den übernächsten; grub tiefe Löcher in den Boden, rammte Pflöcke hinein; errichtete Steintürme, die ihm den Weg weisen sollten. Unermüdlich veränderte er jeden Kreuzweg, auf den er kam, brach Äste ab und legte damit Pfeile aus – der Vater würde stolz sein. Der Jüngere aber sprach mit jedem Menschen, den er traf, hatte für jeden ein Lächeln und Zeit. Zeit zu helfen, hier einen Baum einzupflanzen oder dort Holz für ein Häuschen herbeizutragen. Er spielte mit den Kindern, erzählte ihnen Geschichten und tanzte mit den Frauen. Er lachte mit den Männern und weinte mit einer alten Frau, die ihm von ihrem Leid erzählte, während er ihre Hand hielt. Der ältere Bruder, der ins Dorf kam und sah, wie sein Brüderchen tanzte, lachte und feierte, konnte nicht glauben, was für ein Nichtsnutz er war.

Die Zeit verging und alle Zeichen, die der Ältere gesetzt hatte, verschwanden. Die Bäume mit seinen Zeichen wurden gefällt, die Steine der Pfeile und Türme wurden von anderen für anderes benötigt – alle Arbeit war letztlich umsonst. Er konnte seinem Vater rein gar nichts vorweisen. – Wie der König mit dem Jüngsten ins Dorf kam, liefen alle Kinder herbei, die im jungen Königssohn ihren Freund wiedererkannten. Auch die Alten freuten sich und richteten ein Festmahl aus. Da sagte der König: „Mein Jüngster, du hast Spuren in den Herzen aller Menschen hinterlassen. Du sollst der neue König sein!"

Eine der Lebensregeln kann auch so übersetzt werden und, wenn du mich fragst, passt sie hervorragend zur Regel, gut zu allen Wesen zu sein. Unsere Eltern, die Älteren, sowie auch unsere Meister, haben jene Lernmomente geschaffen,die uns haben wachsen und bis hierherkommen lassen. Wir müssen nicht jedes ihrer Verhalten gutheißen – darüber haben wir ausführlich gesprochen. Dies heißt jedoch nicht, dass wir nicht Respekt dafür haben sollten, dass sie ihre Geschichte haben und ihre Lebenserfahrung, die teils erheblich von unserem Erleben des Seins abweichen und von denen wir gerade darum für unser Vorankommen maßgeblich profitieren können, sind wir weise genug, daraus zu lernen, anstatt uns in Konflikten aufzureiben. Lernen wir von denen, die vor uns den Weg (z.B. des Reiki) gegangen sind, entwickeln wir uns umso schneller weiter, denn viele Irrwege, Sümpfe und gefährliche Steilhänge sind den Alten wohlbekannt. Warum nur, denken die Jungen so oft, viel schlauer zu sein?

Auf Seite 207 bat ich dich darum, dir die Lebensregeln von einem Kind näherbringen zu lassen – erinnerst du dich? Vielleicht wäre – gerade heute – einmal die Gelegenheit, deine Oma oder deinen Opa zu fragen, wofür sie besonders dankbar sind, was die guten Entscheidungen in ihren Leben waren und, was sie heute anders machen würden. Ich will dir ein Geheimnis verraten …: Es wird der Moment kommen, da kannst du sie nicht mehr fragen, da wirst du traurig darum sein, die Zeit mit ihnen nicht mehr wertgeschätzt und sie nicht dieses oder jenes noch gefragt zu haben. Du weißt, was ich meine!? Wenn deine Großeltern bereits gegangen sind, frage die Eltern oder Ältere auf der Straße/ im Altersheim/ bei irgendeinem Fest der Gemeinde …!

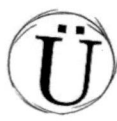 Übung **„Eine weise Instanz befragen"** - Ich kann mir vorstellen, dass dir der liebe, weise Mensch, nach einem kurzen Moment der Verwunderung und des Staunens, sicher gerne Auskunft auf deine Fragen gibt! ☺ Auf welche Fragen also hättest du von einer weisen Instanz gerne Antwort? (Erinnere dich vorm Ansprechen der Person an den Pygmalion-Effekt (S.181): glaubst du daran, dass die Person ein Quell der Inspiration und Weisheit ist, dann ist sie das auch!)

Deine Fragen & Antworten:

_____

_____

_____

_____

Takata Sensei war es, die aus der allgemeineren Lebensregel „Sei gut zu allen Wesen" für den Westen „Ehre deine Eltern ...." machte. In Japan ist dies so grundlegend, dass es nicht extra ausformuliert werden muss. Weil aber der Frieden mit den Eltern so essentiell für Heilung ist, bekam es mehr Gewicht. Paul Mitchell schlug in seinem Lebensregel-Workshop eine spannende Partnerübung vor: Wir sollten miteinander ins Interview gehen, wobei einer den Satzanfang sagt: „Ich kann oder will meine Eltern (und Älteren / Lehrer) nicht ehren, wenn ..." – das Gegenüber vollendet den Satz und spürt am Ende in die Antworten hinein. In der Auswertung sagte Paul: *„Meine Eltern haben alles dafür getan, dass ich geboren wurde, dass ich lebe und bis heute überlebt habe – alles (mein Potential) stammt von meinen Eltern, deshalb gebührt ihnen Ehre und ich tue gut daran, mich vor ihnen zu verbeugen, selbst wenn es nicht immer einfach mit ihnen war!"* Im letzteren Fall – wenn sie mir also keine Freude oder Freunde waren – waren sie meine Lehrer. Sie lehrten mich unter Umständen, wie ich nicht werden möchte und auch dafür kann ich mich verneigen. Immer wieder darf ich mich erinnern: Ganz gleich was war, ich bin nicht frei von Verantwortung für mein Denken und Handeln. Jeder hat die Wahl und kann sich entscheiden, in jedem Moment das Beste zu geben/ das Lichtvollste aus sich zu machen. *„Ich möchte zum Beispiel eine Person sein"*, sagte Paul, *„die einen anderen Menschen sieht und nichts über ihn denkt, nur ein offenes Herz hat! Die Lebensregeln sind eine Disziplin des offenen Herzens, der Liebe!"* Erinnere dich: Alles, was du denkst, fühlst du; was du denkst, strahlst du aus. Was du ausstrahlst, manifestiert sich. Jeder Mensch und jedes Tier liest dich, auch unbewusst und ohne Worte. Lass nicht zu, dass auf der Stirn „Bitte, liebe mich nicht!" oder „Hau mir in die Fresse!" steht, nur weil du dich ungeliebt fühlst. Hast du schon einmal unsere Reiki-Meister gefragt, wie du alten Schmerz leichter loslassen kannst oder Selbstliebe aufbaust? ☺

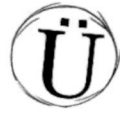

Übung „Unserer Meister fragen": Während der Meister-Ausbildung bekommen meine Schüler diese Aufgabe. Mittels des HSZSN sollen sie einen unserer Reiki-Großmeister aufsuchen bzw. diesen bitten, sich mit ihm/ ihr zu verbinden. Man könnte diese Übung auch „Channeln" nennen, denn wirklich, die weisen Antworten auf die gestellten Fragen sind immer wieder absolut unglaublich! Welche Lebensfrage würdest du welchem unserer Meister stellen?

Bitte mache dir bewusst, dass du deine Antworten auf ganz unterschiedlichen Wegen bekommst: vielleicht hörst du wirklich innere Stimmen oder siehst innere Bilder!? Zumeist sind es Gefühle, die sich bemerkbar machen. Manchmal aber spricht auch einfach die äußere Welt mit dir, Passanten, Tiere, Dinge, auf die du aufmerksam wirst. Sei ganz offen, für alle Wandlung die sich vollzieht, sobald du den Meister rufst und dich mit ihm verbindest! ☺

Deine Frage: _____

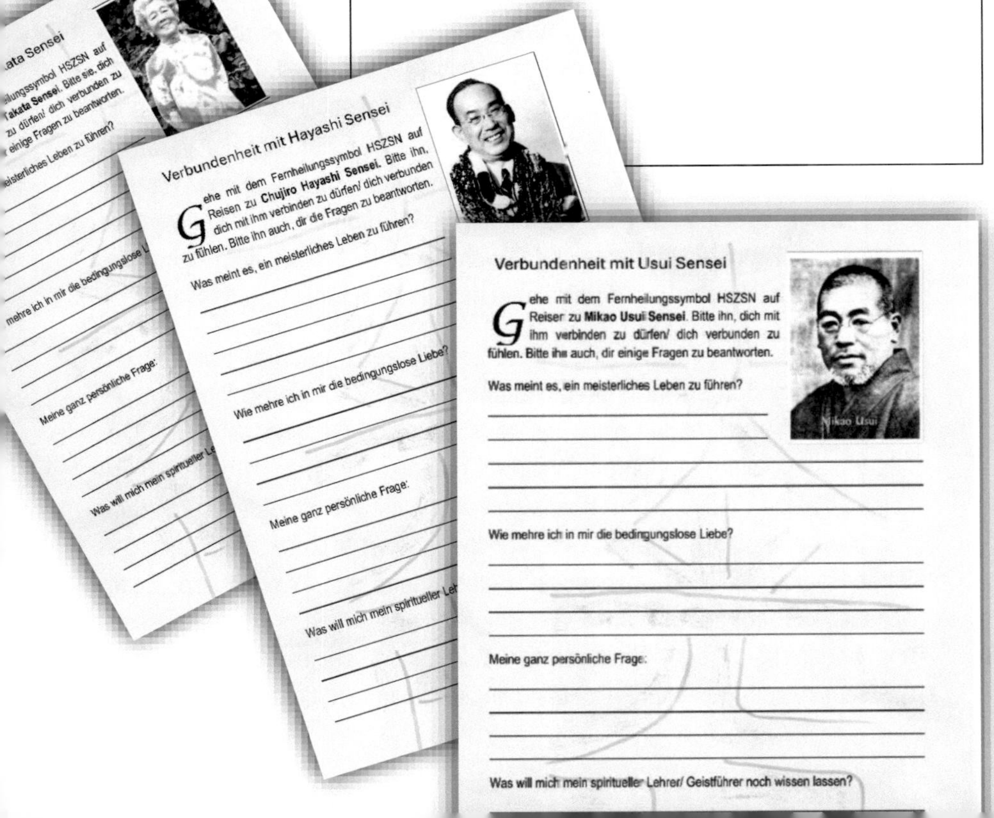

...ata Sensei

...eilungssymbol HSZSN auf
...akata Sensei. Bitte sie, dich
zu dürfen/ dich verbunden zu
... einige Fragen zu führen?

...eisterliches Leben zu führen?

...mehre ich in mir die bedingungslose L...

Meine ganz persönliche Frage:

Was will mich mein spiritueller L...

Verbundenheit mit Hayashi Sensei

Gehe mit dem Fernheilungssymbol HSZSN auf Reisen zu **Chujiro Hayashi Sensei**. Bitte ihn, dich mit ihm verbinden zu dürfen/ dich verbunden zu fühlen. Bitte ihn auch, dir die Fragen zu beantworten.

Was meint es, ein meisterliches Leben zu führen?

_____

Wie mehre ich in mir die bedingungslose Liebe?

_____

Meine ganz persönliche Frage:

_____

Was will mich mein spiritueller Le...

Verbundenheit mit Usui Sensei

Gehe mit dem Fernheilungssymbol HSZSN auf Reisen zu **Mikao Usui Sensei**. Bitte ihn, dich mit ihm verbinden zu dürfen/ dich verbunden zu fühlen. Bitte ihn auch, dir einige Fragen zu beantworten.

Was meint es, ein meisterliches Leben zu führen?

_____

Wie mehre ich in mir die bedingungslose Liebe?

_____

Meine ganz persönliche Frage:

_____

Was will mich mein spiritueller Lehrer/ Geistführer noch wissen lassen?

Die 5, 10, 15 Gebote ... in den großen Religionen
- Ist die Anzahl der „Ver- oder Gebote eigentlich beliebig?

Vielleicht kennst du den Sketch, der im Internet immer wieder kursiert: Moses empfängt auf dem Berg Sinai, während sein Volk am Fuße wartet, von Gott drei Tafeln mit jeweils 5 Geboten. So steht er auf einer Felskanzel über den Seinen und beginnt seine Predigt „Hört mich an, von Gott gebe ich euch diese 15 ...", als ihm in diesem Augenblick eine der drei Tafeln aus der Hand rutscht und am felsigen Boden zerbricht. „... gebe ich euch diese 10 Gebote!" – In mir drängt sich manchmal die Frage auf, ob die Zahl „5" symbolisch ist und soviel meint, wie: „Hier ist ein netter Anfang, kümmere dich zuerst darum, der Rest folgt automatisch (wenn du bereit dazu bist)!"

In der **Numerologie** steht die **Fünf** für Erneuerung, eine große Freiheitsliebe und dem steten Streben nach Unabhängigkeit. Wenn wir unser Leben frei und offen gestalten und Fremdbestimmung abschütteln können, macht uns das einerseits glücklich und zufrieden. Andererseits kann eine ständige Suche nach Neuem, nach Erlebnissen, zu einer großen inneren Unruhe und Rastlosigkeit führen. Die Folgen davon sind Unausgeglichenheit, fehlende Rücksichtnahme, ein hohes Maß an Empfindlichkeit und schlimmstenfalls Krankheit. Die 5 schwankt also zwischen der notwendigen Erneuerung/ Veränderung, dem Wachsen eigener Flügel und zugleich dem Bewahren von Wurzeln! – Die Zahl 10 symbolisiert in der Numerologie Vollkommenheit, die universelle Ordnung, vollendete Harmonie und Gleichgewicht. - Die 10 steht dabei u.a. zugleich für Neuanfang, Spiritualität und den eigenen Einfluss aufs Schicksal.

Schauen wir uns einmal maßgebliche Lebensregeln anderer Kulturen an: So gibt's **für jeden Buddhisten 5 sittliche Gebote:** Töte nicht (nicht Mensch, Tier oder Pflanze), stehle nicht, sei keusch (reinen Gedankens, reiner Gefühle, reiner Taten), sprich die Wahrheit (verletze nicht durch Worte, führe keine sinnlosen Gespräche), berausche dich nicht (damit Geist & Verstand klar bleiben mögen). Nonnen und Mönche leben darüber hinaus nach 10-Sitten-Regeln und 227 Einzelregeln. Selbstredend gibt es noch den „Edlen achtfachen Pfad" der dich an die Weisheitssuche erinnert, an das Gelassen- und Friedfertig-bleiben, Niemandem zu Schaden, seine Pflichten zu tun, achtsam zu sein & besonnen zu handeln, sowie zu meditieren!

Der **Islam**[86] hat **5 Grundsäulen**: das Glaubensbekenntnis, dass es nur einen Gott gibt, tägliche Gebete, das Fasten im Monat Ramadan, das Spenden von Almosen an Bedürftige und die Pilgerfahrt nach Mekka. Andere Lebensregeln und Rituale sind in den „Hadith" beschrieben, wie: geht respekt- und würdevoll miteinander um, ehrt die Älteren und Eltern, kümmert euch um Kranke, esst gut und rein (kein Schwein) und verzichtet auf alles, was euch krank macht/ energetisch schwächt (kein Alkohol), verzichtet auf Gewalt, Hass und üble Nachrede etc.! Besonders wichtig ist im Islam die tägliche Praxis, vornehmlich die Gebete. Wer seine Pflichtgebete vernachlässigt, sich nicht mit Gott verbindet, bringt auf Dauer Unglück ins Haus., heißt es. Man müsse erst seine Gebete sprechen (Bitten und Danken), dann wird sich die Veränderung vollziehen. Wer aber das Gebet vernachlässigt, der nimmt Allah (Gott) nicht ernst – wenn der Mensch Gott nicht ernst nimmt, wird auch Gott ihn nicht ernstnehmen. Das führt zu Verwirrung und Unruhe im Leben. Daher solltest du „**5x täglich in Gottes Gegenwart treten**".

Im Hinduismus ist zumindest ein Morgen- und ein Abendritual erwünscht, in denen rituelle Reinigung, Atemübungen, das Rezitieren heiliger Verse (Methoden, die den Geist ins Hier & Jetzt zurückbringen), die Verehrung der Götter (Dankbarkeit) und die Vertreibung von Geistern und Dämonen (was auch die inneren Dämonen, wie Ärger & Sorge meint) im Vordergrund stehen. Dieser „Gottesdienst" wird dabei im eigenen Haus oder an einem der vielen Tempel und Schreine praktiziert. Das Gesetz das die Welt zusammenhält, das **Dharma**, nach dem die Hindus leben, enthält unzählige Normen, Rechte, Sitten, Gebräuche, Vorschriften, die für Männer und Frauen, für Jung und Alt bzw. für Angehörige anderer Kasten zum Teil ganz unterschiedlich sind. Grundlegend sind aber **10 Lebensregeln**: Halte dich rein (iss kein Kuhfleisch, faste regelmäßig, iss' hauptsächlich vegetarisch, praktiziere deine Übungen), sei zufrieden, sei freundlich und geduldig, richte dich nach den Göttern (feiere das Leben, die Gemeinschaft, Mutter Erde und die Götter), ehre die Älteren und die Brahmanen (Asketen, Priester), verzichte auf Gewalt (zerstöre und verletze nicht), lüge nicht (sei aufrichtig), nimm nichts, was nicht dein ist und neide nichts, sei nicht unbeherrscht oder gierig, bilde dich (studiere das Dharma), auf dass du gutes Karma sammelst oder den Kreislauf beendest!

---

[86] Lebensregeln im Islam | Religionen Entdecken

Im Hinduismus glaubt man wie in beinahe jeder Religion an Wiedergeburt. Selbst im Christentum rezitiert man: „Ja, ich glaube daran, Jesus ist auferstanden von den Toten!" – Ob man nach dem Übergehen aber im Himmel bei Gott sitzt oder als neuer Seelenfunken zurück auf die Erde kommt, ist strittig. Nahtoterlebnisse erzählen tausendfach davon, dass das Ende nicht das Ende, sondern ein neuer Anfang ist. Hindus glauben daran, dass man als Mensch oder Tier, Zimmerpflanze oder als Politiker wiedergeboren wird. Als was genau, das bestimmt dein Karma. Karma heißt: Taten haben Folgen, positive wie negative. Gute Taten, Gebete, Meditation häuft gutes Karma an oder kann durchaus vollbringen, sogar den ewigen Kreislauf zu durchbrechen, um sich mit Gott wieder zu vereinen! Die durchaus ähnlichen Gebote aller Kulturen haben vielleicht nur den Sinn, dass wir uns für das öffnen, was uns von Gott als Segen entgegenfließt!? Sollen wir nur ausgerichtet sein, auf das große unergründliche Geheimnis?

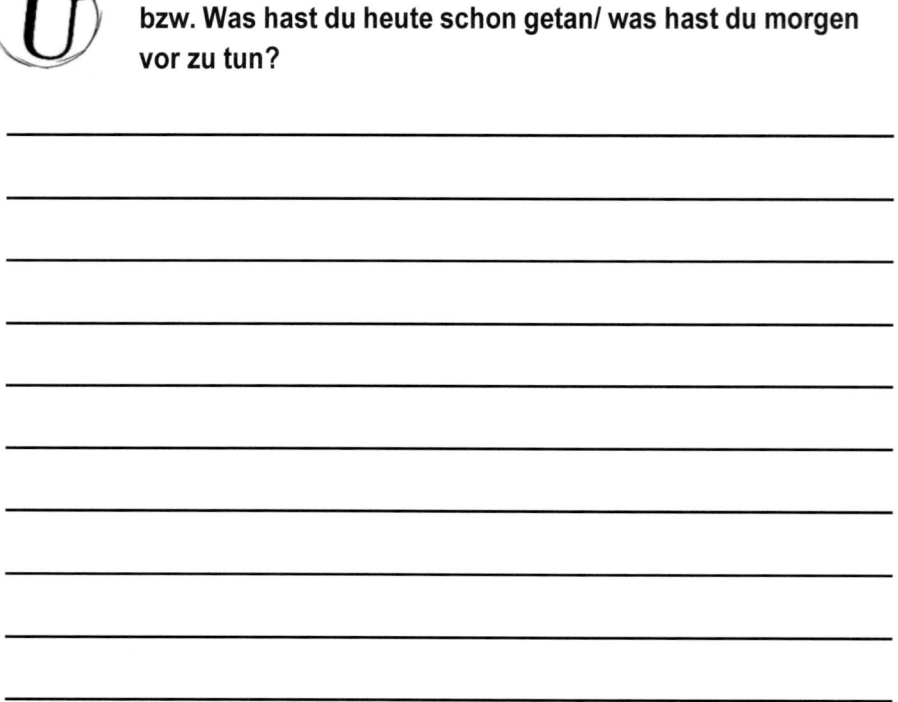 **Übung: Was tust du, um täglich gutes Karma anzuhäufen bzw. Was hast du heute schon getan/ was hast du morgen vor zu tun?**

Vergleich der 10 Gebote und unserer Lebensregeln

D ie ersten 3 christlichen Gebote regeln die Beziehung zwischen Gott (der aus der Sklaverei befreite) und den Menschen: es gibt nur einen Gott, du sollst keine anderen Götter neben ihm haben, sollst dir kein Bildnis machen, aber den Namen achten, ihn ehren und (ihn) am siebten Tag feiern.

Viele Menschen haben ein Problem mit dem Christentum, weil sie nicht an Gott glauben können oder wollen. In den Momenten, in denen ich mich mit Gott Eins fühle, fühle ich mich rundum geliebt, fühle nur Liebe, bin nur Liebe. Schaut man in das germanische Wörterbuch bedeutet der Wortstamm „god" „vereinigen", ineinander fließen/ gießen; andere Adjektive mit ähnlichem Wortstamm sind gut, heilsam beträchtlich, mächtig, groß; mögliche Substantive wären Güte, Tugend, Gnade, Würde, Heil, Freude, größte Wonne oder purstes Glück. Der Gottvater der Germanen – Wodan oder Odin – ist schlichtweg der Odem-Gebende, das uns atmende/ allumfassend liebende Prinzip! – In diesem Sinne könnten wir die christlichen Gebote wie folgt deuten:

1. **Es gibt nur eine einzige Kraft im Universum: die Liebe!**
   Nichts hat neben ihr irgendeine Bedeutung. Beachte sie zu mehren. All dein Sinnen und Trachten, wie auch dein Tun soll jederzeit von reiner Liebe geprägt und durchdrungen sein. Nimm dir täglich Zeit, diese Kraft in dir zu erneuern, zu genießen, sie miteinander zu feiern. – Im Christentum heißt es ferner und meines Erachtens erweiternd: Liebe Gott und liebe deinen Nächsten, wie dich selbst (beginne hier)!

   Wenn du dich wieder und wieder auf die Liebe fokussierst, folgt die Energie deiner Aufmerksamkeit und du wirst diese Energie in dir und um dich herum ausdauernd stärken. „Die Liebe ist die stärkste Arznei", wusste schon Paracelsus und verweist damit auf die Macht der Geistheilung, der Geistigkeit alles Seienden!

   Hier muss jedem ersichtlich werden, dass es um eine Wiedervereinigung zwischen den Menschen an sich, zwischen Mensch und Mutter Erde (der Natur) und dem Mensch mit dem Vater im Himmel (Gott, dem Schöpfer) geht.

Die Liebe ist dabei „Tür zur Freiheit", denn sie befreit uns von dem Irrglauben des eigenständigen, getrennten Selbst; sie befreit uns von altem Groll, Ängsten und Sorgen, von Geistesgiften und Selbstverzauberung. Die Liebe ist das Alpha und Omega. Aus ihr wird alles geboren, zu ihr fließt alles zurück! Wer in dieser Liebe ist, erfüllt alle anderen Gebote automatisch. Die Liebe ist m.E. somit das **„Kyo dake wa"** unserer Lebensregeln, denn lieben kannst du nicht gestern oder morgen; lieben kannst du nur im Augenblick ... eben **„gerade heute"!**

Alle anderen Gebote regeln scheinbar „bloß" das menschliche Miteinander:

Du sollst nicht töten (Zorn), stehlen (Maßlosigkeit/ Selbstsucht), ehebrechen (Begehren/Wollust) oder falsch Zeugnis geben (Hochmut), denn tust du dies, säst du Ärger, und jeder erntet, was er sät, so will es das Resonanzgesetz. Du sollst vermeiden, was Ärger schafft. Wer sich einmal verfehlte, weiß, wie sehr die Sorgen auf seinen Schultern haften, erwischt zu werden, was ebenso das Herz gewaltig in Unruhe bringt. Diese Unruhe raubt der Liebe ihren Platz im Inneren, weshalb es heißt: **„Gerade heute ärgere und sorge dich nicht!"**

Du sollst nicht begehren deines Nächsten Haus, Frau, Magd oder Knecht, Sklaven, Viehbestand, Reichtum ...! In diesem Gebot verstecken sich die starken Geistesgifte Gier und Neid, die alles Gute zunichtemachen können. – „Sich mit dem Nächsten zu vergleichen ist das Ende des Glücks und der Anfang der Unzufriedenheit", heißt es. Die Befreiung der Todsünde geschieht durch das Dankbarsein für das dir Gegebene. In diesen Geboten steckt also nichts anderes als unsere Lebensregel **„Gerade heute bin ich dankbar!"** Wer dankbar ist, schöpft hieraus eine Menge Kraft und Elan, um die bleierne Trägheit des Herzens (Todsünde Faulheit) für alle Ewigkeit zu überwinden. Mit dem Überwinden der 7 Todsünden wiederum, wirst du zum Erschaffer eines neuen Seins. „Nichts ist für den unmöglich, der glaubt", mahnt Jesus und lässt uns wissen, dass Seligkeit den erwartet, **„der hart an sich arbeitet"!** Das Beste ist: du bist mit deiner Arbeit nicht allein: „Ehre deinen Vater und deine Mutter" (damit du lange lebst und es dir gut geht). Verwiesen wird nicht zuletzt auf die Kraft der geheilten Ahnenlinie und der guten Gemeinschaft: **„Sei also gerade heute gut zu allen Wesen!"**

Exkurs: Die kosmische Ordnung

Der Aspekt des „mystischen Ordens" wird an mancher Stelle als „kosmische Ordnung" uminterpretiert. Großmeisterin Phyllis Furomoto, welche die Wirklehre der vier Aspekte ins Reiki-System integrierte, meinte dies nur am Rande. Das soll nicht heißen, dass es nicht spannend wäre, sich den erweiterten Aspekt zu Gemüte zu führen. Was meint „kosmische Ordnung"? Für mich sind die kosmischen bzw. hermetischen Prinzipien gemeint – Gesetzmäßigkeiten, die, wenn ich mir ihrer bewusst bin und sie einhalte, hervorragende Orientierungspunkte im Leben geben. Da die hermetischen Prinzipien ein eigenes Buch füllen könnten, sollen sie hier nur kurz und knapp beleuchtet werden: Alles besteht aus Gedanken, dem Gesetz des **Mentalismus. Alles ist Geist, reines Bewusstsein und alles ist Eins (Gott, Allah, Chi),** das besagt das 1. kosmische Gesetz, dass der Geistigkeit. Die Bibel lehrt uns schon, dass Gott uns nach seinem Abbild geschaffen habe, was meint, dass wir nicht nur „göttlichen Ursprungs", sondern göttlich sind. Jesus sagte, dass die Kraft, die von ihm ausgehe, auch in uns sei: „Nicht ich, dein Glaube hat dich geheilt!", „Was ihr dem Geringsten meiner Brüder getan habt, habt ihr mir getan" sowie „Ich und der Vater sind Eins"[87]

Dabei gibt es keine objektive Welt. **Wenn alles Geist ist, ist die Welt das, was ich von ihr denke.** Wir sind keiner guten/ schlechten Welt ausgeliefert, die Welt wird durch meine Gedanken beeinflusst. „Das ist doch Blödsinn", sagst du. Ja, du hast recht, denn die Welt ist das, was du von ihr denkst. Du gibst mir recht? Dann hast du recht, die Welt ist, was du von ihr denkst! Die Wissenschaft weiß das schon lange und nennt es ein „gewaltiges Problem", denn keine wissenschaftliche Studie dieser Welt ist objektiv. Der Beobachter verändert die Ergebnisse allein durchs Beobachten! Er findet heraus, was er glaubt, denn sein Glauben/ Wollen verändert die Ergebnisse. Ich möchte nur kurz an 2 Aspekte erinnern: wir wissen, dass jemand der Angst vor etwas hat, die Umstände direkt anzieht, wovor er Angst hat, was heute gemeinhin als eine Sich-selbst-erfüllenden-Prophezeiung bezeichnet wird. (Solche Vorstellungen oder Glaubenssätze drängen immer nach Erfüllung. „Dir geschehe nach deinem Glauben", so Jesus.)

---

[87] Rene Egli: „Das Lola Prinzip", S. 94

Der zweite Aspekt ist der Pygmalion-Effekt[88], der beweist, wie viel Macht unser Denken über Menschen und selbst über Tiere in unserem Umfeld hat: Lehrern wurde beispielsweise erzählt, dass einige ihrer Schüler einen Intelligenztest absolviert hätten, was nicht stimmte, dem Lehrkörper aber suggerierte, dass er Genies in der Klasse hätte. Nach einem halben Jahr hatten sich exakt diese Schüler in allen Bereichen überdurchschnittlich gesteigert, allein weil der Lehrer ihre Intelligenz annahm. Das mag dich jetzt nicht sonderlich verwundern, da es sich ja um menschliche Probanden handelte, die evtl. in der darauffolgenden Schulzeit speziell gefördert wurden! Ein weiteres Experiment mit Ratten, die durch ein Labyrinth laufen sollten, toppte alles: den Studenten wurden zwei Labyrinthe und zwei Gruppen von Ratten vorgesetzt: die eine Rattengruppe kenne das Labyrinth gut und wäre über Jahre besonders intelligent gezüchtet worden. Die anderen Ratten hätte man gerade erst gefangen. Die für intelligent gehaltenen Ratten, obschon es keinen Unterschied gab, absolvierten die Aufgabe beträchtlich schneller! Der einzige Unterschied zwischen den Versuchsgruppen war, was die Menschen über die Tiere dachten. Die Gedankenschwingung veränderte alles.

Jetzt frage ich dich, lieber Leser: Wer ist also so blöde, sich eine schlechte Welt zu denken oder einen anstrengenden Partner oder nervige Nachbarn??? Wir, wir sind so blöd, von der Welt zu meinen, dass sie ungerecht wäre, wobei wir nicht verstehen, dass dieser „kollektive Gedanke" niedrigschwingend genau das bewirkt, was wir überhaupt nicht wollen. „Die Welt ist so brutal", sagen wir, nachdem wir den nächsten Amoklauf in den Nachrichten gesehen haben und bemerken leider nicht, dass die kollektive Aufmerksamkeit von 80 Millionen Zuschauern genau die Schwingung in die Welt hinaussendet, die das nächste tragische Ereignis energetisch puscht. Die „tragödiengeilen" Medien – und auch sie sind „bloß" das, was ich von ihnen denke – sorgen mit ihrer Verbreitung erst dafür, dass die Energie in jedes Wohnzimmer fließt!!! Die beste Möglichkeit, Ängste zu reduzieren, gesund und hochschwingend zu bleiben, ist heute das Medienfasten. Die letzte Stunde vorm Zubettgehen, sollte ohne Handy/ Fernsehen verbracht werden, z.B. mit einem guten Buch, mit Meditation und Reiki, mit kuscheln, Sex oder einem Gespräch darüber, wofür wir heute dankbar waren/ was den Tag zu etwas Besonderem machte.

---

[88] Birkenbihl: „Train the Trainer"

Der Glaube, selbst wenn er klein, wie ein Senfkorn ist, kann Berge versetzen, heißt es. Und eine Umarmung, oder nur ein Lächen oder ein gutes Wort, können riesige Veränderungen bewirken, ist das nicht fast wie Zauberei. ☺ Der berühmte Zaubervers „Abrakadabra" – sicherlich kennst du ihn auch – meint wörtlich übersetzt einen Segen, der verlauten lässt: „ich werde erschaffen, während ich spreche. Jedes Wort ist ein manifestierter Gedanke.

„Aus der Fülle des Herzens spricht der Mund", so Jesus, und erinnert dich an unsere Sage der „Drei Siebe", aus welcher die Weisheit quilt: sprich nur aus, was wahrhaftig, gut und bedeutsam ist, auf dass deine Zukunft so sei! Uns allen geschieht nach unserem Glauben, weil unser Potential allgewaltig ist, weil wir das Königreich Gottes in uns tragen.

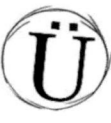

Lass uns gerade heute unseren Geist disziplinieren und dieses mächtige Werkzeug nutzen. Visualisiere jetzt und hier deine Ziele/ deine schönste Vision deiner Selbst/ dein vollkommenes Leben. **Erlebe dich in der göttlichen Macht/ der bereits manifestierten Wunschvorstellung. Erlebe dein erreichtes Ziel!** Das kannst du dir nicht oft genug vorstellen! Wie fühlt es sich an?

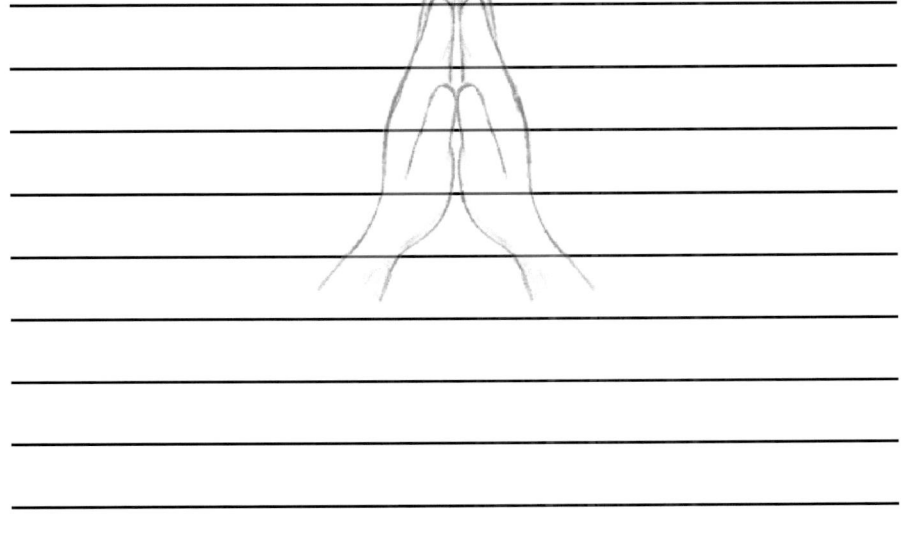

Gesetz der Resonanz bzw. Entsprechung: Ewig findet eine Spiegelung von Makro- und Mikrokosmos statt: die Schöpfung spiegelt sich in uns. So gleicht die Struktur eines Atoms z.B. unserem Sonnensystem. Um das Innere zu verstehen, genügt es nach außen zu schauen. Was spiegelt mir meine Umgebung? Aus dieser Perspektive heraus, bin ich niemals Opfer von was auch immer, von Gewalt, anderen Menschen, Opfer unserer Krankheiten – alles entspricht der inneren Haltung und der Macht, die wir einmal opferten. Wann immer etwas gut läuft in unserem Leben, meinen wir stolz dafür verantwortlich zu sein (und haben recht). Läuft aber etwas entsetzlich schief, suchen wir Ausreden und Schuldige. Wir brauchen nicht lang zu suchen, sondern nur in den Spiegel schauen: da sehe ich den naiven Verursacher. Wir sind höchstens und immer nur Opfer unseres eigenen, verirrten Denkens. Wenn du gesund werden, auf allen Ebenen heil werden oder andere heilen willst, heile die Emotionen. Umgib dich mit positiven Einflüssen: andere Menschen, Heiler, heilsame Kraftorte, heilige Jahresfeste, kraftvolle Rituale Meditation und Gebet. Verbinde dich bewusst mit deinem höheren Selbst, mit den wohlwollenden Elementarwesen, deinem Schutzengel oder mit Gott – eben mit den höheren Kräften der Schöpfung – denn sie alle sind da und wirken für dich, sobald du dich für diese inneren und äußeren Welten öffnest. Erinnere dich: Alles ist Eins und jeder ist mit allem verbunden, daran glaube. Die Veränderung muss mit dir beginnen, dein freier Wille muss gefasst sein, du musst dich für die höheren Schwingungen öffnen wollen und es auch tun.

Gesetz der Schwingung: Alles im Universum ist in Bewegung, alles schwingt. Nichts ist im Stillstand, nichts ist ewig. Aus diesem Blickwinkel gibt es keine unheilbare Krankheit. Jesus demonstrierte dies mit seinen Wundern! Spontanremission war aber nicht nur zu seinen Zeiten und durch ihn möglich. Wunderheiler auf der ganzen Welt demonstrieren Geistheilung und selbst die Schulmedizin erkennt die Heilkraft des Glaubens – die Placebowirkung – an. Auch Paracelsus wusste mit der Kraft von Schwingung zu heilen, schleppte totkranke Menschen ins nächste Wirtshaus, um deren Lebensfreude (höhere Schwingung) mit Gaumenfreuden anzuheben. Er erzählte wunderbare Geschichten aus seinem Leben und erinnerte: „Zuerst heile mit Worten, dann mit der Arznei, zuletzt mit dem Messer." Paracelsus – Europas berühmtester Arzt – wusste also zu Beginn des 16. Jahrhunderts, dass man mittels Veränderung der Schwingung (Worte, Töne, Farben etc.) Heilimpulse setzen kann.

Novalis, der große Dichter und Mystiker der Romantik wird zwei Jahrhunderte nach ihm darstellen „Jede Krankheit ist ein musikalisches Problem", sprich: ein Problem der Schwingung/ der Frequenz. Ein kranker Mensch ist, wie ein verstimmtes Musikinstrument und erzeugt „disharmorische Töne" (Wellen der Aggression, Unfrieden, Ängste etc.). Wir sagen ja auch: „Er ist verstimmt!" Spannend ist, dass sich das Wort „Person" vom lateinischen Begriff „sonare" ableiten lässt, was „tönen" bedeutet. Jeder Mensch tönt/ schwingt in die Welt, harmonisch oder disharmonisch, doch das ist, wie du mittlerweile weißt, veränderbar! ☺ „Dein Glaube hat dich geheilt", sagt Jesus und verweist darauf, dass sich schlichtweg die Schwingung verändert hat. Erinnere dich in jedem Moment, gerade heute: du kannst deine eigene Frequenz verändern, wenn du dich auf Freude/ Dankbarkeit konzentrierst, wenn du dich „in den Himmel hineindenkst/ hineinfühlst". Ganz gleich, worauf wir uns konzentrieren: Es wächst! Denkst du an deine Schwächen, wachsen diese. Konzentrierst du dich auf Sorgen oder Krankheit, bekommen diese mehr Kraft. Konzentrierst du dich auf Wohlstand, wächst dieser. Bleibst du im Frieden, mehrt sich der.

Du kannst ja einfach ein kleines Experiment machen und fünf Minuten lang Hass denken bzw. eine Situation verinnerlichen, die dich zur Weißglut bringt. Es reicht auch, dir 5 Minuten die Tagesnachrichten anzugucken. Du hast sicher eine leise Idee, wie es dir danach geht, oder? Fokussiere dich möglichst rasch auf Liebe, deine stärkste Erinnerung an Liebe (da wir empathische Wesen sind, musst du die Liebe nicht einmal selbst erlebt haben. Wie beim Torpedieren deiner Lebensenergie durch Nachrichten gucken, kannst du dir Liebe durch eine Liebesszene irgendeines Filmes einladen! Oder du gibst dir – noch einfacher – Reiki! Das allerbeste an Reiki ist, dass wir keine Menschenseele brauchen, keinen Arzt, Therapeuten, Astrologen, Hellseher etc., um unsere Schwingung zu steigern und uns selbst und damit die Welt positiv zu beeinflussen. Wir haben gelernt, aus uns selbst heraus das zu schöpfen, was wir schöpfen wollen, zumindest wenn wir Reiki als spirituelle Disziplin zur Persönlichkeitsentwicklung betrachten! ☺ – Wenn du nun noch bedenkst, dass jeden Tag zig Millionen Zellen in deinem Körper neu entstehen, und er sich binnen 7 Jahren runderneuern kann, was soll da unmöglich sein!? ☺ Die meisterliche Übung besteht darin, die neuen Zellen nicht mit altem Quark zu beschreiben. Darum sollten wir täglich unsere Gedanken kultivieren und ins Kraft- und Lichtvolle lenken!

Veränderung ist demnach immer möglich, daran erinnert uns das kosmische Gesetz der Schwingung. Nichts ist statisch. Das Leben kann jederzeit eine neue Richtung einschlagen, wenn du bloß deine Schwingung änderst! Die höchste Schwingungsfrequenz ist die der reinen Liebe, das lehrte uns Jesus durch sein Vorbild und erinnerte uns daran, dass das, was er tat, auch von uns möglich wäre. Unser menschliches Potential – von dem wir durchschnittlich nur 1/10 nutzen – bestehend aus Intelligenz und Energie – das weiß man heute zur Genüge, ist unendlich groß, ist grenzenlos[89] zumindest, wenn ich daran glaube. Auch hier kann ich mit Sorgen oder Zweifeln selbstredend meine eigene Macht blockieren. Wichtig ist, die Intelligenz näher zu betrachten, denn das, was wir ihr heute zuschreiben ist zumeist **Kopfdenken**, das in engen Entweder-oder-Strukturen gefangen ist, Menschen und Situationen verurteilt, Dinge zerdenkt und trennt, aus dem Einssein fällt und damit erst die Probleme schafft, die es zu lösen versucht. „Wir können nicht mit einem begrenztem Denken die Probleme des unbegrenzten Lebens lösen", so Egli, Einstein zitierend. Entscheidend für die Intelligenz und damit für das Ausschöpfen unseres Potentials ist das **Herzdenken**, das Gefühl/ unsere Empathie und Intuition. Ich kann dir gar nicht alle Situationen aufzählen, in denen ich mein wirklich fulminantes Kopfwissen in einem Reiki-Coaching aufgeben musste und nur das Freimachen vom Ego und mein Wunsch „reiner Kanal zu sein", mich an das große Ganze anzudocken, die Lösung herbeiführte – und das im Eiltempo!

Eine andere Möglichkeit, um rasch die Schwingung zu steigern, ist das Zusammenkommen hochschwingender Menschen, deren Energie sich potenzieren kann. Jesus sagte zum Wert der echten Gemeinschaft: „Wo zwei oder drei in meinem Namen versammelt sind, da bin ich mitten unter ihnen!" – Die Energie von Liebe, Glaube und Einheit werden in der Gruppe verstärkt. Dort wo Menschen in einem Sinne gemeinsam handeln, kann Unglaubliches geschehen, im Guten, wie im Herausfordernden, dieser Verantwortung sollte ich mir bewusst sein. Im Guten, der Energieerhöhung, siehst und fühlst du es nach größeren Reikitreffen – du bist wie elektrisiert und schwebst über dem Boden. Im Negativen z.B. bei der Psychologie der Massen, von der man wie gefangen/ benommen ist, z.B. bei Hooligan-Gruppen oder Kriegseuphorie.

---

[89] Rene Egli: Das Lola-Prinzip, S. 72 ff.

Darum ist es so essentiell achtsam zu sein, sich aufzutanken/ sich regelmäßig an Reiki/ an Gott anzubinden, denn die eigene Energie zu erhöhen, hilft dir, dich vor Fremdschwingungen zu schützen. Es geht nicht darum, sich schützen zu wollen, aus der Angst heraus, sondern darum, Gutes weiterhin aus großer Kraft heraus bewirken zu können. Die höchste Schwingung und beste Arznei ist die Liebe, weiß Paracelsus. Wenn ich in Liebe bin und bleibe, bedarf es keines Schutzes. „Alle Dinge lasst in Liebe geschehen", erinnert uns die Bibel (Korinther 16:14) und „alle Dinge sind möglich, dem der da glaubt" (Markus 9:23). Wir sind aufgerufen, ganz bewusst mit Worten umzugehen, nicht jeden Gedanken frei herauszusprechen, sondern gut zu wählen, was ich denken und sagen möchte, im Wissen, dass ich damit Wirklichkeit erschaffe. Wir wissen, dass unsere Worte die Schwingung verändern. Umso größer ist die Tendenz der Verwirklichung, „je größer das Energiepotential des betreffenden Gedankens ist!"[90] Sehr energievolle Gedanken sind Freude oder Dank im wünschenswerten Sinne, aber eben auch die Angst. Oft genug musste ich erleben, wie Spinnenangst z.B. sich von einer Erzieherin auf eine ganze Kindergartengruppe übertrug. Nach wenigen Wochen hatten alle Kinder, die vorher so fasziniert von der göttlichen Natur waren, plötzlich Hemmungen, sich auf den Boden zu setzen und Krabbelkäfer in die Hand zu nehmen. Erkennst du, welche Verantwortung du hast? – Ich kommuniziere über das Ausgesendete mit allem im Kosmos und der Kosmos kommuniziert mit mir, ständig – ganz gleich, ob ich mir dessen bewusst bin (hinhöre und verstehe). So wie ich auf die Welt einwirke, wirkt sich die Welt stetig auf mich aus.

Ursache und Wirkung: Jede Handlung hat eine entsprechende Reaktion. Jesus sagte: „Was der Mensch sät, wird er ernten" und erinnerte uns daran, dass nichts im Leben zufällig geschieht! Unsere Entscheidungen, Gedanken, Handlungen bringen Samen in den Boden, die früher oder später die jeweiligen Früchte tragen. Was immer ich bisher an Gedanken ausgebracht habe, kann ich nicht mehr ändern, diese Ernte bekomme ich früher oder später. Was ich aber kann, ist, mein Denken jetzt zu verändern und ab sofort eine neue Schwingung auszusenden, womit ich die Zukunft/ Karma wandle. Wenn ich jetzt gleich in die Schwingung von Liebe gehe – tue das jetzt – kann ich das bisher Gesendete und zu mir Zurückkommende erheblich abmildern.

---

[90] Rene Egli: „Das Lola-Prinzip", S. 103

Nochmal: Was kommt ist kein Zufall; alles drängt aus verdammt gutem Grund auf mich ein, ganz gleich, ob's eine Krankheit, ein Un- oder Überfall mit einem kräftigen „Schlag in die Fresse" ist. Jesus wusste darum, als er mahnte: „Halte auch deine andere Wange hin", bitte bleibe also in deinem Frieden, dass du nicht wieder die falsche Ursache setzt, indem du zurückschlägst. Das Gesetz von „Ursache und Wirkung" ist das vielbesagte „Jüngste Gericht"[91]. „Jüngst" meint nichts anders als das ich „hier & jetzt" oder „gerade heute" ausbaden muss, was ich mir eingebrockt habe. Jetzt bekomme ich das Ergebnis meiner Gedanken, die Ernte meiner Saat. Jesus sagte auch: „Richtet nicht, auf dass ihr nicht gerichtet werdet!" Begib dich also nicht in dein trennendes Kopfdenken, sondern in das allumfassende Herdenken, dass dich immer wieder liebevoll in die Gewissheit führt: „Verstehe doch: Alles ist Eins!" Ganz gleich, was wir tun, wir sollten uns konsequent nur auf das ausrichten, was wir erschaffen wollen. Die Konzentration auf ein positives Ereignis, vergrößert die Chance, dass es sich manifestiert. Wir sind Schöpfer unseres Schicksals, wofür wir gerad heute einmal „Danke" in die Welt schreien sollten.

Jesus sagte auch: „Geben ist seliger denn nehmen." Wenn du Liebe, Freundlichkeit oder Großzügigkeit aussendest, wird dir dasselbe in irgend-einer Form zurückgegeben. Wenn Jesus heilte, betonte er immer wieder, dass ihr Glaube die Ursache für die Heilung/ die Wirkung war. Unsere innere Haltung hat demnach einen direkten Einfluss auf die Ergebnisse im Leben! Welche inneren Überzeugungen tragen zur äußeren Situation im Leben bei? Wir sind nicht Opfer des Schicksals, sondern aktive Teilnehmer am Spiel. Hast du Herausforderungen, suche nicht mehr nach Schuldigen, nur nach Lösungen, wie du aktiv die Ursache für positive Veränderungen sein kannst! Behandle dich selbst und andere, wie du behandelt werden möchtest! ☺ Strahle ganz bewusst Vergebung, Liebe und Respekt aus und beobachte, wie sich deine Beziehungen verändern. Wenn du eine Absicht mit Glaube und Überzeugung aussendest (eine Ursache setzt), erzeugst du damit Energie, die Veränderung bewirkt! Verstehst du: Nichts, was du tust, ist bedeutungslos. Alles hat Bedeutung. Selbst kleine Dinge können Veränderungen bewirken, ein Lächeln, eine Umarmung, ein nettes Wort für einen Fremden, der diese Freundlichkeit dann vielleicht an anderer Stelle weitergibt.

---

[91] Rene Egli: „Das Lola-Prinzip", S. 110

Der entstehende Dominoeffekt, zeigt die enorme Macht unserer Handlungen. Übe dich darin, alltäglich klare, positive Absichten für dein Leben zu setzen. Welche kleinen, positiven Veränderungen könntest du noch heute in deiner Umgebung bewirken? (Müll aufsammeln, Blumen pflanzen, Lächeln ...)

Polarität: Dieses Gesetz verdeutlicht, dass alles in Gegensätzen existiert. Licht und Dunkelheit, Wärme und Kälte, Freude und Trauer, Hass und Liebe – sie sind zwei Seiten derselben Münze. Jesus sagte hierzu: „Die Letzten werden die ersten sein!" – Nimm z.B. Liebe und Hass. Beide entstammen demselben Grundgefühl, einer intensiven Verbindung zwischen Menschen. Ärger ist oftmals der Antrieb für Veränderung; Dunkelheit nur ein Wegbereiter für Wachstum. Die Kunst ist, in Balance mit den polaren Kräften zu kommen, beide Seiten zu akzeptieren, sie im Herzen auszugleichen. Ich kann z.B. Stärke zeigen ohne Härte zu empfinden, ich kann das Licht lieben ohne mich vor der Dunkelheit zu fürchten - erst, wenn ich beides akzeptiere, bin ich ganz. Das bedeutet auch, Menschen mit anderen Perspektiven zu akzeptieren und mich zu fragen, was ich daraus lernen kann. Der Gegensatz ist unser Lehrer und Polarität, ein Werkzeug für Transformation! Ein einfacher Weg ist, Dankbarkeit zu kultivieren, selbst für die allerwidrigsten Bedingungen, im Wissen darum, dass Polaritäten in Wirklichkeit Partner und keine Feinde sind. Wer das akzeptiert, wächst über sich selbst heraus. Jesus sagte: „Die Welt der Gegensätze macht euch Angst, doch sie ist nicht ewig – ich habe sie überwunden!" – Gegensätze sind überwindbar, es bedarf bloß einer Veränderung unserer Wahrnehmung. Erkennen wir, wieviel „Gutes" im „Schlechten" liegt, erleben wir uns wieder als harmonischen Teil des großen Ganzen.

Rhythmus: Ich weiß nicht, ob du noch mitkommst und meine Gedanken teilst, wenn ich sage: „Viel Gutes liegt im Schlechten!" Der ein oder andere geht hier vielleicht auf die Barrikade und sagt: „Schwachsinn, was ist denn gut am Sterben?" – Der Einwand mag aus Angst vorm Tod berechtigt sein und ich gebe dir Recht: „Wenn du glaubst, das Sterben wird furchtbar, dann wird es das sein, denn – ich erinnere dich – dir geschieht nach deinem Glauben! Wenn ich mir allerdings Nahtodberichte anhöre und mich einfühle in das, was Menschen über den Übergang berichten, dann freue ich mich fast darauf, wieder vereint zu sein, mit meinen Ahnen und der großen Quelle.

Bitte nur darum, dass es gut wird, steht doch in Markus 11:24: „Darum sage ich euch – alles, was ihr betet und bittet, glaubt nur, dass ihr's empfangt, so wird's euch zuteilwerden!" – Freilich kannst du gegen den Tod ankämpfen/ dich gegen den Fluss stellen, doch dann beginnst du zu straucheln und fällst. Jesus sagt „Sorge dich nicht, um den morgigen Tag!" Lebe im Hier und Jetzt, statt dich ständig gegen die natürlichen Zyklen zu wehren. Verstehe doch: Alles ist in Bewegung und diese Bewegung dient uns, wenn wir nur lernen, mit ihr zu fließen! Jeder Zyklus ist Teil des göttlichen Plans. Sobald ich die Rhythmen im Leben akzeptiere, finde ich endlich Frieden und Harmonie. Jesus sagt: „Ein jegliches hat seine Zeit und alles Vorhaben unter dem Himmel hat seine Stunde: geboren werden hat seine Zeit, sterben hat seine Zeit, pflanzen hat seine Zeit, ernten hat seine Zeit!" – bleib geduldig, deine Zeit kommt. Handle nicht überhastet, achte auf die Zeichen, den rechten Zeitpunkt; auf den Rhythmus der Natur. Dein Sein mitsamt deinen Emotionen ist mit dem Rhythmus verbunden, erkenne sie an und lasse sie fließen, aber dich nicht von ihnen kontrollieren. Zum Rhythmus gehört auch, Dinge loszulassen, die ihren Zweck erfüllt haben, um Platz für Neues zu schaffen. Der Rhythmus zeigt sich überall: im Herzschlag, in jedem deiner Atemzüge. Jesus heilte Menschen, indem er die natürlichen Rhythmen wiederherstellte. Wir können dasselbe tun, indem wir uns ausruhen, meditieren oder in einer Form aktiv werden, die unseren Körper und Geist synchronisieren.

Nicht zuletzt gibt es das **kosmische Gesetz des Geschlecht,** das besagt: Alle Dinge im Universum tragen sowohl männliche als auch weibliche Energien in sich, womit nicht das physische Geschlecht gemeint ist, sondern die Energien der Archetypen, die gleichberechtigt die Schöpferkraft bilden. Männliche (gebende) und weibliche (empfangende) Energien sind gleichwertig und essentiell. Meine Aufgabe ist, sie im Leben auszubalancieren. Erst wenn Anima und Animus zusammenwirken – als Mysterienspiel dargestellt in der Heiligen Hochzeit – gelingt es mir, mit den himmlischen Kräften auf der Erde zu wirken. Der Same (männlich) steckt im fruchtbaren Boden (weiblich). Es braucht die weiblich, passive Inspiration und Hingabe und die männlich, aktive Kraft der Umsetzung; die weibliche Weisheit und männliche Stärke. Wir können nur in Balance wachsen, indem wir unsere weiblichen und männlichen Energien in uns in Einklang bringen. Das gelingt uns beispielsweise, durch das Zusammenbringen der Hände, wenn wir Gassho praktizieren!

M eine Umstände sind stets genau so, wie ich bin", sagt Don Alexander. „Wir sind Karma-Fabriken. Wenn ich meine Umstände nicht mag, muss ich eben Verantwortung übernehmen und sie ändern. Wenn ich mein Karma bekämpfe, bin ich nicht stark, sondern schwach und werde krank, weil ich mich undankbar gegenüber dem zeige, was ich selbst bewirkte. Ich kann die schlimmsten Umstände heilen, Flüche abmildern, wenn ich nur zuerst akzeptiere, was ist, wenn ich mich nicht dagegen wehre, nicht urteile, mich nicht verschließe, mich nicht abtrenne. Das Gefühl des Getrenntseins, der Trennung ist eine Illusion. Wenn es die Trennung nicht gibt, zwischen dort und hier, zwischen oben und unten, zwischen damals und jetzt, dann gibt es auch keine Trennung zwischen dem letzten und diesem Leben. Es gibt auch keine Trennung zwischen dir und mir, zwischen uns und den großen Meistern.

Wenn wir unsere Umstände oder unser Gegenüber, auch wenn sie herausfordernd sind, nicht verurteilen/ angreifen, sondern mit Dankbarkeit begrüßen, können wir den Himmel auf Erden in unserem Herzen wahrnehmen. Wie können wir das schaffen? Indem wir vollkommen „Ja" zur Welt sagen, wenn wir ohne Widerstände mit dem arbeiten, was im Moment gerade da ist, im Hier und Jetzt! Wir arbeiten mit Reiki, dieser universellen, transzendentalen Energie, die doch nichts ist, wenn sie nicht auf die Erde gebracht wird. Und wie wird sie auf die Erde gebracht? Durch dich und mich. Wir sind es, die mit Reiki Heilkraft manifestieren, mit jedem Atemzug, mit all der Energie, die uns zur Verfügung steht. Das heißt es, >gerade heute hart zu arbeiten<. Wir geben unsere volle Präsenz, unser ganzes Herz, unsere Hingabe, unseren Geist und unseren Leib – jeden Tag mit jedem neuen Atemzug. Diese Lebensregel ist das Krafthaus für alle anderen Gokai, die Basis um sich nicht zu ärgern oder zu sorgen, dankbar und freundlich zu bleiben trotz widrigster Begebenheiten. Wir kommen häufig in herausfordernde Situationen, in denen wir an mehreren Lebensregeln gleichzeitig arbeiten dürfen. Entweder nehmen wir die Lehre an und arbeiten hart an uns oder durchleben harte Zeiten. Entweder wir beschweren uns über das harte Los und leiden oder verwandeln die Umstände zum Besten. Entweder machen wir etwas Besonderes aus unserem Leben oder nicht. Wir sind es, die entscheiden, ob wir die Kraft des Himmels auf Erden manifestieren!"

Wie soll ich mein Leben führen (Weisheitsgeschichten nach Shimu)

"Wie soll ich nur mein Leben führen", fragte ein Schüler seine Meisterin. "Es gibt so viele spirituelle Wege, Religionen, Bücher, und noch mehr Regeln. So viele Regeln. Wer soll das alles lernen bis zu seinem Tod ... und, wer soll dies alles ein Leben lang einhalten können? Ich verzweifle, mein Kopf platzt und mein Herz wird enger. Bitte, Meisterin, gib mir eine einzige Regel, mit der ich, beachte ich sie, ein ehrenwertes Leben führe!" "Nun", sprach die Meisterin. "Wenn es nur eine Regel sein soll, dann höre zu: Ein jeder Mensch weint bei seiner eigenen Geburt, während sich alle anderen von Herzen freuen. Lebe so, dass wenn du stirbst, alle um dich weinen ... und du allein dich darauf freust, gehen und dich mit der Quelle vereinen zu dürfen!"

Bereite dich vor

In einem Kloster wurde der Besuch eines berühmten Meisters erwartet. Alles sollte dafür aufs Vortrefflichste vorbereitet werden und die Mönche waren seit einigen Tagen damit beschäftigt, das ganze Kloster zu putzen. Der Meister aber reiste viel früher an als erwartet, sah die emsigen Mönche und nahm sich kurzerhand einen Besen, um den Hof vorm Kloster zu reinigen. Als die Mönche gewahrten, dass der hohe Besuch mit ihnen putzte, sprachen sie ganz entsetzt: "Meister, was tut ihr denn da?" – Lächelnd antwortete er: "Nun, ich bereite alles für meine Ankunft vor!" – Wir können nie wissen, wann der Hohe Besuch uns beehrt, um uns ins Nirwana mitzunehmen. Wir sind nur kurz zu Gast und sollten die verbleibende Zeit nutzen, uns vorzubereiten!

Als der Mensch in Ordnung war ...

Ein junger Novize im Kloster bat den alten Meister, mit ihm zu spielen. Der aber hatte keine Zeit und musste sich darum kümmern, dass das Klosterleben seinem geregelten Gang nachginge. So nahm der Meister ein großes, umfangreiches Schaubild der Erde, zerschnitt es in hundert Teile und sagte: Puzzle es zusammen!" – Nach kurzer Zeit war der Schüler bereits fertig, was den Meister wunderte. "Wie hast du das geschafft?" – "Ach, auf der Rückseite war ein Mensch abgebildet, den puzzelte ich leicht zusammen. Als der dann in Ordnung war, war's die Welt auf der Vorderseite auch!"

Eine Zen-Geschichte: vom Wunschbaum

Ein junger Mönch wollte einmal auf dem Mönchsberg meditieren, so wie es seine großen Meister getan hatten, nicht in einer dunklen Klosterzelle, sondern inmitten der lichten Natur. Kaum saß er aber da, hatte er Herausforderungen damit, seinen Geist zu sammeln. Wie die Schäfer, die hier ihre Schafe grasen ließen und keinen Schäferhund besaßen, trieben seine Gedanken wie die blökenden Tiere hierhin, dorthin und allesamt auseinander.

Wie er den Geist endlich ruhighatte, plärrte der Körper: „Ich sitze ungemütlich auf Stöcken und Eicheln" – „es krabbelt hier und piekst mich da" – „und überhaupt hab' ich Durst". „Ach hätte ich ein wenig Wasser", sagte der Mann und kaum war's unter der Eiche gesagt – die eine Wunscheiche war und jeden Gedanken umgehend erfüllte – tröpfelte es plötzlich aus heiterem Himmel, und kurz darauf schoss eine Sintflut aus dem Himmel auf ihn nieder, dass er genug des Wassers hatte, sich wieder Sonne wünschte, die sofort kam. Nun bemerkte er seinen Hunger: „Ach, hätte ich doch Beeren zu essen", überlegte er gerade, als er sich umsah und nicht weit von ihm ganze Felder von Erdbeeren, Brombeeren und Blaubeeren sah. „Was ein Glück", dachte er und meinte in allem Übermut gleich noch einen großen Schatz zu entdecken. Wirklich hatte der starke Regen an den Wurzeln des Baumes etwas Blinkendes ausgespült. Das fiel ihm gerade so ins Auge, worauf er nachsah, wie wild zu buddeln begann und eine ansehnliche, goldbeschlagene Schatulle aus der Erde wühlte. Wie er sie öffnete, waren da Goldmünzen drin. „Mein Gott, ich bin reich. Ich könnte mir ein Häuschen kaufen, oder dem Kloster einen Acker? Was sag ich, ich könnte mir das ganze Kloster kaufen ..., aber was ist, wenn jetzt Räuber kommen und mir alles stehlen?"

Kaum war dieser Gedanke unter der Wunscheiche gesprochen, waren die Räuber da und nahmen ihm alles: den Schatz, die Schuhe, sein letztes Hemd. Sie futterten gar die Beeren weg und ließen den Wicht nackend und jammernd unterm Wunschbaum zurück. „Was eine Scheiße", schimpfte der Mönch und hatte den großen Vogel gar nicht bemerkt der sich direkt über ihm in den Baum gesetzt hatte, um sein Abendgeschäft zu verrichten. Die Vogelscheiße pflatschte ihm über den geschorenen Schädel, dass er zuletzt wütend rief: „Jetzt können auch die Tiere kommen, mich zu zerreißen!" – Und sie kamen. Zu dumm, dass dies sein letzter Wunsch war! 😊

Abgesang

R eiki täglich zu leben ist für mich, wahrhaftig auf dem Meisterweg zu sein. Es geht dann nicht mehr nur darum, ob ich irgendwann am Tag eins-zwei-mal aktiv meditiere, sondern mein ganzer Alltag zu einer Art passiven Meditation, zum Kultivieren meiner Achtsamkeit wird, was die Zen-Meister ihren Schülern oft mit dieser Geschichte zu verstehen geben:

Was den großen Erfolg des Meisters ausmacht

E in berühmter Meister wurde einmal von einem neuen Schüler gefragt, was sein Geheimrezept wäre, um durch rein gar nichts aus dem inneren Gleichgewicht zu fallen. Der Lehrer sagte: „Wenn ich esse, dann esse ich. Wenn ich schlafe, dann schlafe ich. Wenn ich meditiere, dann meditiere ich und, wenn ich auf Klo sitze, sitz' ich auf Klo!" – „Aber, das machen wir doch alle", konterte der Schüler, worauf der Lehrer seinen Kopf schüttelte und den Schüler ernst ansah: „Wenn du arbeitest, denkst du ans Schlafengehen, wenn du schläfst, träumst du, wenn du aufwachst, bist du in Gedanken schon beim Essen. Während du isst, denkst du ans Meditieren. Wenn du meditierst, musst du aufs Klo und wenn du Klo sitzt, liest du Zeitung. Wie aber willst du leer werden, von altem Scheiß, wenn du dich gleichzeitig mit Neuem füllst?"

Um uns in permanenter Achtsamkeit zu üben und ganz in unsere Kraft zu kommen, haben sich m.E. in unseren Breiten die Jahresfeste etabliert. Ich habe dies mit der Lebensregel „Gerade heute arbeite hart an dir (Kapitel 3.5) im Vergleich unseres Meistersymbols zum Pentagramm zu erklären versucht: Im Rhythmus von immer sechs Wochen hielten unsere Ahnen inne und betrie-ben Innenschau/ Selbstreflexion (1. Zacke des Fünfecks), sammelten sich an einem Kraftort (2. Zacke), um sich hier in Gemeinschaft neu auszurichten (3. Zacke), sich aufzutanken (4. Zacke), und mit dieser neuen Wirkkraft zu Hause dem Ziel zuzustreben (5. Zacke). – Eine kurze Wiederholung … wie gelang ihnen das Auftanken trotz eines Lebens, das unweigerlich härter gewesen sein muss als das Unsere? Durch die Absicht/ das Ziel (z.B. der gemeinsame Glaube, wieder 1. Zacke), kraftvolle Rituale (2.), die starke Gemeinschaft (3.), den Kraftort/ Kultplatz (4.) und das heilige Jahresfest/ die kraftvolle Zeit (5.)!

Diese 4 Hochfeste der Sonne (+ 4 des Mondes) mit ihren ganz eigenen psychosozialen, spirituellen Themen, sind dabei Spiegelbild für Werden, Sein und Vergehen in Mutter Natur, aber im Prinzip nur äußerer Tand, nur Fokusgeber für innere Prozesse, die jeden Tag zwischen Erwachen und Einschlafen geschehen. Gedenken wir dem Hauptthema der 4 großen Sonnenfeste zur jeweiligen Tageszeit, wecken wir uns aus alltäglichen Routinen und setzen ganz bewusst starke Punkte der Achtsamkeit. Dieser Rhythmus hilft uns auf Dauer, nicht nur bewusster zu werden, sondern auch mehr Magie in den Alltag zu bringen. Mich hat damals die Erkenntnis umgehauen, dass man dieses (mehrfach am Arbeitstag) bewusste Innehalten in jeder erdenklichen religiös/ spirituellen Disziplin praktiziert. Unsere Pausen- und Essenszeiten haben sich daraus abgeleitet. Folgende Idee möchte ich gerne mit dir teilen:

6 Uhr – steht sinnbildlich für das Fest der Morgenröte, für den Neubeginn, den Frühling, unser heutiges **Osterfest** (es ist der Zeitpunkt des Erwachens/ der Wiedergeburt/ des Auffahrens zu Gott). Meines Erachtens geht es nicht um Jesus, der von den Toten aufersteht. Es ist ein Sinnbild, dass du aus der Traumwelt/ dem Jenseits, im Diesseits erwachst und das, was du geträumt hast, den Auftrag deiner Seele im Hier und Jetzt erfüllst. **Gerade jetzt sorge dich nicht**, sondern sei zuversichtlich. Meditiere auf Freude bzw. fokussiere dich auf deine schönsten Visionen. Was willst du heute tun, dass dieser Tag dir zum Glück gereicht? Etabliere ruhig deinen Anfängergeist, damit du die Chance ergreifst, diesen Tag zum Besten deines Lebens zu machen. Ich starte am liebsten mit dem TCMY in den Tag, dem Körpergebet und einer kurzen Zielausrichtung (z.B. über mein Visionboard).

12 Uhr – gedenke ich der **Sommersonnenwende**. Es ist die Zeit des Höchststandes der Sonne, die Hohezeit, Sinnbild unserer **Hochzeit**. Hier geht es m.E. darum, dass Leben zu genießen, den Anti-Aging-Tanz zu tanzen – **um mich heute nicht zu ärgern** – oder barfuß durchs Gras zu gehen, ... mit jedem Schritt, mit dem ich die Erde berühre, die große Mutter zu küssen, stehenzubleiben und mich im Herzen von Mutter Erde zu verwurzeln, mich am himmlischen Sonnenlicht sattzutrinken, verliebt ins Leben zu sein und mich zu vergewissern, wie unglaublich beschenkt ich bin. Es ist die Zeit, meinem Seelengefährten zu begegnen und Gott im Nächsten zu erkennen!

18 Uhr – meint die Herbsttagundnachtgleiche, den Mittelpunkt der Erntezeit und damit unser **Erntedankfest.** Es ist die Zeit, meine Ernte zu betrachten, denn jeder erntet, was er sät. **Wofür bin ich gerade heute dankbar?** Ich lege die Hände ins Gassho und danke. Ich danke, bis mir mein Herz überläuft! Gibt es Dinge/ Situationen, für die ich im Moment nicht dankbar sein kann? Da ich es ernte, muss ich es gesät haben! Was mir nicht Freund ist, ist mir Lehrer! Was lehrt es mich also zur neuen Saat, die ich ab morgen in die Erde bringen möchte? Was muss ich tun, um morgen hart an mir zu arbeiten, damit ich übermorgen eine neue Ernte – für die ich dankbarer bin – einfahren kann? Wem von meinen Lieblingsmenschen (Eltern, die Älteren, Lehrer ...) könnte ich heute noch sagen, dass ich sie lieb habe und dankbar für sie bin?

24 Uhr – steht für die Wintersonnenwende, unserem **Weihnachtsfest,** auch der Geisterstunde. In der Geisterstunde überfällt uns entweder unser eigener Unruhegeist und plagt uns mit Albträumen oder aber (ruhen wir Dank unserer Dankbarkeit im himmlischen Herzensfrieden) der Hohe Geist beehrt und lehrt uns. Der märchenhafte Weihnachtsmann ist dabei Sinnbild für den Wodan (oder auch Odin, dem Odem - Lebensatem-Gebenden), der uns das Geschenk geweihter Träume gibt. Viele Träume[92] sind Sprachrohr unserer Seele und nicht selten Heilungsweg, Chance für Selbsterkenntnis/ Meditation. Mit dem Verstehen meiner Träume und dem Ausleben der Traumbotschaften arbeite ich hart an meinem Karma, erneuere mich und meine Zellen, worauf diese lichtvolleren Zellen mit der neuen Energie, neue Erfahrungen anziehen. Schon Paracesus wusste, dass der Nachtschlaf zu den besten Arkana (Heilmitteln) gehört und wir uns auf unsere Träume als Seelenboten freuen sollten. Wer so in Frieden mit dem eigenen Sterben (Einschlafen) und Neugeborenwerden (Erwachen) ist es auch mit allen anderen Wesen in allen Welten.

Ich will dir gleich noch ein Geheimnis verraten: Das gleiche Wunder, für Wandlung und Wachstum, unserer Jahreskreisfeste, die (wie du gerade gesehen hast) in jedem einzelnen Tag deines Lebens stecken, findest du auch in jedem einzelnen Atemzug – atme ein und atme aus, ein und aus. *Atmest du ein, dann sei erfüllt von Liebe, wenn du ausatmest, so lächle!*

---

[92] „Die Glücksschmiede: Träume & Traumbotschaften" von Carsten Kiehne

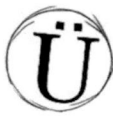 **„Lichtatmung":** Im Einatmen steckt die Neugeburt und Zuversicht des Osterfestes. Komm, atme Prana/ Reiki in dich hinein. Die Pause vorm Ausatmen spiegelt den Höhepunkt: Die Liebe mehrt sich in dir, erleuchtet jede deiner frisch erneuerten Zellen. Im Ausatmen erfüllt dich darum eine unbändige Dankbarkeit für alles, was ist, hier auf Erden, auch fürs Sterben, weißt du doch, dass das Sterben bloß Wandlung bedeutet und ihm ein Neuwerden folgt. So bist du in der Pause vorm Einatmen in absolutem Frieden, im Gottvertrauen.

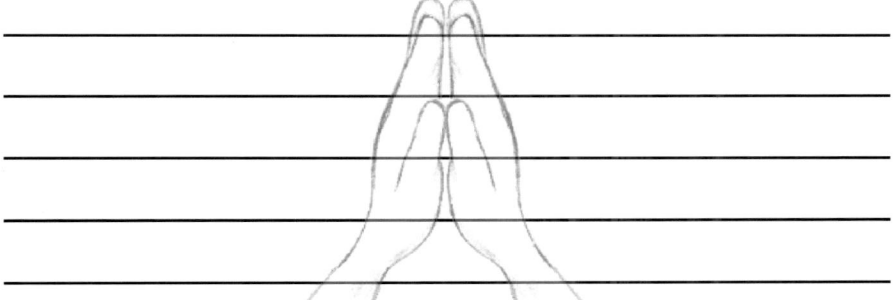

Wenn ich auf diese Weise atme – davon bin ich überzeugt – erneuere ich nicht nur meine körperliche Vitalität, nein, ich lasse auch alten Ballast los/ lösche mein Karma und schaffe Platz für das Lichte, für Gott im Herzen. Ist es schwierig zu atmen? Nein, es ist ganz leicht, du kannst atmen und dabei lächeln, probier's einmal. Genau. Tu's noch einmal: atmen und lächeln! Super! ☺ Weißt du, wie schön du bist, wenn du allen Widerstand vergisst; wenn du den Moment nur lächelnd annimmst, so, wie er eben gerade ist!? Das meint aus meinem Blickwinkel, gerade heute hart an dir zu arbeiten – das ist spirituelle Disziplin: atme, lächle, und vergiss den Rest! Stell dir vor, was dir gelingt, wenn du dich auf diese Weise tausendfach täglich erneuerst. Das heißt es m. E. „ein reiner Kanal zu sein" und „Reiki nicht mehr im Weg zu stehen", wie Takata Sensei es so treffend und fortwährend formulierte.

Die Lebensregeln und Aspekte sind für dich nach diesem Werk (so wie für mich auch) hoffentlich zu einem noch essentielleren Bestandteil deiner täglichen, spirituellen Praxis geworden. Ich war verblüfft, was durch diese neue Idee „Reiki zu leben" von da an möglich war! Mögest du dich nun auch am Wunder deines magischen Lebens erfreuen ... Gassho, dein Carsten

PS: Nur falls dieses Buch noch nicht all deine Fragen beantwortet hat ...

Die Zen-Geschichte vom größten aller großen Meister[93]

Die Menschen kamen von weither, um ihn sprechen zu hören und seiner Lehre zu folgen. Zu hunderten strömten sie ins Kloster zur Morgenandacht, an diesem Tage. Das Gedränge war so groß, dass man nur stehen konnte, eng zusammengedrückt, dicht an dicht, was für eine Enge. „Da, da, endlich kommt er", ein Raunen ging durch die Menge, die jeden seiner Schritte verfolgte, als würde er allein durchs Gehen sein Wissen verraten. Wie er sein Kissen richtete und sich niedersetzte ward es mucksmäuschen still im riesigen Saal. Er atmete ein und aus und wollte gerade zu sprechen anheben, als draußen vor dem Fenster ein Vöglein zu singen begann. Der Zen-Meister lächelte und ließ das Vöglein reden, trällern und immer weiter jubilieren, doch im Publikum breitete sich nach dem anfänglichen Schmunzeln eine immer größere Unruhe aus. Wann würde der Meister endlich anfangen? „Die ganze schöne Zeit verrinnt", flüsterte der eine missgestimmt, während ein anderer schon leicht verärgert raunte: „Was soll denn dieser Quatsch?" – Die Kinder aber in der ersten Reihe, die lauschten dem Vogel mit offenen Mündern und verstanden jedes Wort. Auch die Frauen in der zweiten Reihe ließen sich vom Lächeln des Meisters die Herzen wärmen. Jeder aber, der's noch nicht verstand mit dem Herzen zu lauschen, der empörte sich gleich, denn als der Vogel sein Lied beendet hatte, guckte der Meister zufrieden in die Runde, verneigte sich artig, stand auf und ging, ohne ein einziges Wort gesprochen zu haben.

„Unsere ganze Reise war umsonst", sagte ein Mann, der in der hintersten Reihe gestanden hatte, zu seinem Weib, die ihn anlächelte, wie eine frische Frühlingsbrise. „Es war eine großartige Rede", sagte sie, immer noch in süße Seligkeit getaucht. „Wovon redest du Weib, er hat doch kein Wort gesagt!" – „Ach, weißt du lieber Mann", sagte sie mit einer so unübertrefflichen Stimme, in der das Mitgefühl der ganzen Welt mitschwang: „Man sieht und lauscht nur mit dem Herzen gut. Das Wesentliche ist für Augen und Ohren unsichtbar!"

---

[93] Nach dem Buch „Erleuchtung zum Frühstück" von Kuhn-Shimu

Literaturverzeichnis & Empfehlungen

Alexander, Don: The five precepts of Reiki, DVD

Antonovsky, Aaron: Salutogenese – Zur Entmystifizierung der Gesundheit

Berger-Loewenstein, Kristin: Selbstliebe & Visualisierung. Selbstverlag, Hamburg 2019

Betz, Robert: Youtube-Film „Selbstliebe Wie geht das" – Stand: 08.01.24

Birkenbihl: Train the Trainer. Verlag Moderne Industrie, Landsberg/Lech 1990, 8. Aufl.

Birkenbihl, Vera F.: StoryPower. MVG Verlag, Landsberg Am Lech 2001, 2. Aufl.

Clear, James: Die 1% Methode – minimale Veränderung, maximale Wirkung. Goldmann
Verlag. München 2020, 20. Aufl.

Cohn, Ruth & Löhmer, Cornelia: TZI – Die Kunst sich selbst zu leiten. Klett-Cotta 2010

Dahlke, Rüdiger: „Krankheit als Weg & Krankheit als Sprachrohr deiner Seele

Doerr, Frank (Hrsg.): Die Reiki-Lebensregeln. Fünf Prinzipien für ein gutes und spirituelles
Leben. Windpferd Verlag, Aitrang 2005

Dupree: Ulrich Emil: Hooponopono – das hawaianische Vergebungsritual.

Egli, Rene: Das Lola-Prinzip. Editions D'Old, Oetwil 2003, 28. Aufl.

Emoto, Masaru: „Wasserkristalle" & „Wasser & die Kraft des Gebets". KOHA, 2018

Gertrud von Helfta: Geistliche Übungen. EOS – Editions Sankt Ottilien, 2017. 2. Aufl.

Herz, Monika: Geschichten die heilen. Nymphenburger. Herbig, München 2012

Heß, Hans: Erzählbar I & II. Top-Geschichten für den professionellen Einsatz in Seminar
und Coaching. ManagerSeminare Verlags GmbH, Bonn 2011, 3. Aufl.

Honervogt, Tanmaya: Gefühle heilen mit Reiki. & Reiki – das große Praxisbuch. 2009

Kabat-Zinn, Jon: Gesund durch Meditation. O.W. Barth,Frankfurt am Main 2005, 11. A.

Kiehne, Carsten: „Die beste Arznei ist die Liebe – Paracelsus"; „Sagenhaftes Glück";
„Bäume – heilig & heilsam", Reiki-Broschüren, „Glücksschmiede – Traum &
Traumdeutung", „Glücksschmiede Runen – Alltagsmagie erleben" …

Kuby, Clemens: Gesund ohne Medizin. Die Kubymethode.Kösel,München2020, 7.Aufl.

Kuhn Shimu, Sandy Taikyu: Erleuchtung zum Frühstück. Schirner Verlag, Darmstadt 2018

Osho: Das orangene Buch der Meditation. Innenwelt Verlag, Zwickau 2004, 11. Aufl.

Petter, Frank Arjava: Das Reiki-Feuer. Windpferd-Verlag, Aitrang 2009

Rosenberg, Marshall B.: Gewaltfreie Kommunikation. Jungfermann, Paderborn 2005

Seligmann, Christel: „Gedanken zu den Lebensregeln" in Reiki-Magazin 04/1997

Schurk-Balles, Manuela: Erste Hilfe für die Liebe. Tao, Bielefeld, 2017

Singh, Shiva: „77 Buddhistische Geschichten die deine Denkweise verändern werden" &
„Der Mann, der Glück verschenken wollte". Mandelun GmbH, Erlangen 2021

Tepperwein, Kurt: Kraftquelle Mentaltraining. Arkana-Verlag, München 1993

Thich Nhat Hanh: **Das Herz von Buddhas Lehre.** Leiden verwandeln – die Praxis des
glücklichen Lebens. Verlag Herder Freiburg im Breisgau 2005, 2. Aufl.

Reinwarth, Alexandra: Glaub nicht alles, was du denkst. MVG Verlag München, 2020

Tolle, Eckardt: Jetzt.

Reiki-Ausbildungen & Treffen - www.reiki-im-harz.de

Reiki I: 2-3x im Jahr unterrichten wir in Kleingruppe (3-6 Personen) den ersten Grad (in der Linie Usui-Hayashi-Takata-McFadyen-Trempler-Kiehne), wobei ein Schwerpunkt auf allen Reiki-Inhalten und auf Selbsterfahrung liegt. Du bekommst die Legende, die Lebensregeln, Handpositionen zur Selbst- & Fremdanwendung gelehrt, aber auch zig Reiki-Meditationen zum Krafttanken, zum Selbstschutz, zur Reinigung, um Reiki im Alltag zu leben.

Reiki II: 2x im Jahr lehre ich an einem Wochenende in Kleingruppe die Reiki-Symbole, erzähle, wie wir damit auf den Erleuchtungsweg gehen können und wir üben uns im Kraftverstärken, in der Mentalen Umstrukturierung, in der Fernanwendung, wobei es auch um die Arbeit mit dem Inneren Kind, den Ahnen und dem Schutzengel geht; nach der Meditation werden wir kreativ

Meistergrad: 5 Tage gehen wir in Selbstreflexion auf den Meisterweg, lernen unsere Grenzen kennen und die Komfortzone zu erweitern; Teil des Meistergrads ist nicht nur die vertiefte Arbeit mit Symbolen (HSZSN & DKM), sondern auch die Prozessarbeit, das Geben von Reiju-Einstimmungen, das Verstehen und Anleiten von Meditationen und gruppendynamischer Prozesse - im Anschluss ist's möglich am Lehrergrad & Supervisionstreffen teilzunehmen

Reiki-Therapeut: 1x im Jahr gebe ich 8 Tagesworkshops zu den Themen, die m.E. jeder Reiki-Meister beherrschen und an seine Teilnehmer weitergeben sollte, wie die Kunst der Traumdeutung, ein vertieftes Verständnis zu den Lebensregeln, sowie den Reiki-Aspekten, der Bedeutung der Jahresfeste für unsere Praxis und diversen psychologisch-therapeutischen Grundideen

Reiki-übergreifend: Neben den Reiki-Workshops leite ich Seminare zu all meinen Buchveröffentlichungen an, der „Magie der Bäume", „Kräuterkunde", „Magie der Runen", „Achtsame Schritte – Kraftorte erleben", „Erzähler-Ausbildungen", „Die Kunst der Traumdeutung", „Glückstraining" uvm.

Reiki-Treffen: Neben allmonatlichen Reikiaustausch-Gruppentreffen und Fernreiki-Abenden, biete ich seit vielen Jahren das große Jahrestreffen „Reiki im Harz" mit Meistertag an > weitere Infos findest du auf meiner Internetseite

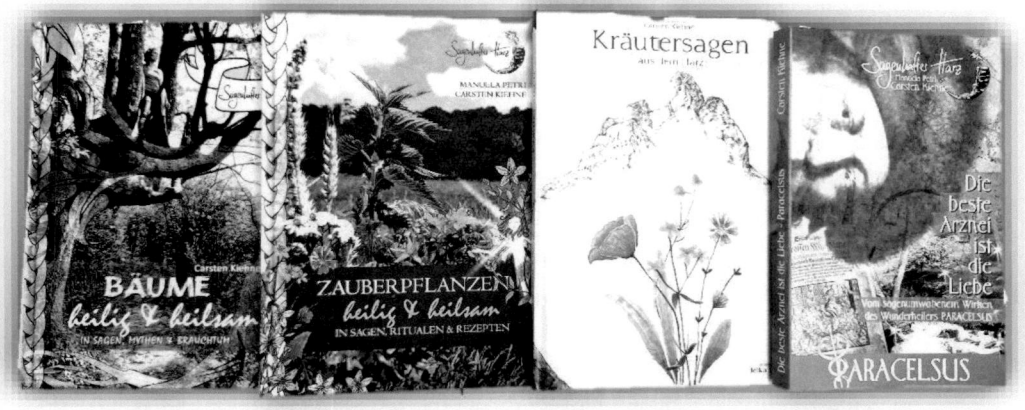

Buchempfehlungen

Seit über zehn Jahren verfasse ich nun bereits Bücher zu unterschiedlichen Themen im Selbstverlag und kann es selbst kaum glauben, dass es mittlerweile beinahe 50 Stück geworden sind! Wenn dich die Themen Reiki – Meditation – Selbsterfahrung interessieren, dann könnten auch folgende meiner Werke spannend für dich sein:

Bäume - heilig & heilsam

Zauberpflanzen - heilig & heilsam

Kräutersagen aus dem Harz

Die Glücksschmiede - Erfolg

Sagenhaftes Glück

Die beste Arznei ist die Liebe - Paracelsus

Die Arbeitsbücher zu Reiki I - IV

Die Glücksschmiede - Runen

Alle Bücher kannst du überall im Handel oder handsigniert unter carsten.kiehne@gmx.net!

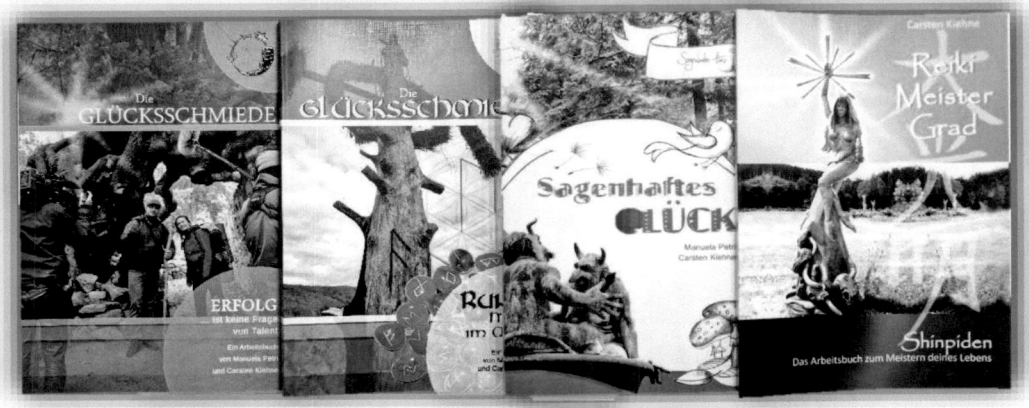

Meinen herzlichen Dank ...

Allen voran möchte ich denen Menschen danken, die mich zum Reiki geführt und mein Verständnis für Reiki vertieft haben: **Dierk Trempler**, mein Professor an der Uni, Reikilehrer und Freund; **Don Alexander**, für die Hilfe zu diesem Werk und dafür, ein Leuchtfeuer für die Reiki-Gemeinschaft zu sein; **Peter Mascher und Maria-Kathleen Zorn** dafür, dass sie mir die Augen für die wahre Liebe öffneten; und meiner Weggefährtin und Muse **Manuela Petri** dafür, dass sie mir meine Buchcover gestaltet, meine Zauberseele ist und mir im Alltag die Augen für das Wunderbare öffnet! Ich danke den vielen Menschen, die mir als Reiki-Familie ans Herz gewachsen sind – so viele, dass ich an dieser Stelle noch viele Seiten bräuchte, ihre Namen alle aufzuführen! Ich möchte **Oliver Klatt** und dem Reiki-Magazin für die langjährige Unterstützung für „Reiki im Harz" danken. Das Reiki-Magazin, lese ich seit vielen Jahren und lasse mich inspirieren – möge es unzählige weitere werden! Zutiefst bedanke ich mich bei **Silke Busch** für ihre Freundschaft und das Lektorat dieses Buches; und natürlich und nicht zuletzt bei den **Sponsoren**:

Jürgen Kindler

Egbert Schranz

Daniel Trumino

Glückswege

Heike Zapp

Reiki-Magazin

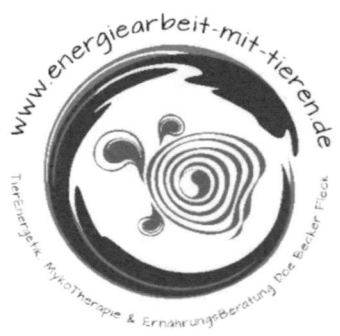

www.energiearbeit-mit-tieren.de

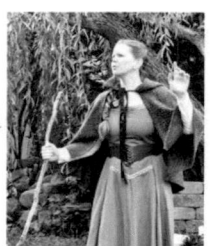

Märchen- & Sagenerzählerin

Silke Busch

sagenundmaer@posteo.net

Sagen und Märchen frei & lebendig erzählt

Geschichten wecken den Zauber in uns. der heilt, uns mutig macht & uns in phantastische Welten reisen lässt.